Hauterkrankungen in psychologischer Sicht

Jahrbuch der Medizinischen Psychologie

herausgegeben von

*Elmar Brähler, Susanne Davies-Osterkamp,
Jörn W. Scheer*

Band 9

Uwe Gieler, Ulrich Stangier, Elmar Brähler (Hrsg.):
Hauterkrankungen in psychologischer Sicht

Hogrefe · Verlag für Psychologie
Göttingen · Bern · Toronto · Seattle

Hauterkrankungen in psychologischer Sicht

herausgegeben von

Uwe Gieler
Ulrich Stangier
Elmar Brähler

 Hogrefe · Verlag für Psychologie
Göttingen · Bern · Toronto · Seattle

Prof. Dr. Elmar Brähler, geb. 1946. Studium der Mathematik und Physik in Gießen, 1976 Promotion an der Universität Ulm für Theoretische Medizin, 1980 Habilitation für Medizinische Psychologie an der Universität Gießen. Seit 1991 abgeordneter Gastprofessor für Medizinische Psychologie an der Universität Leipzig.

PD Dr. Uwe Gieler, geb. 1953. Studium der Humanmedizin in Göttingen und Gießen; Promotion und Approbation an der Universität Gießen. Weiterbildung zum Arzt für Haut- und Geschlechtskrankheiten an der Universitäts-Hautklinik Marburg. Habilitation für Dermatologie 1989. Zusatztitel Psychotherapie am Gießener Institut für Psychoanalyse und Psychotherapie. Seit 1991 leitender Oberarzt der Universitäts-Hautklinik Marburg.

Dr. Ulrich Stangier, geb. 1958. Studium der Psychologie an der Universität Marburg, Promotion 1987. Tätigkeit an der Taunusklinik Bad Nauheim 1987-1988. Seit 1988 Mitarbeiter im BMFT-Projekt "Therapie und Rückfallprophylaxe bei Neurodermitis". Ausbildungen in Verhaltenstherapie und klientenzentrierter Gesprächspsychotherapie.

© Hogrefe · Verlag für Psychologie, Göttingen 1993

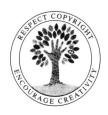

Umschlaggraphik: Klaus Wildgrube, Helmut Kreczik.
Druck: Hubert & Co., Göttingen
Printed in Germany
Auf säurefreiem Papier gedruckt.

ISBN 3-8017-0665-6

Inhaltsverzeichnis

Vorwort

In einer Zeit zunehmender Hauterkrankungen, vermehrtem Auftreten von Allergien und einem komplexeren Verständnis der somatischen Vorgänge bei Hauterkrankungen scheint es an der Zeit, eine Übersicht über neuere Erkenntnisse psychosomatischer Ansätze in der Dermatologie im deutschsprachigen Raum darzustellen.

Nachdem bereits Groddeck (1979), der als Begründer der deutschen Psychosomatik gelten darf, vor mehr als 100 Jahren (1889) in seiner dermatologischen Dissertation klare psychosomatische Konzepte vorgestellt hat, dauerte es noch bis 1932, als der Dermatologe Sack (1933) die erste Übersicht zu diesem Themenschwerpunkt zusammenstellte.

Betrachtet man die Entwicklung der Psychosomatik und der wesentlichen psychosomatischen Theorien, so fällt auf, daß gerade in den berühmten Arbeiten von Schur (1980), Mitscherlich (1961), Marty (1958), Alexander (1977) und Thomä (1980) die Theorien meist an Fallbeispielen von Patienten mit Neurodermitis dargestellt wurden. Auch die Verhaltenstherapeuten haben sich mit Neurodermitis beschäftigt (Modifikation von Kratzen), lange bevor der Begriff "Verhaltensmedizin" geprägt wurde (z.B. Walton 1960). Auch die beeindruckende Tradition von Untersuchungen zu Hypnosephänomenen an der Haut, bis hin zu Black's Untersuchungsserie (1963), spiegelt die lange Beschäftigung von psychologischen Ansätzen in der Dermatologie wieder.

Die berühmt tierexperimentellen Studien von Harlow und Harlow (1965) deuteten bereits klar auf den Zusammenhang zwischen Psyche und Haut hin. Montagu (1980) zeigte in seinem Werk "Körperkontakt" die besondere Bedeutung der Berührung für die psychologische Entwicklung des Menschen auf.

Psychosomatische Dermatologie ist durch die Volksweisheit "Die Haut - Spiegel der Seele" schon lange bekannt, in den letzten Jahren jedoch zunehmend aktuell geworden. In einer Zeit vermehrten Auftretens allergischer Hauterkrankungen nimmt auch die Bedeutung psychischer Aspekte in der Therapie von Hautkranken zu. Die sprunghafte Entwicklung der Psychoneuroimmunologie, die immer deutlicher auch die psychosomatischen Zusammenhänge aufzeigen kann, hat zu einem besseren Verständnis der Interaktion von Emotionen und somatischen Korrelaten beigetragen.

Den Herausgebern des vorliegenden Jahrbuchs der Medizinischen Psychologie war es deshalb ein Anliegen, den gegenwärtigen Wissensstand der Hauterkrankungen unter psychologischen Aspekten darzustellen. Den Autoren, die jeweils ihre Studien vorstellen, ist es gelungen, eine aktuelle Zusammenfassung der gegenwärtigen Forschung auf diesem Gebiet zu präsentieren.

Das Buch bietet neben aktuellen Erkenntnissen zu psychodynamischen Zusammenhängen bei Dermatosen und neueren Behandlungsansätzen wie Neurodermitis-Schulung, Eltern-Beratung bei Neurodermitis, Video-Feedback-Training und körperorientierten Therapieverfahren in der Dermatologie auch diagnostische Hinweise. Ein Fragebogen zur Neurodermitis wird vorgestellt, der für die weitere

klinische Forschung sicher Bedeutung gewinnen wird. Des weiteren sind Studien
zu neueren Methoden in der Psychodermatologie wie Zeitreihenanalyse und psy-
choimmunologische Studien enthalten.

Anschaulich und anregend sind am Ende die Falldarstellungen, die bewußt
sowohl vom psychoanalytischen wie auch verhaltenstherapeutischen Ansatz ne-
beneinander dargestellt wurden. Dies soll die komplexen Möglichkeiten der Psychotherapie bei Hautkranken aufzeigen, die sich nicht nur in einer psychotherapeutischen Methode erschöpft. Aus der Planung des Buches zum Zeitpunkt der
Wiedervereinigung Deutschlands heraus, erschien es den Herausgebern sinnvoll,
einen Beitrag zum Stand der psychosomatischen Dermatologie in der ehemaligen
DDR aufzunehmen. In der Hoffnung, daß dies Buch vielen eine Anregung sein
mag, sich mit psychosomatischen Aspekten von Hautkrankheiten näher zu befassen, wünschen sich die Herausgeber, daß wir damit dem Verständnis der Haut als
Spiegel der Seele ein Stück näher kommen.

Nicht vergessen werden soll an dieser Stelle, daß den Autoren zu danken ist,
die sich nicht nur der großen Mühe der Erstellung der Manuskripte unterzogen
haben, sondern darüber hinaus auch noch dem Gutachterverfahren stellten. Auch
den Gutachtern sei für die Mühe gedankt, die Texte kritisch zu würdigen und dafür, daß sie nicht mit Kritik gespart haben. Besonders danken möchten wir jedoch
Frau Straß-Klingauf, ohne deren Arbeit am Bildschirm und der teils mühevollen
Zusammenstellung der verschiedenen Texte dies Buch wohl kaum zustande gekommen wäre. Der Schriftleitung des Jahrbuchs sei für die Möglichkeit gedankt,
psychologische Aspekte in diesem Rahmen darzustellen und dem Verlag Hogrefe
dafür, daß er uns bei der Herausgabe uneingeschränkt unterstützt hat.

Marburg und Leipzig, im März 1993

Elmar Brähler
Uwe Gieler
Ulrich Stangier

I.

THERAPEUTISCHE ANSÄTZE

Charakteristische Elemente psychoanalytischer Psychotherapie bei psychosomatischen Erkrankungen der Haut

Joachim Widmaier

Zusammenfassung

Thema der Arbeit ist die Anwendung psychoanalytischer Konzepte auf die Ätiologie und Behandlung psychosomatischer Hauterkrankungen.

Faßt der Therapeut krankhafte Hautreaktionen (Schwellungen, Rötungen, Schuppung, Juckreiz etc.) als Substrat abgewehrter Affekte und Bedürfnisse auf, kann er sie durch seine Fähigkeit, die dahinter liegende Botschaft über seine Gegenübertragung zu verstehen, durch Verbalisierung für den Patienten integrierbar machen. Von entscheidender Bedeutung ist dabei die Funktion des Therapeuten als eine Art "Haut": Er nimmt Affekte und Bedürfnisse, die zur Entstehung der Hautsymptomatik führten, die der Patient aber nicht bewußt wahrnehmen und integrieren kann, zunächst in sich auf, um sie dann wieder zur Verfügung zu stellen. Der hautkranke Patient verwendet seine kranke Haut als "Quasi-Objekt" mit positiven und negativen Eigenschaften. Sie steht als Drittes zwischen ihm und dem Therapeuten. Dieses Phänomen legt den Vergleich mit dem von Winnicott (1973) beschriebenen "Übergangsobjekt" nahe. Das "Übergangsobjekt" spielt in einer Entwicklungsphase eine Rolle, in der die Trennung vom primären Objekt, der Mutter, stattfindet. Für Patienten mit psychosomatischen Hautkrankheiten scheint charakteristisch, daß dieser Entwicklungsschritt ganz oder partiell gescheitert ist. Der Patient bleibt mehr oder weniger in der als "symbiotisch" bezeichneten Entwicklungsphase fixiert.

Summary

The theme of this work is the use of psychoanalytical concepts regarding the etiology and the treatment of psychosomatic skin diseases.

If the therapist takes sick skin reactions (swelling, redding, scaling, itching etc.) as a substrate of previously defensed affects and needs, he can as a result of his ability to understand the message which is laying behind the reactions through countertransference, make them integrable for the patient through verbalization. Of distinct significance in this case is the function of the therapist as a kind of "skin": He primarily absorbs the affects and needs, which led to the origin of the skin symptoms, but which the patient is not able to perceive consciously and to integrate, to release them later. The patient who has a skin disease uses his sick skin as a "Quasi-Object" with positive and negative characteristics. It presents a third area between the patient and the therapist. This phenomena suggests the comparison with the transitional object as described by Winnicott in 1973. The transitional object plays a role in the developmental phase, in which the separation of the primary object from the mother takes place. It seems to be characteristic for patients with psychosomatic skin diseases, that this step of development has either totally or partially failed. The patient stays more or less fixed in the so called "symbiotic" developmental phase.

1. Einleitung

Ich möchte in diesem Beitrag an ein komplexes Thema heranführen. Angeregt von meinen Erfahrungen als Hautarzt in einer dermatologischen Klinik und in der Klinischen Psychotherapie bemühte ich mich um das Verständnis der Hautsymptomatik. Die Funktion und Bedeutung, die diese in der Kommunikation und im Kontakt hat, spielt eine zentrale Rolle in der Therapie. Sprachlosigkeit aufzuheben ist ein wesentliches Anliegen der psychoanalytischen Psychotherapie. In der Psychotherapie von psychosomatischen Hauterkrankungen hat sich gezeigt, daß die Symptomatik verschwindet, wenn es gelingt, ihre Botschaft zu verbalisieren. In der neueren Literatur werden neue Übersetzungshilfen gegeben, insbesondere in Falldarstellungen, denen über die Triebtheorie hinaus Konzepte des Narzißmus sowie der Selbst- und Objektbeziehungstheorie zugrundeliegen. Es hat sich außerdem herausgestellt, daß die Anlehnung an Winnicotts Konzept des Übergangsobjekts und Weiterentwicklung wie das Haut-Ich von Anzieu (1991) das bisherige Verständnis für die Verflechtung der Hautsymptomatik in den therapeutischen Prozeß erweitert.

2. Ätiologie und Klassifikation von psychosomatischen Hauterkrankungen

In der Literatur besteht weitgehende Übereinstimmung in der Auffassung, daß prämorbide Störungen der Persönlichkeitsentwicklung mit narzißtischen Defekten und mangelhafter Ichstrukturierung den Hintergrund für den Ausbruch und die Unterhaltung psychosomatischer Erkrankungen der Haut bilden. Bei den psychosomatischen Erkrankungen der Haut geht man von Reaktionsbereitschaften, einem dynamischen Geschehen aus, die in keinem spezifischen Verhältnis zu einer bestimmten Krankheit stehen (Thomä 1980). Es werden typische Konfliktbereiche beschrieben, die mit Nähe und Distanz zusammenhängen (Detig 1989). Die Grundvoraussetzung, mit Nähe und Distanz adäquat umzugehen, setzt eine klare Abgegrenztheit und stabile Identität voraus. Patienten mit psychosomatischen Hauterkrankungen leiden in unterschiedlichem Ausmaß unter ihrem schweren Kontaktproblem; Kontaktprobleme stellen daher ein zentrales Thema in der psychoanalytischen Therapie psychosomatischer Erkrankungen der Haut dar. Der bei Hautpatienten regelmäßig hervorgehobene Narzißmus, Exhibitionismus und Masochismus ist die Folge ungenügender bzw. nicht an den Bedürfnissen des Kindes orientierter Zuwendung. Die Haut bietet sich als Austragungsort für defensive Charakterzüge, die diese Wünsche nach Zuwendung abwehren, besonders an. Für den Hautpatienten ist das Hautsymptom ein Kompromiß. Mit seinen manigfaltigen Ersatz- und Ausweichmöglichkeiten bei Kontaktproblemen, die sich aus der unvollständigen Lösung vom Primärobjekt ergeben, ermöglicht die Hautsymptomatik eine scheinbare Unabhängigkeit, aber keine echte Lösung.

Die körperliche Disposition hat beim Krankheitsgeschehen unterschiedlichen Anteil, wobei psychische, biologische und soziale Faktoren als Ursachen zusammenwirken. Ich möchte mich im folgenden wegen ihrer m.E. zentralen Bedeutung, auf die psychischen Faktoren beschränken.

Innerhalb der Hauterkrankungen können zwei Gruppen unterschieden werden. Im ersten Fall überwiegen psychische, im zweiten organische Faktoren (Rechenberger 1976, Gieler 1991):

1. "Echte" psychosomatische Erkrankungen, bei denen psychische Probleme und somatische Mechanismen ineinandergreifen (endogenes Ekzem/Neurodermitis/atopisches Ekzem, Psoriasis, Akne vulgaris, Urtikaria, Herpes, Alopezie, Lichen ruber, Kontaktekzem und dyshidrosiforme Ekzeme, Kollagenosen, seborrhoisches Ekzem, Störungen der Schweißproduktion, Hirsutismus, Verrucae, Vitiligo, Pruritus sine matera).

2. Persönlichkeitsstörungen, die sich die Haut als Austragungsort wählen (Artefakte, periorale Dermatitis, Dermatozoenwahn, Phobien [z.B. Venerophobien, Dysmorphophobien] oder Hypochondrien).

3. Pathophysiologische Abläufe

Die Haut wird durch psychische Vorgänge über das vegetative Nervensystem direkt beeinflußt. Sie reagiert bei seelischen Vorgängen, Emotionen, Gedanken und Phantasien in unterschiedlichem Ausmaß mit. So kontrahieren sich beispielsweise bei Schreck oder Angst die Haarbalgmuskeln und führen zur Gänsehaut und die starke Verengung der Hautgefäße bei Angst bewirkt Schreckensbleiche. Eine Dynamik, die Schamgefühle auslöst, eine narzißtische Kränkung zum Beispiel, erweitert die Gefäße bis zum Erröten. Je nach Reaktionsbereitschaft kommt es auch zu einer Rhinitis oder einer Urticaria (Rechenberger 1979). Es ist leicht vorstellbar, wie sehr die Haut irritiert wird, wenn es infolge einer Koppelung zwischen Erleben und Hautreaktion, beispielsweise durch einen raschen Wechsel zwischen hoffnungsvoller Erwartung einer zärtlichen Berührung und Erleben von Aggression, zum raschen Wechsel von Dilatation und Kontraktion der Hautgefäße kommt. Die Haut kann dann als Folge der ständigen Irritation mit einem entzündlichen Prozeß reagieren. Entsprechend seiner Disposition kann der Patient dann beispielsweise an einer Neurodermitis oder auch Psoriasis erkranken. Die Haut wird gewissermaßen "mißbraucht", wenn das zugehörige Erleben entweder unbewußt ist oder nicht ausgedrückt werden kann, weil die Erlebnis- und Ausdrucksfähigkeit hierfür fehlt.

4. Wege zur psychoanalytischen Psychotherapie

Einige Besonderheiten bei der Behandlung psychosomatischer Hautkranker betreffen den Umgang mit der Symptomatik selbst, die wie sonst kein Organ Schutz und narzißtische Befriedigung z.b. durch Berührung und Aufmerksamkeit gewährt, die auf andere Weise nicht zu erlangen wäre (primärer und sekundärer Krankheitsgewinn). Die Intensität dieser hinter dem Symptom stehenden Bedürfnisse ist sehr stark. Die Angst, mit diesen Bedürfnissen in Berührung zu kommen, ist deshalb sehr groß. Sie macht die Hartnäckigkeit der Widerstände gegen eine aufdeckende Therapie verständlich. Entsprechend sind die Anforderungen an die Gegenübertragung des Analytikers, der bei der Bearbeitung dieser Widerstände einen hohen Grad an Spannung aushalten muß. Für den Patienten ist der Schritt in die Psychotherapie nicht ohne Gefahr für seine innere Stabilität.

Thomä (1980) betont neben dem ätiologischen psychogenen Faktor auch die Psychodynamik der Krankheitsfolgen, die verstärkende Wirkung, die der primäre und sekundäre Krankheitsgewinn durch Angst- und Spannungsminderung sowie Kompensationen und Ersatzbefriedigungen auf den Verlauf der organischen Krankheit haben kann.

Patienten mit psychosomatischen Hauterkrankungen sind häufig nicht für eine psychoanalytische Psychotherapie motiviert. Oft sind daher Vorphasen der psychotherapeutischen Behandlung erforderlich. Eine Vorbereitung innerhalb der stationären dermatologischen Behandlung oder in einer dermatologischen Praxis kann sehr hilfreich sein, wenn sich ein Vertrauensverhältnis zwischen Arzt und Hautkranken entwickelt hat und der Arzt Interesse für Zusammenhänge und integrierbare Konflikte weckt. Auch eine ambulante psychoanalytisch orientierte Psychotherapie ohne tiefergehende Regression und Bearbeitung der Übertragungsbeziehung oder eine stationäre Psychotherapie ermöglicht dem Patienten einen Zugang zu seinen Konflikten. Darauf kann dann in einer analytischen Psychotherapie aufgebaut werden.

Bei der Gruppe schwerer gestörter psychosomatisch Kranker darf die das schwache Selbst schützende Abwehr nicht zur rasch analysiert werden, "um lebensbedrohliche Krisen mit delinquentem Verhalten, Drogenmißbrauch, Suicid und Homocid zu vermeiden" (Widock 1978, zit. nach Kutter 1984). Die psychoanalytische Arbeit soll durch "...einen längerfristigen Prozeß der allmählichen Strukturierung und Normalisierung des Selbst" (Fürstenau 1977, zit. nach Kutter 1984)" bei zuverlässigem Arbeitsbündnis auf der Grundlage eines basalen Vertrauens erfolgen (Schöttler 1981, zit. nach Kutter 1984).

Ein eigenes Fallbeispiel (zitiert bei Hau et al. 1986) mag die stabilisierende Funktion der Hautsymptomatik illustrieren:

Eine 20jährige Patientin mit Neurodermitis veranlaßte den Hautarzt, gedrängt von der Mutter und dem künftigen Ehemann, mit Hilfe einer Cortisonspritze ihre sich bedrohlich verschlimmernde Krankheit soweit zurückzudrängen, daß sie in der Lage ist, die bevorstehende Hochzeit durchzustehen. Die Hochzeit fand statt, mit Hilfe der Mutter glanzvoll inszeniert. Die Neurodermitis der Patientin verschlechtert sich darauf und sie erkrankte zusätzlich an einer schweren depressiven Reaktion, die die Aufnahme in eine psychosomatische Klinik notwendig machte. Hier diente die Hautsymptomatik der Regulierung ihrer Beziehung zur Mutter, von der sie sich innerlich nicht gelöst hatte. Aufgrund ihrer Unselbständigkeit war sie von ihr existentiell abhängig. Um die Verwöhnung durch die aufopfernde und besitzergreifende Mutter zu erhalten, mußte sie ihren eigenen Willen aufgeben. Der konflikthafte Kampf mit der Mutter zwischen Autonomiewünschen und Abhängigkeit konnte sich auf der Haut austoben, bis diese Möglichkeit durch den pharmakologischen Eingriff und die vorübergehende Besserung stark eingeschränkt wurde. Die Patientin verlor so die Möglichkeit, über ihr Hautsymptom, mit dem sie Rücksicht und Schonung erzwang, in ihrer Beziehung zur Mutter und ihrem Mann ein Mindestmaß an Unabhängigkeit zu wahren, ohne die verwöhnend-"symbiotische" Beziehung zu verlieren. Die exazerbierte Symptomatik verschaffte ihr durch die Hospitalisierung erneuten Schutz.

In der stationären Therapie war es von entscheidender Bedeutung, der Patientin Raum zu gewähren, z.B. um durch andere Beziehungen neue Erfahrungen zu machen, bis sie besser wußte, was sie selber wollte. Sie benutzte ihr Hautsymptom zunächst wie gewohnt und genoß weiterhin ihre Macht. Das puterrote Gesicht erschreckte die Umgebung und sie verschaffte sich exclusive Beachtung als besondere Patientin des "Spezialisten". Wenn sie nicht bekam, was sie wollte, bearbeitete sie die Haut mit Kratzattacken und wütete in der stummen Anklage, daß sie mich über ihre Hautsymptomatik nicht manipulieren konnte, wobei sie zugleich ihre erwartungsvoll idealisierende Einstellung mir gegenüber ungetrübt aufrechterhalten konnte. Sie sprach von der Haut und behandelte sie wie eine dritte Person, die sie zugleich selbst war, wenn sie erklärte, daß "die Haut weint" und sie sie dann hätschelte wie ein Baby.

5. Grundlagen psychoanalytischer Behandlungskonzepte bei psychosomatischen Hauterkrankungen

Berichte über psychoanalytische Behandlungen von psychosomatischen Hauterkrankungen sind im Vergleich zu Darstellungen anderer psychosomatischer Krankheitsbilder verhältnismäßig selten. Mit der Erweiterung des psychoanalytischen Krankheitsmodells, das bis vor 15-20 Jahren im wesentlichen durch den Trieb-Abwehr-Aspekt der Neurosenlehre gekennzeichnet war, änderte sich das. Die Diskussion um die narzißtische Dimension, der Differenzierung zwischen dem Selbst und dem anderen, der Fähigkeit zu einem anderen als einem Getrennten in Beziehung zu treten und der Regelung des Selbstwertgefühles, geht auf die Arbeiten von Mahler (1972), Mahler et al. (1978)[1], Kohut (1976, 1979)[2] und Kernberg (1975, 1976)[3] zurück. Dem erneuten Interesse für die umstrittene Schule M. Kleins (1962)[4] verdankt die psychoanalytische Psychotherapie bedeutende Neuerungen und Modifikationen der klassischen Technik. Konzepte von Winnicott (1973, 1974,

---

1　Untersuchung der Schritte der Loslösung und Individuation
2　Untersuchungen zur Behandlung narzißtischer Störungen und zur Entwicklung des Selbst
3　Untersuchungen zur Pathologie und den Objektbeziehungen von Patienten mit Borderline-Syndrom und narzißtischen Störungen
4　Untersuchungen zur Bedeutung der frühen Objektbeziehungen - der paranoid-schizoiden und depressiven Position - in der Entwicklung von Objektbeziehungen, Beschreibungen von introjektiven und projektiven Mechanismen als Wachstums- und Abwehrprozesse, der wechselseitigen Beeinflussung genitaler und prägenitaler Konflikte und der Modifikation der Ansichten über die Entwicklung des Über-Ich und des Ödipuskomplexes.

1983)[5] zur frühen psychischen Entwicklung fanden bei der Beurteilung der Entwicklung des Selbst erneute Beachtung. Neuere Erkenntnisse aus der Säuglingsbeobachtung über angeborene Bereitschaften des Säuglings nicht nur zu reagieren, sondern auch aktiv die Mutter zur Kontaktaufnahme anzuregen (Stern 1985, Lichtenberg 1987, 1990)[6] regten die Überprüfung der psychoanalytischen Entwicklungslehre, insbesondere der Vorstellung vom passiv versorgten Säugling in der Symbiose, an.

6. Bedeutung der Haut bei der psychischen Entwicklung

Psychosomatische Hautkrankheiten haben eine enge Beziehung zu der Funktion der Haut bei der Entwicklung des Selbst, einer Phase, in der sie eine entscheidende Rolle bei der Unterscheidung zwischen der eigenen Person und dem anderen spielt und in der Grunderfahrungen gemacht werden, die im späteren Leben vertrauensvolle Nähe als Individuum ermöglichen.

Nach der psychoanalytischen Entwicklungslehre ist eine ungestörte Entwicklung besonders in den ersten Lebensjahren Voraussetzung für die Entwicklung von Selbständigkeit und für den Erwerb eines basalen Vertrauens, das den ungestörten Ablauf späterer Entwicklungsphasen mit der Integration der Triebe, intrapsychisch und sozial erst ermöglicht. Deshalb spielen Störungen in der frühen Phase zur Zeit der ersten beiden Lebensjahre eine so grundlegende Rolle. M. Balint (1970) spricht von "Grundstörungen", wenn die psychische Entwicklung schwer beeinträchtigt wurde. Wegen der zentralen Bedeutung der Haut in dieser Phase bezeichnet Riemann (1971) diese frühe Phase auch als sensorische Phase. Schultz-Hencke (1940) gab dem "Zärtlichkeitsstreben" die Bedeutung einer eigenen Antriebsqualität. Spezielle Eigenschaften der Haut machen sie zu einem Organ von größter Bedeutung für die Entwicklung von konflikthaften Objektbeziehungen auf frühestem Niveau. Sie ist zu Beginn des Lebens "Erfolgsorgan" narzißtischer Bedürfnisse, der Selbstliebe und der Selbstwahrnehmung. Nach Freud (1923)[7] er sich selbst berührt, ist Berührter und Berührender zugleich, nimmt sich selbst wahr. Sie ist aber auch Ziel objektaler nach Beziehung und Bindung strebender Bedürfnisse.

---

5   Annahme der Existenz einer begrenzenden Membran (Winnicott 1974, S. 47), die sich aus dem Begriff einer inneren Realität (Winnicott 1983, S. 244), der die Existenz eines inneren und äußeren Raumes voraussetzt, ableitet, und die Untersuchungen zum Übergangsobjekt, Übergangsphänomen und Übergangsraum, die als Voraussetzung für die Individuation helfen, die innere Realität von der Welt des Nicht-Selbst zu unterscheiden (Winnicott 1973, S. 10).

6   Relativierung der Vorstellungen von einem primär-narzißtischen, objektlosen Zustand des Säuglings durch Beobachtung angeborener objektsuchender und objektstimulierender Aktivitäten, die den statisch wirkenden Begriff der inneren Repräsentanz durch eine unbewußte Interaktionsstruktur erweitern.

7   Freud, S. (1923): "Der eigene Körper und vor allem die Oberfläche desselben ist ein Ort, von dem gleichzeitig innere und äußere Wahrnehmungen ausgehen können. Er wird wie ein anderes Objekt gesehen, ergibt aber dem Getast zweierlei Empfindungen, von denen die eine einer inneren Wahrnehmung gleichkommen kann" (S. 294).

Die Haut hat in der frühen Mutter-Kind-Beziehung eine Funktion als Grenze zwischen Innen und Außen. Als erogene Zone steht sie im Mittelpunkt des Gefühlsaustausches zwischen Mutter und Kind. Wenn in dieser Phase eine Störung erfolgt, wie es z.B. bei einer Neurodermitis im Säuglingsalter der Fall ist, beeinflußt diese Störung alle weiteren Phasen der psychosexuellen Entwicklung. Das Ekzem ist durch die Interaktion mit der Mutter beeinflußbar, beeinflußt aber auch das Verhalten der Mutter. Kelleter (1990) beschreibt, wie die Neurodermitis im Säuglingsalter (ein Spezialfall frühkindlicher Deprivation) die Primärbeziehung stört und zu einem Circulus vitiosus in der Mutter-Kind-Interaktion führt. Dabei spielt die Persönlichkeit der Mutter eine große Rolle. So kann sich eine narzißtisch bedürftige Mutter infolge ihrer Neigung, das Kind als Teil ihrer selbst zu betrachten, nicht ausreichend empathisch auf die Bedürfnisse des Kindes, insbesondere seiner Nähe- und Distanzbedürfnisse, einstellen. Resultat der gestörten Entwicklung ist, daß die in dieser Phase normalerweise stattfindende Separation des Kindes scheitert; statt dessen kommt es zu einer Regression der Mutter-Kind-Beziehung, die den Schritt der Individuation behindert. Aber auch schon eine "normale" Mutter ist bei dem Bemühen überfordert, den Säugling mit schwerem Ekzem gerecht zu werden. Die Mutter kann sich nicht mehr richtig auf die Qualität des Gefühls, das hinter den kindlichen Handlungen steht, einstellen. Sie weiß z.B. nicht, ob sich der Säugling aus Lust oder Ärger kratzt, ob er Nähe oder Distanz braucht. Wenn sich die Mutter nicht auf dieses Gefühl einstellen kann, fehlt ein wesentlicher Teil des Wohlbehagens bei Mutter und Kind, das die Symbiose ausmacht. Selbstsicherheit und Selbstvertrauen basieren auf in diesem Bereich im wesentlichen ungestörten Erfahrungen und schlagen sich in unbewußten Erinnerungen nieder.

Indem die Mutter auf die emotionalen und körperlichen Bedürfnisse des Kleinkindes eingeht, erfüllt sie eine Funktion. Sie bietet ihm Halt, nicht nur, wenn sie es im Arm trägt, sondern auch im übertragenen Sinn. Kann eine Mutter diese Haltefunktion nicht richtig erfüllen, führen ihre Schuldgefühle zu verstärkten Bemühungen, die zur weiteren Traumatisierung des Kindes führen, weil sie nicht seinen Bedürfnissen entsprechen. Es entsteht eine dem Körperkontakt entspringende Erregung, die zu einer untrennbaren Erfahrung von Schmerz und Lust führt. Die spezifische Störung besteht in einer frühen Mobilisierung einer sadistischen Erotik (Kelleter 1990).

In dieser Frühphase der Individuation ermöglicht das Übergangsobjekt[8] nach Winnicott (1973) die allmähliche Unabhängigkeit des Kindes von der Mutter. Dabei spielt der "potentielle Raum", ein Raum, der weder der äußeren noch der inneren Wirklichkeit angehört, eine wesentliche Rolle bei der Separation und Individuation. Dieser Raum muß sich erst in dem "Spannungsfeld der Beziehung zwi-

---

8   Winnicott (1973, S. 11) definiert das Übergangsobjekt und Übergangsphänomen, Begriffe, die von ihm synonym gebraucht werden, folgendermaßen: "Ich habe die Begriffe 'Übergangsobjekte' und 'Übergangsphänomene' eingeführt, um einen 'intermediären Raum' zu kennzeichnen, den Erlebnis- und Erfahrungsbereich, der zwischen dem Daumenlutschen und der Liebe zum Teddybär liegt, zwischen der Autoerotik und der echten Objektbeziehung, zwischen der ersten schöpferischen Aktivität und der Projektion dessen, was bereits introjiziert wurde..."

schen Mutter und Kind entwickeln und mit schöpferischen Hervorbringungen" gefüllt werden. Das Kind entwickelt im Spiel seine eigene Welt. In diesem Raum er-
schafft das Kind auch das Übergangsobjekt, das die Trennung von der Mutter erleichtert.

Dieser Raum kann nur entstehen, wenn das Vertrauen in diesem Übergangsbereich, der zwischen Erleben und objektiver Wahrnehmung liegt, spielerisch wächst
und nicht durch Mißverständnisse und Verkennung, die für das Kind traumatisch
sein müssen, gestört wird. Dies geschieht nicht nur durch ein Ekzem, sondern auch
durch andere frühkindliche Deprivationen. Das einfühlsame Erkennen, das Verständnis und die Bestätigung der Bedürfnisse des Säuglings, besonders seiner eigenen Aktivitäten und Kontaktaufnahmen sind Vorbedingungen für ein ausgegli-
chenes Maß an Spannung, eine "positive Hintergrundatmosphäre", in der die
Trennung von Selbst und Objekt möglich wird, wie Untersuchungen von Lichtenberg (1990) an Säuglingen bestätigt haben.

Kelleter stellt dem potentiellen intrapsychischen Raum die Haut im Bereich des
Körperbildes als Übergangsbereich gegenüber. Wenn diese Entwicklung, die
Trennung von Selbst und Objekt, durch die Störung des Ekzems nicht zustande
kommt und sich kein Übergangsobjekt entwickelt, kann sich durch die bleibende
starke wechselseitige Abhängigkeit von Mutter und Kind eine "fokale Symbiose"
(Greenacre 1959, zit. nach Kelleter 1990) entwickeln, die sich vor allem auf archai-
sche Körperbedürfnisse und Wünsche erstreckt. Die starke Besetzung der Haut ist
der Ausgangspunkt für je nach Entwicklungsphase wechselnde Triebwünsche und
die Unterhaltung der fokalen Symbiose. Die Regression erfolgt nur im Kontaktbereich bei sonst funktionierender Persönlichkeit. Dies erklärt, warum Kontaktstörungen bei Hautkranken erst zum Tragen kommen, wenn in intimer Nähe diese
Störung in Gestalt einer gereizten Verklammerung aktiviert wird.

Anzieu (1991) beschäftigte sich wohl am umfassendsten mit der Rolle der Haut
bei der Individuation, der Entwicklung des Selbst. Dabei berücksichtigt er auch
nichtpsychoanalytische geistes- und naturwissenschaftliche Ansätze. Seine psychoanalytische Sichtweise von experimentellen und kognitiven Ansätzen abgrenzend
betont Anzieu die Bedeutung früher, mit dem Körpererleben verbundener Phantasien. "Die psychoanalytische Theorie unterscheidet sich allerdings grundsätzlich
von einer psychophysiologischen bzw. psychosoziologischen Theorie durch die Annahme der Existenz und ständiger Wirksamkeit individueller bewußter, unbewußter und vorbewußter Phantasien und durch die Rolle, die diese Phantasien als
Brücke und Schirm zwischen Psyche einerseits und Körper, Außenwelt und anderen Individuen andererseits einnehmen" (S. 14). In der wahrscheinlich komplexe-
sten Form, in der bisher psychosomatische und entwicklungstheoretische Gesichtspunkte verbunden wurden, verknüpft er mit seinem Modell vom Haut-Ich biologische, psychosoziale und psychische Phänomene. "Das Haut-Ich ist phantasmatische
Wirklichkeit. Es findet in Wahnvorstellungen und Träumen, in der Umgangsspra-
che, in Körperhaltung und Denkstörungen Ausdruck und bietet andererseits einen

imaginären Raum an, aus dem heraus Phantasien, Träume, Gedanken und Psychopathologien entstehen" (S. 14). "Unter Haut-Ich verstehe ich ein Bild, mit dessen Hilfe das Ich des Kindes während früher Entwicklungsphasen - ausgehend von seiner Erfahrung der Körperoberfläche - eine Vorstellung von sich selbst entwickelt als Ich, das die psychischen Inhalte enthält" (S. 16). Das Haut-Ich beruhe auf den verschiedenen Funktionen der Haut als Tasche (für gute pflegerische Erfahrungen), Grenzfläche zur Außenwelt (Barriere gegen Außeneinflüsse), Ort und Werkzeug der Kommunikation und als reizaufnehmende Oberfläche.

Eine Störung der Mutter-Kind-Interaktion, unregelmäßige oder nicht einfühlsame Pflege, vor allem die fehlende Bedeutungsbestätigung seelischer Bedürfnisse, verhindere die Entstehung des Haut-Ichs. Überstimuliert bildet sich eine psychische Hülle, die sowohl mit Leiden, als auch Erregung verbunden ist und die Bildung eines Haut-Ichs verhindert, "das Reizschutz bietet und Wohlbefinden ermöglicht" (S. 65).

Anzieu nimmt eine in der Phantasie bestehende gemeinsame Hautfläche als Grenzfläche zwischen Mutter und Kind an, die Mutter auf der einen, das Kind auf der anderen Seite, eine Membran, die durch Empfindungen, Gefühle, mentale Bilder und vitale Rhythmen beider Partner in Schwingung gerät. Die gemeinsame Haut werde als notwendige Zwischenstufe bei der Trennung zwischen Subjekt und Objekt schrittweise aufgegeben, wenn Mutter und Kind allmählich unabhängig voneinander funktionieren. Die Anerkennung einer eigenen Haut und eines eigenen Ichs gehen nicht ohne Widerstand und Schmerzen vonstatten. Dabei würden Phantasien der abgezogenen, geraubten, geschlagenen oder tödlichen Haut wirksam. Nach Überwindung der mit diesen Phantasien verbundenen Ängste erwerbe das Kind in einem Prozeß der doppelten Internalisierung ein eigenes Haut-Ich. Die Internalisierung der Grenzfläche werde zur psychischen Hülle, die psychische Inhalte enthält (nach Bion, zit. bei Anzieu), der Apparat, der Gedanken denkt. Die Internalisierung der tragenden Umwelt werde zur inneren Welt der Gedanken, Bilder und Affekte.

Fixierungen an eine dieser Phantasien, besonders an die einer abgezogenen Haut und Abwehrmechanismen, die eingesetzt werden, um diese Phantasie zu verdrängen, zu projizieren, ins Gegenteil zu verkehren oder erotisch überzubesetzen, spielten im Bereich der Dermatologie und beim Masochismus eine große Rolle.

7. Falldarstellungen

Das neu erwachte Interesse an diesen aus psychoanalytischer Sicht früher nur schwer behandelbar erscheinenden Patienten kommt in Falldarstellungen von Pohl (1979), Rechenberger (1979), Thomä (1980), Willenberg (1987), Kelleter (1990) und Klöß-Rotmann (1992) zum Ausdruck.

Es scheint mir für die Darstellung der Thematik besonders überzeugend, daß unabhängig voneinander arbeitende Psychoanalytiker zu ähnlichen Ergebnissen kommen. Sie beschreiben bei Patienten mit psychosomatischen Hautkrankheiten mit unterschiedlichen Akzenten ähnliche therapeutische Probleme, die aus Konflikten im Umgang mit Nähe, Distanz und mangelnder Individuation entstehen. Mehr oder weniger deutlich wird die Funktion der kranken Haut als Vermittlerin von Botschaften und als eine Art Übergangsobjekt im Behandlungsprozeß herausgestellt.

Es zeigt sich, daß Modifikationen in der Behandlungstechnik notwendig und möglich sind, mit denen auch bei diesen Patienten eine psychoanalytische Therapie durchgeführt werden kann, ohne daß es zu einem Behandlungsabbruch und Scheitern durch eine vorzeitigen Zusammenbruch der narzißtischen Homöostase, dem Zusammenbruch des Selbstwertgefühles, kommen muß. Dabei lassen sich einige Gemeinsamkeiten, die alle Formen psychosomatischer Erkrankungen der Haut betreffen, aufzeigen: Die Rolle, die die Haut als Objektersatz, oder eine Art pathologisches Übergangsobjekt, einnehmen kann, und ihre Funktion als Ersatz für eine psychische Schutzhülle im Falle einer Erkrankung. Sie übernimmt eine Funktion in der Regulierung von Nähe und Distanz.

Pohl (1979) beschreibt die psychoanalytische Behandlung einer 22jährigen Studentin, die neben anderen psychischen und körperlichen Symptomen an einer seit sechs Jahren bestehenden chronisch intermittierenden Urticaria[9] litt. In Anlehnung an das Konzept Martys von der "allergischen Objektbeziehung"[10] geht Pohl von einer spezifischen Objektbeziehung aus und sieht hierin einen Lösungsversuch für narzißtische und objektbezogene Störungen, die durch Internalisierung der gestörten Mutter-Kind-Beziehung geprägt ist: Der Allergiker sehe und behandle sich so, wie er gesehen und behandelt worden ist. Im Gegensatz zu Marty beschreibt sie jedoch noch andere Lösungsversuche, z.B. den Rückzug.

Sie schildert die frühkindlichen Entstehungsbedingungen einer sadomasochistischen Kontaktstörung durch Einflüsse, die auch noch im Erwachsenenalter pathogen wirkten: Eine narzißtische Mutterbeziehung unter Wechsel zwischen Reizüberflutung durch räumlich sehr beengte Verhältnisse und Erlebniskargheit, durch Desinteresse (Stehenlassen im Kinderwagen). Für die Urticaria bestand eine erbliche Disposition. Die Mutter litt als sie so alt wie die Patientin war, ebenfalls unter Urticaria und Atemstörungen. Sie sah ihr Kind als einen Teil ihrer selbst, konnte sich nicht in die tatsächlichen aktuellen Bedürfnisse des Kindes einfühlen und ihrer Tochter immer nur vergewaltigend ihre eigenen Bedürfnisse überstülpen. Pat.: "Sie hat mich mit Zärtlichkeiten überschüttet, ob ich wollte oder nicht, sie hat immer gesagt, du bist mein Öfchen." Die Mutter ließ ihr nichts Eigenes, erlaubte ihr keine Abgrenzung, indem sie sie kontrollierte und ihr ihre Nähe aufdrängte. Die Patientin identifizierte

---

9 Unter Urticaria (auch Nesselsucht) versteht man in der Dermatologie das Auftreten stark jukkender, flüchtig oder über Stunden bestehender, umschriebener Quaddeln, die durch eine Gewebswasseransammlung (Ödem) unter der Hautoberfläche entstehen. Sie kann allergischer Natur (durch Sensibilisierung auf ein Allergen, Nahrungsmittel, Tierhaare, Medikamente etc.) oder nichtallergischer Natur sein.

10 Marty (1958) beschrieb eine Form der Objektbeziehung, die sich in der Übertragung und im täglichen Leben zeigt, und die er spezifisch für Patienten mit Allergien hielt. Es käme bei Allergikern zu einer sofortigen und primitiven Identifikation und Idealisierung, einer Phase der Aneigung bestimmter Eigenschaften des Objekts mit dem Ziel der Verschmelzung. Die Allergie trete auf, wenn das idealisierte Objekt plötzlich eine Eigenschaft aufweise, die die plastische Identifizierungsmöglichkeit des Allergikers übersteige, oder wenn zwei gleich besetzte Objekte plötzlich Unstimmigkeiten aufweisen. Die allergische Reaktion oder die rasche Idealisierung eines neuen Objektes solle den Zerfall der Ichstruktur verhindern.

sich mit der abgewehrten Seite der Mutter, ihrer Kälte. Pat.: "Wenn ich bei meiner Mutter bin, da friert's mich immer so." Sie ist, wie die Mutter sie braucht. In ihren Beziehungen mit heftigem Umschlag von Haß und Liebe erlebt sie sich, wie sie von der Mutter gesehen wurde. "Das sind die Gefühle, die sie mir entgegengebracht hat." Die Mutter prägte ihr Selbstbild ("wenn ich in den Spiegel schau, guck ich immer, ob ich was Gutes ausstrahle,... oder etwas Böses, kanns nicht abschätzen") und ihren Masochismus ("wenn mich keiner wie meine Mutter behandelt, verschaffe ich mir die Scheiße selber"). So, wie sie bei der Mutter einen abrupten Wechsel von Zärtlichkeit und Aggression erlebte (die Mutter prügelte sie und zwangs sie fünf Minuten später sich zu ihr auf die Couch zu legen) erwartete sie bei entstehender Nähe einen unerträglichen Wechsel der Atmosphäre. Sie entwickelte deshalb eine panische Angst vor der körperlichen Nähe eines Menschen, obwohl sie sie gleichzeitig suchte. Ihre Beziehungen waren aufs Sexuelle reduziert, und sie koppelte Sexuelles mit Aggressivem. In Identifikation mit dem Aggressor war sie selber beim Streicheln aggressiv. Pohl betont den regressiven Charakter der Beziehung zur Mutter, einer trotz Ablehnung starken, wechselseitig "unlösbar erscheinenden" Bindung (ähnlich der bei Kelleter beschriebenen "fokalen Symbiose"). "Was die Patientin aber so sehr an die Mutter band, war ihre Ambivalenz" (Pat.: "...sein wie sie war das Höchste. Dafür habe ich alles andere Negative zurückgestellt").

Die Urticaria trat erstmals auf, als es nach dem Beginn einer engeren Beziehung und nach dem Geschlechtsverkehr in der elterlichen Wohnung gleichzeitig zu intensiven Zuwendungsbedürfnissen und distanzierenden Aggressionen kam (so wie die Patientin es aufgrund ihrer bei der Mutter gemachten Erfahrungen erwartete). Da sie weder in der Lage war, ihre Sehnsucht nach körperlichem Berührtwerden, noch ihre Wut zu äußern, und sie sich wegen des Verbots der Mutter auch nicht an eine andere Person wenden konnte, blieb nur der körperliche Ausdruck durch die Urticaria. Die Patientin reagierte auch allergisch[11], wenn jemand zärtlich zu ihr sein wollte und sie die Zärtlichkeit erwidern wollte, "auch als Strafe, weil ich mit jemand anderem zusammen bin als der Mutter".

Als im Verlaufe der Therapie das Symptom ausblieb, traten Haßgefühle auf. Die Urticaria diente der Abwehr des Hasses auf die Mutter. Ihre Erfahrungen mit der Mutter übertrug sie auch auf ihre Partner. Die Ambivalenz sollte verschwinden, die Symbiose - die frühkindliche Sexualität - erhalten bleiben.

Nach Pohl war für den Erfolg der Therapie nicht das Deuten unbewußter Zusammenhänge entscheidend, sondern ihr persönliches Verhalten. Sie bemühte sich, der Patientin in der Therapie einen Rahmen, eine Umgebung zu bieten, die frühere traumatisierende Erfahrungen nicht wiederholen sollte. Sie war bemüht, durch "adäquates und menschliches Verhalten" eine Atmosphäre zu schaffen, in der die Patientin weder zu großer Deprivation durch Schweigen noch einer zu großen Stimulierung durch die Therapeutin ausgesetzt war. Dazu gehörte, daß sie alle Maßnahmen, die nicht einer normalen Gesprächssituation entsprachen, die aber für den therapeutischen Prozeß notwendig waren, erklärte. Sie schuf damit einen Raum, in der sich die Patientin verselbständigen konnte. Dazu war es notwendig, die Wut der Patientin aufzufangen, als die anfängliche Idealisierung umschlug. Dies war nur möglich, weil sie sich ganz darauf konzentrierte, wie die Patientin mit ihr umging, was sie mit ihr machte. Sie konnte den Vorgang der Identifikation mit der Mutter wieder rückgängig machen, wenn die Patientin ihre frühkindliche Situation wiederherzustellen suchte und sie der Patientin ihre Eindrücke vom Prozeß der Interaktion deutend zur Verfügung stellte. Besonders wichtig war, die Verbindung zwischen körperlichem und psychischem Erleben, ihren Gefühlen und ihrer Ambivalenz zu verbalisieren, ihr zu helfen, die Vorgänge wieder in einen

---

11　Der Begriff "Allergie" wird hier im erweiterten Sinn benutzt, als erworbene Überempfindlichkeit ohne Nachweis eines definierten immunologischen Prozesses (Antigen-Antikörper-Reaktion).

psychischen Raum zu bringen und dadurch steuerbar zu machen. Zur Veranschaulichung ein Beispiel.

Pat.: "Auf alle Fälle ist die Urticaria eine Rebellion... und eine Rebellion macht man, wenn man unzufrieden ist oder nicht genug kriegt..." Th.: "Eine Rebellion, die an den Körper gebunden ist, nicht rauskann, so ein Abwehren, ein Haß, ein Hau ab! auf der einen Seite, auf der anderen Seite wohl ein komm her, sei lieb und streichel mich!"

Bei der Wichtigkeit, die der Realbeziehung in der Therapie zugeschrieben wurde, besteht allerdings die Gefahr, ein weiteres Charakteristikum psychoanalytischer Therapie zu übersehen, ohne die eine stabile Veränderung, die von der Selbstbestimmung ausgeht, nicht möglich ist: Die Bedeutung der ebenfalls beschriebenen Durcharbeitung der Konflikte der Patientin in einer Übertragungsneurose über lange Zeit und mit tiefer Regression.

Rechenberger (1979) schildert den Verlauf einer Psychoanalyse über 550 Stunden bei einer Patientin, die neben anderen Symptomen an einer Urticaria litt und im späteren Verlauf an einer Prurigo[12] erkrankte. Prämorbider Hintergrund war eine depressiv-narzißtische Chrakterstörung, die sich als Abwehr gegenüber Wünschen nach körperlicher und emotionaler Zuwendung gebildet hatte.

Die schwer depressive Mutter der Patientin konnte keine ausreichende emotionale Zuwendung und Anerkennung geben. Auch bei dieser Patientin trugen Partnerbeziehungen durch die Vermischung von Sexualität und Aggressivität sadistische Züge.

Rechenberger zeigt den Zusammenhang zwischen der konstitutionell verankerten Möglichkeit und der Manifestation der Prurigo durch verdrängte narzißtische Wut und dem gleichzeitig bestehenden Wunsch, durch das Symptom die ersehnte körperliche Zuwendung zu erreichen. Die Prurigo trat auch in der Therapie auf, wenn ihr narzißtisches Trauma, ihre emotionale Mangelerfahrung in der Kindheit berührt wurde. Im Moment nicht kontrollierbarer Wut, die sie unterdrücken mußte, traten plötzlich die sich zu Knötchen entwickelnden Hauterscheinungen auf. Auch wenn die Autorin dies nicht ausführt, liegt doch nahe, die beschriebene, ganz im Vordergrund stehende, Präsentation des Körpers und der Haut, und die häufige Inanspruchnahme anderer Ärzte mittels des Körpers, als ein Drittes zu sehen, das die therapeutische Beziehung trotz eines extremen Liebe-Haß-Konfliktes erhielt.

Rechenberger legt ihrem therapeutischen Vorgehen kein spezielles theoretisches Konzept zugrunde. Aber auch sie betont, wie wichtig es ist, besonders in der Anfangsphase, einen Rahmen von Sicherheit zu bieten und den zum Teil sehr provokant vorgebrachten Versuchungen, ängstlich oder aggressiv zu werden, bzw. den durch exhibitionistisches Verhalten und sadomasochistisches Agieren zum Ausdruck gebrachten Zuwendungswünschen nicht entgegen zu kommen. Vorausgehende Therapieversuche waren gescheitert, weil die Therapeuten ohne Reflexion ihrer Gegenübertragungsgefühle aggressiv und abweisend reagierten.

---

12 Als Prurigo wird in der Dermatologie das Auftreten kleiner Knötchen mit einem zentralen Bläschen bezeichnet.

Für den therapeutischen Erfolg entscheidend bezeichnet Rechenberger ihre Bereitschaft, die Patientin anzunehmen, ihr über Jahre die Erfahrung einer zuverlässigen Beziehung zu vermitteln, und die Fähigkeit der Patientin, die Konflikte in der Beziehung reflektierend und assoziierend durchzuarbeiten. Die Therapeutin bot ihr, indem sie die Patientin aus-"hielt" einen Halt. Eine Individuation der Patientin, die schrittweise Entwicklung zu einem Gefühl der Ich-Identität, war erst möglich, als die narzißtische Störung mit Leeregefühlen, inneren Spannungen, Ratlosigkeit, paranoiden Symptomen, Minderwertigkeitsgefühlen, Größenphantasien und hypochondrischen Klagen durchgearbeitet waren. Die Patientin konnte zunehmend ausdrücken, daß sie kein Ich-Gefühl, keine Identität habe.

Thomä (1980) berichtet über die 2 1/2 Jahre dauernde Analyse eines ca. 30 Jahre alten Patienten, der an einer Neurodermitis und einer Allergie auf Eiweiß litt. Durch eine schwere Kontaktstörung, die die Hauterkrankung zum Anlaß nahm, aber nicht ihre Ursache war, hatte er sich vollständig von seiner Umwelt zurückgezogen. Er mußte jede Nähe, besonders die körperliche Intimität vermeiden. So verunmöglichte ihm Angst und Ekel eine intime und sexuelle Beziehung zur Ehefrau. Bei der frühkindlichen Entwicklung spielte eine vereinnahmende Mutter, die ihren erwachsenen Sohn noch vor den Folgen einer intimen Beziehung warnte, eine entscheidende Rolle. Der Vater trat nicht in Erscheinung.

Die Symptomatik, die zur Behandlung führte, trat auf, als der Patient nach einer Kränkung durch seinen als unnahbar und autoritär geschilderten Chef einer aggressiven und homoerotischen Versuchungssituation ausgesetzt wurde. Er hatte im Schreibtisch seines Chefs nach Informationen über eine Gehaltsaufbesserung gesucht, die ihm vorenthalten worden waren, und war dabei erwischt worden. Durch diese Annäherung beim Eindringen in die Privatsphäre einer Vaterfigur war der Patient in einen Konflikt geraten. Einerseits wollte er wegen der Mißachtung durch seinen Chef (der narzißtischen Kränkung) seiner Wut Ausdruck verleihen, andererseits wurden abgewehrte, unbewußte Wünsche nach Nähe mobilisiert.

Auch Thomä, der sich theoretisch auf Konzepte von Marty, Mitscherlich und Schur bezieht, betont den Objektcharakter der Haut, der eine vorübergehende Unabhängigkeit vom begehrten und gefürchteten Objekt um den Preis der Krankheit ermöglicht. "Er zog sich, wie er sagte, von seiner Frau auf die Haut zurück, ... im übrigen diente die Haut als Objekt aller möglichen Stimmungen, die an der Haut sozusagen ihr Erfolgsorgan fanden: Er kratzte sie im Ärger und pflegte andererseits seine Haut wie ein Liebesobjekt." - "Da Objektrepräsentanzen aus affektiven Gründen in der bewußten Wahrnehmung extrem angsterregend und unheimlich waren, konnte der Patient im Rückzug Selbstkontrolle gewinnen, d.h. in seinem körperlichen Selbst auch das Objekt lieben und hassen, aber zugleich einen realen Kontakt, ..., vermeiden."

Bei Thomä finden sich für die Funktion des Ekzems in der Übertragung nur wenig Anhaltspunkte, z.B. wenn er den distanzierenden und quälenden Charakter der eintönigen und detaillierten Symptombeschreibungen des Patienten schildert. Thomä beschreibt die Funktion des Ekzems bei der Bewältigung der Kontaktwünsche und Ängste des Patienten mehr außerhalb der Übertragung in Beziehung zur Ehefrau und zu seiner Umgebung. "Die Analyse seines Rückzugs ins Badezimmer, zumal seines abendlichen..., stand im Mittelpunkt der ganzen Therapie." Die Schilderung der Symptomatik schien auch hier die Funktion einer Brücke zwischen Therapeuten und Patienten zu erfüllen, bis sich durch die Bearbeitung der Konflikte die Symptomatik beruhigt hatte.

Kelleter (1990) schildert die Behandlung von vier Patientinnen, drei Kindern und einer Erwachsenen, die alle an einem frühkindlichen Ekzem litten unter dem Aspekt eines frühen narzißtischen Traumas. Sie beschreibt die Entstehung und Unterhaltung einer umschriebenen Symbiose zwischen Mutter und Kind, die die Verselbständigung verunmöglicht und die Entwicklung blockiert. Das Ekzem bekommt einen Stellenwert im Kontakt. Es ermöglicht eine Kontrolle und Manipulation der Mutter. Das Kind wird durch die sadomasochistische Befriedigungsmöglichkeit (die sich durch Koppelung zwischen Aggression und Hauterotik in der frühen Interaktion zwischen Mutter und Kind gebildet hatte) mit dem Hautleiden um den Preis der Krankheit scheinbar unabhängig.

Am Fall einer erwachsenen Patientin, die an einer Neurodermitis und verschiedenen Allergien litt, beschreibt sie die Kontaktstörung in der Übertragungssituation und die Notwendigkeit, aber auch Möglichkeit, die Zeichen der Haut verstehen und der Patientin zur Integration zur Verfügung zu stellen.

Die Patientin litt weniger an ihrer Hautkrankheit als an ihrer Kontaktstörung, die ihr jede engere Partnerschaft verunmöglichte. Sobald sie sich in einen Mann verliebte, vertrieb sie ihn durch verletzende und sarkastische Äußerungen. Kelleter faßt bei ihrem psychoanalytischen Umgang mit körperlichen Phänomenen und Verhaltensweisen dieser Patientin deren psychologische Bedeutung als Ausdruck nicht verbalisierbarer seelischer Inhalte auf: Sie fühlte sich bei der in einem ununterbrochenen Wortschwall sprechenden Patientin in ihrem Verständnis auf die Zeichen der Haut angewiesen, die Rötung am Hals und ihr ununterbrochenes Kratzen, "um zu sehen, was sie aus den vielen gesprochenen Worten nicht hörte... Die Sprache des Körpers schien zu vermitteln und die Beziehung herzustellen, die die gesprochene Sprache verhinderte als Widerstand gegen jede Begegnung: Ich bin auf die Beobachtung der Zeichen ihrer Haut angewiesen und sehe, was ich aus vielen gesprochenen Worten nicht höre. Die Rötung an ihrem Halsansatz breitet sich aus, es juckt und brennt, und bald beginnt sie sich am Haaransatz und hinter den Ohren zu kratzen. Während sie ununterbrochen weiterredet, enthüllt die stumme Sprache des Körpers den Sinn. Sie vermittelt zwischen uns beiden und stellt jene Beziehung her, die die gesprochene Sprache gerade verhindert. In ihr manifestiert sich der Widerstand gegen jede nahe Begegnung... Durch die stummen somatischen Mitteilungen spüre ich den Appell des ganz kleinen Kindes, seine quälende Unruhe, seine Berührungsangst und seine klammernde Abhängigkeit."

Entscheidend für das Gelingen der Behandlung war nach der Auffassung Kelleters die Möglichkeit, die Bearbeitung von Träumen als ein drittes Element zur Regulierung von Nähe und Distanz zwischen Patientin und Therapeutin bringen zu können.

Klöß-Rotmann (1992) legt ihrer beeindruckend differenzierten und ausführlichen Darstellung der Psychoanalyse eines Patienten mit Neurodermitis das entwicklungstheoretische Konzept Anzieu's vom Haut-Ich zugrunde. Es ermöglicht das komplizierte Ineinandergreifen körperlicher und seelischer Vorgänge und die übertragungsregulierende Funktion des Ekzems zu beschreiben. Der stark metaphorische Charakter der Vorstellungen Anzieu's scheint, ähnlich der Klein'schen Terminologie, von Vorteil, auch wenn er die Gefahr der Verallgemeinerung in sich trägt und auf Kosten der individuellen Bedeutung für den Patienten geht.

Die Autorin beschreibt einen Individuationsprozeß, in der die Kontaktstörung ("psychomotorische Übererregbarkeit und Hyperaktivität mentaler Funktionen"), nach Bick (1968; zit. nach Klöß-Rotmann 1992) als "second skin formation" bezeichnet, nach einem langen Behandlungsprozeß aufgehoben werden konnte. Diese zweite Haut hatte sich gebildet und die Abhängigkeit von der Mutter durch eine Pseudounabhängigkeit ersetzt, weil die Verinnerlichung einer haltenden Umgebung nicht möglich war. Die Hautsymptomatik wird als Selbstschutz gegenüber der Angst vor Selbstverlust bei Annäherung aufgefaßt.

In der Biographie spielte eine entscheidende Rolle, daß die Mutter sich vom Sohn nicht berühren ließ und ihn auch selbst nicht auf den Arm genommen (gehalten!) hatte, um die Geschwister nicht eifersüchtig zu machen (was darauf hinweist, daß der Patient für die Mutter ungewöhnlich wichtig war). Die Berührungsscheu der Mutter führte beim Sohn zu einem Mangel an libidinösem, objektbezogenem Hautkontakt und damit verbunden zu einer ungenügenden Abgrenzung. Der Patient hatte eine schwere Kontaktstörung und sah sich als Einzelgänger, der sich unwert und unsicher fühlt, sich nichts zutraut und ohnmächtigen Haß auf seine Geschwister empfindet. Mit gespannter ruppiger Aggressivität will er sich sein Objekt vom Leib halten.

Die Symptomatik tritt bei einem Wunsch nach Bindung auf, als der Patient sich erstmals auf die Beziehung zu einer Freundin einlassen will, er diese küßt und sie den Kuß erwidert.

Der Patient teilt in der Therapie sein Leiden zunächst indirekt durch sein Ekzem mit, durch "...seine Qual, die alle Aufmerksamkeit auf sich zieht und ihn von allem ablenken kann". Die Therapeutin "nimmt unhörbar zwischen den Zeilen ein völlig anderes Selbst wahr, nämlich ein gequältes Kind, das außer sich gerät, wenn nicht alles nach seinem Kopf geht". Sie bemerkt außerdem an seinen Reaktionen auf die beginnende Behandlung, daß ihn seine Absicht, sich auf eine Beziehung einzulassen, bedroht. Eine erste kritische Bemerkung über die Mutter auf dem Boden einer positiven Übertragungsbeziehung hat einen ersten Hautausschlag in der Stunde zur Folge. Die Deutung des Hautausschlages als Sprache des Körpers in diesem Kontext und weitere auf einen Zusammenhang zwischen Hautreaktion und Erleben hinweisende Deutungen ermöglichen der Haut, "die Funktion einer schwingungsfähigen Membran" zu übernehmen und ihre Reaktion somit zum Verständnis heranzuziehen. Mit zunehmend besserem Verständnis für sich selbst und weiterer Annäherung wächst aber die Angst des Patienten vor Grenzüberschreitung bei gleichzeitiger Unfähigkeit zur Abgrenzung. In dieser Situation, nach dem erfolglosen Versuch projektiver Abwehr paranoider Ängste, trat ein heftiger Hautausschlag in der Behandlung auf. "Das Jucken und Kratzen zieht alle Aufmerksamkeit auf sich, schiebt sich zwischen die unlösbare Verklammerung zwischen Subjekt und Objekt. Es ist, wie wenn das Jucken und Kratzen der Haut ein Drittes wäre, mit dessen Hilfe er sich dem feindseligen Aufeinanderprallen zu entziehen suchte. Das Kratzen führt zu einem Teufelskreis. Er wird zum Täter an der Haut und ist bald ihr Opfer, wenn es schmerzt und blutet. In dieser Phase scheint die Haut die Funktion eines Vorläufers des Übergangsobjektes zu übernehmen und übernimmt doch nicht die geglückte Funktion des Übergangsobjektes, sich vom Objekt unabhängiger zu machen."

Ein wesentliches Charakteristikum der Arbeit ist die Darstellung der Verbindung zwischen Phantasien, insbesondere unbewußter körperbezogener Phantasien und Körperreaktionen. Das Auftreten nicht körperbezogener Phantasien charakterisiert nach Klöss-Rotmann den Beginn der Differenzierung von der Mutter: Phantasien, die ihm als Täter und Opfer zugleich erscheinen, wo Subjekt und Objekt noch nicht unterschieden sind. Spätere Phantasien zeigen seine Entwicklung. Es sind Bilder sexueller und aggressiver Verbindungen bis zur Vorstellung, daß auch Zärtlichkeit möglich und wünschenswert ist. Die Phantasien sind von Hautausschlägen begleitet, die im Verlauf immer mehr abnehmen.

8. Die Funktion der Haut als Objektersatz bei der Artefaktkrankheit

Die Vorstellung von der Haut als einer Art Übergangsobjekt macht auch die Entwicklung und Psychodynamik der so rätselhaft erscheinenden Artefaktkrankheit verständlicher. Sie ist ein typisches Beispiel für die Gruppe von Hautkrankheiten, bei denen die Haut zum Austragungsort einer psychischen Störung wird. Patienten mit Artefakten fügen sich heimlich oder offen Verletzungen zu, vorzugsweise im Gesicht oder am Genitale, um damit Abhängigkeitskonflikte auf hochgradig komplexe Art zu kompensieren. Oft kann dadurch gerade noch ein Suicid verhindert werden.

Hierzu ein Beispiel: Ein 40jähriger Patient kam zur stationären Aufnahme, nachdem wegen einer seit ca. zehn Jahren rezidivierenden Follikulitis im Bartbereich insgesamt zwölf teilweise stationäre Eingriffe zur Beseitigung der Entzündung vorgenommen worden waren. Die letzte stationäre Behandlung dauerte fast ein Jahr. Dabei waren zunächst die Haarwurzeln und dann die Narben entfernt worden, wobei zuletzt auf einer Gesichtshälfte fast der gesamte Wangen- und Halsbereich unterminiert und teilweise plastisch gedeckt wurde. Bei allen bisherigen Behandlungen wurde der Arzt zum idealisierten Hoffnungsträger und zum guten Freund, bis auch seine Behandlung scheiterte, weil der Patient in seinen Wunden manipulierte, ohne dies zunächst zugeben zu können. Zum Zeitpunkt der Aufnahme litt der Patient an Depressionen und war suicidal. Aus seiner Biographie wurde bekannt, daß er eine depressive Mutter hatte, die ständig beschäftigt war und sich ihm nie hatte emotional zuwenden können, aber ständig über ihn verfügte. Vom Vater wurde er bei den geringsten Anlässen geprügelt. Wenn er sich aber als ehrgeiziger Sportler erfolgreich zeigte, bekam er von ihm viel Zuwendung. Als Kind wurde er wegen einer Verletzung im Wangenbereich stationär behandelt. Extrem ehrgeizig verdiente er später sehr viel Geld. Mit seiner Ehefrau und seinen zwei Kindern verband ihn wenig. Er brauchte suchtartig Erfolge und hatte ständig Freundinnen, besonders als er beruflich nicht mehr so mithalten konnte, weil die Anforderungen zugenommen hatten. Zu dieser Zeit entwickelte er die Gewohnheit, in seiner Gesichtshaut zu manipulieren. Die Beziehung zur Ehefrau war hochgradig gespannt, ohne daß er sich von ihr trennen konnte. Ohne Selbstwertgefühl war er von ihrer Bestätigung als Großverdiener abhängig. "Uns band nur das Geld... und wegen der Sicherheit." Er konnte kaum einen Augenblick allein sein. Den aggressiven und libidinösen Konflikt mit seiner Ehefrau löste er, indem er auf seine Haut auswich. Sie war Subjekt und Objekt zugleich. Während der stationären Psychotherapie bot er seine Haut als Objekt an. "Sie können machen, was Sie wollen, die Hauptsache, es hilft." Er signalisierte, daß der Therapeut groß herauskommt, wenn er das schafft. Jedes Zuwendungsbedürfnis, jede Enttäuschung führte zu sichtbaren Hautdefekten, dabei konnte der Patient bei spürbaren massiven Spannungen immer freundlich bleiben.

Paar und Eckhardt (1987) empfehlen, das Artefaktgeschehen während der Behandlung wie in einem Traum zu behandeln. Ohne auf Einzelheiten dieses interessanten und komplexen Krankheitsbildes eingehen zu können, sollen doch einige psychodynamische Zusammenhänge herausgestellt werden. Die Maltraitierung der Haut ermöglicht eine weitgehende Unabhängigkeit von einem extrem ambivalent erlebten Objekt, indem die Haut wie ein immer zur Verfügung stehender Partner oder ein Übergangsobjekt mißhandelt und gepflegt wird. Da es sich aber um ein pathologisches Übergangsobjekt handelt und einen pathologischen Abwehrvorgang, bei dem die Aktivität von den Objekten abgelenkt und auf die Haut gerichtet wird, kommt es nicht zu einer Beruhigung. Was an Aggressionen an der Haut dann immer noch nicht abgeführt werden kann, wird auf die zuerst bewunderten Ärzte projiziert, die durch Verdächtigungen und Beschuldigungen zu Versagern und Verfolgern werden und den Patienten abweisen, wenn er sich dagegen wehrt. Er muß dann suchtartig immer neue Ärzte aufsuchen. Ohne das Verständnis dieser Psychodynamik wird das Kreisgeschehen auch vom Arzt mit unterhalten. Das Herausreißen eines Teiles des Körpers ist ein pars-pro-toto-Verhalten, um durch Opfern eines Teiles des Körpers das Ganze zu retten. Die Behandlung dieser Patienten gilt als besonders schwierig. Wegen des Kreislaufes, sich immer wieder ein böses Objekt suchen zu müssen, ist es erforderlich, die aggressiven Seiten in der Beziehung zum Therapeuten zu bearbeiten. Weil sich diese Patienten gegen eine psychologische Sicht ihrer Krankheit wehren, ist dies sehr schwer. Durch diese Spaltung schützen sie sich gegen Leere, Desintegration und heftigste Angst und Wut (Paar & Eckhardt 1987).

9. Alopecia areata. Die Haut als Objekt auf immunologisch-somatischer Ebene

Der Aspekt, Eigenes zum Schutze des Ganzen zu opfern (Widmaier 1987) führt zu einem Krankheitsbild, bei dem die Trennung von Eigenem auf somatischer Ebene abläuft: Der Alopecia areata.[13]

---

13 Alopecia areata: kreisrunder Haarausfall. Der Haarverlust kann den Kopf und den ganzen Körper befallen. In den Haarwurzeln finden sich Zellansammlungen unbekannter Ursache, die die Haarwurzel zerstören.

Hier bestehen immunologische Vorgänge neben psychopathologischen, der Abwehr von Nähe wegen immenser Trennungsangst und Wut. Die Auswirkung psychischer Belastungen, besonders als traumatisch erlebter Trennung werden aufgrund psychoimmunologischer Forschungen immer wahrscheinlicher. Auf diese Zusammenhänge, die Suppression der Immunabwehr durch chronische, psychische nicht zu verarbeitende Verlusterlebnisse weisen auch Egle und Tauschke (1987) in ihrer Übersichtsarbeit zur Psychosomatik der Alopecia areata hin.

Willenberg (1987) berichtet über zwei Behandlungen, einer 33jährigen und einer 16jährigen Patientin. Im ersten Fall führte er eine langjährige Psychoanalyse durch, die aber erst nach einer langsamen Erhöhung der Stundenfrequenz zustandekommt. Im zweiten Fall handelt es sich um eine niederfrequente psychoanalytisch orientierte Psychotherapie (ein Wochentermin) stützenden Charakters. In der Biographie spielte bei beiden Patientinnen eine vergewaltigende Bindung durch die Eltern, ein "Zwang zur Harmonie" eine entscheidende Rolle, in der eine Lösung nur in Verbindung mit dem Verlust der Beziehungspersonen möglich schien. Jede emotionale Nähe war dadurch extrem gefährlich und konnte nur mit Verleugnungen aggressiver Impulse aufrechterhalten werden.

Therapeutisch wichtig war der Umgang mit der hochgradigen, nicht bewußten Ängstlichkeit der Patientinnen bei der Annäherung. Sie versteckten diese Ängstlichkeit hinter einer vordergründigen Fassade von Selbstsicherheit. Diese vordergründige Selbstsicherheit diente als Schutz gegen weitere Enttäuschung. In beiden Fällen war eine die Eigenart und die Grenzen der Patientinnen respektierende Haltung therapeutisch wirksam und wichtig, die Fähigkeit, eine akzeptable Nähe zu schaffen, wozu die Patientinnen selbst aus Angst vor Nähe nicht in der Lage waren. Der Therapeut schafft einen Rahmen, durch den die Selbstwerdung und Trennung vom pathogenen Objekt wenigstens ansatzweise möglich wird. Damit wird auf die im analytischen Setting liegenden therapeutisch hochbedeutsame Verlässlichkeit und Halt gebende Kontinuität hingewiesen. "Wesentliches Agens der Therapie war vermutlich die vorsprachliche Dimension der analytischen Beziehung, die ein Ausheilen früher Entwicklungsstörungen und Defizite begünstigte" (Willenberg 1987, S. 426). Im ersten Fall wird als spezifisches psychoanalytisches Agens auch die Übertragung und die Bearbeitung des Widerstandes gegen die Übertragung von Bedürfnissen nach "primärer Mütterlichkeit" beschrieben, eingebettet in das Bemühen um eine konstruktive Atmosphäre, die die Modifikation des psychoanalytischen Settings durch Variation der Stundenfrequenz notwendig machte.

10. Schlußfolgerungen

Bei psychosomatischen Erkrankungen der Haut greifen "unspezifische" Persönlichkeitsmerkmale und organische Disposition ineinander.

Bei allen Patienten mit psychosomatischen Hautkrankheiten bestehen ausgeprägte Kontaktstörungen mit Störungen des Erlebens von intimer Nähe, Zärtlichkeit und Bindung. Das Erleben von Nähe- und Distanzbedürfnissen ist aufgrund der unvollständigen Individuation vom Primärobjekt, der Mutter, konflikthaft. Nähe löst Aggressionen, Angst vor Selbst- und Objektverlust aus und Distanz Sehnsucht nach Nähe. Zweierbeziehungen symbiotischen Charakters sollen durch das Hautsymptom ohne Ambivalenz erhalten bleiben.

Die Haut bietet sich hierfür aufgrund ihrer Eigenschaft als Kontakt- und Grenzorgan, als Brücke zwischen dem Selbst und dem anderen, zwischen innen und außen, als eine Art Übergangsobjekt an. Sie teilt mit diesem von Winnicott beschriebenen Phänomen mehrere Eigenschaften. Sie gehört sowohl zum Selbst, als auch zur Außenwelt. Sie muß als Grenze vom Säugling erst geschaffen werden. Sie dient als extraterritorialer Raum und kann als böses Objekt dienen und mißhandelt oder als gutes Objekt gepflegt werden. An die Haut können auch Phantasien geknüpft werden. Durch diese Eigenschaften macht sie sich vom Objekt vorübergehend unabhängig und führt zur Entspannung der Kontaktsituation. In der unbewußten Phantasie repräsentiert die Haut aber Subjekt und Objekt zugleich, ist also selbst Opfer der gegen das Objekt gerichteten Aggressionen, die die symbiotische Beziehung bedroht hatte. Die Symptomatik wird dadurch weiter aufrechterhalten. In der Therapie manifestiert sich die Kontaktstörung in der Übertragung durch Kontaktvermeidung mittels psychischer Abwehrmechanismen (second skin formation) und der Hautsymptomatik, wo die psychische Abwehr nicht ausreicht oder nicht vorhanden ist. Die Hautsymptomatik übernimmt dabei eine Schutzfunktion und stellt sich als "Drittes" zwischen Therapeut und Patient, um die von Ängsten und Aggressionen gefährdete therapeutische Beziehung zu erhalten.

In der Therapie ist es wichtig, daß der Therapeut Funktionen übernimmt, die in der Biographie des Patienten in der Phase gefehlt haben, in der sich über Erfahrungen an der Haut das Selbst als Grundlage für die weitere Entwicklung bildete: Erkennen und Halten. Daraus ergeben sich Modifikationen der psychoanalytischen Technik.

Der ständige "Mißbrauch" der Haut, der über Veränderungen der Innervation und Durchblutung zu organischen Reaktion entsprechend der vorhandenen Disposition führt, kann in der psychoanalytischen Therapie rückgängig gemacht werden. Der Patient verliert oft die Hautsymptomatik. Die organische Krankheitsdisposition bleibt allerdings erhalten.

Psychosomatische Betreuung in der klinischen Versorgung

Friedrich Bofinger, Michael Steinbrecher

Zusammenfassung

Unsere Arbeit beschreibt zunächst die gegenwärtige Situation und Probleme der psychosomatischen Betreuung in den Hautkliniken.

Es folgt die Schilderung der Kooperationsentwicklung zwischen der Universitäts-Hautklinik Köln mit dem Institut für Psychosomatik und Psychotherapie der Universität Köln, deren Strukturen erläutert werden.

Anschließend werden Besonderheiten hautkranker Patienten im Detail erklärt. Vor diesem Hintergrund wird die derzeit angebotene psychosomatische Betreuung in der Hautklinik dargestellt. Schließlich geben konkrete Empfehlungen dem Hautarzt Orientierungshilfen für den Zugang zu psychosomatischen Symptomen.

Mit psychosomatischen Fragestellungen in der Dermatologie beschäftigen sich in Deutschland insbesondere Arbeitsgruppen um Borelli (München), Bosse (Göttingen), Gieler (Marburg), Hornstein (Erlangen), Rechenberger (Düsseldorf) und Schröpl (Wiesbaden). Die Autoren legen großen Wert auf die Sensibilisierung der Hautärzte für seelische Faktoren. Dies führte neben der Entwicklung ambulanter und stationärer Behandlungsansätze zur Ausarbeitung verschiedener Konzepte für eine Kooperation zwischen Dermatologie und Psychosomatik.

Summary

This contribution begins by reviewing the present situation and problems in psychosomatic care in dermatological clinics.

The growth and structure of the current cooperation between the University Clinik for Dermatology and the University Institute for Psychosomatics and Psychotherapie in Köln, Germany is then described. Special aspects peculiar to dermatological patiens are explained in detail, providing a background to the psychosomatic care currently provided in the Clinic for Dermatology.

Finally, concrete recommendations are offered to dermatologists, to assist them in treating psychosomatic symptoms.

Working groups concerned with psychosomatic issues in dermatology in Germany are led by Borelli (München), Bosse (Göttingen), Gieler (Marburg), Hornstein (Erlangen), Rechenberger (Düsseldorf) and Schröpl (Wiesbaden). The authors lay particular emphasis on the importance of encouraging awareness of emotional factors amongst dermatologists. Along with the application of specialized in- and out-patient treatments this has also resulted in the development of various conceptional approaches to help improve cooperation between dermatologists and psychosomatic specialists.

Die gegenwärtige Situation an den Hautkliniken im Hinblick auf psychosomatische Betreuung

Nach Meinung der genannten Autoren ist der beste Behandlungsansatz gegeben, wenn der Dermatologe selbständig mit Hilfe einer entsprechenden Ausbildung auch psychosomatische Belange seiner Patienten angehen kann. Während Gieler beschreibt, wie eine integrative Behandlung in der Dermatologie sinnvoll gestaltet werden kann (Gieler 1987), bezieht Rechenberger auch die Schwierigkeiten psychosomatischen Vorgehens in der stationären Dermatologie mit ein (Rechenberger 1986).

Ein psychotherapeutisch tätiger Dermatologe ist in der Hautklinik auf die Unterstützung seines Chefs angewiesen; nur so kann er sich seines notwendigen persönlichen und fachlichen Spielraumes im alltäglichen Klinikbetrieb sicher sein.

Besonders wünschenswert und hilfreich für die psychosomatische Versorgung wäre eine Kooperation zwischen dem Leiter der Hautklinik und dem Leiter einer nahe gelegenen psychosomatischen Einrichtung; auf dieser Basis könnte sich besonders effektiv ein angemessener psychotherapeutischer und wissenschaftlicher Standard auf Dauer etablieren.

Nachdem diese Konstellation noch die Ausnahme darstellt, wird die Intensität der psychosomatischen Behandlung an vielen Hautkliniken von der jeweiligen personellen Situation, das heißt in erster Linie von dem Engagement der Assistenzärzte, mitbestimmt.

Die psychosomatische Betreuung in der Hautklinik Köln als Beispiel einer möglichen Kooperationsentwicklung

Vor dem Hintergrund dieser Erläuterungen betont das vorliegende Modell in Köln die Notwendigkeit einer flexiblen Kooperation zwischen Dermatologie und Psychosomatik; sie orientiert sich an den aktuellen Bedürfnissen der Hautklinik und ist nicht auf die Präsenz des Psychosomatikers in der Hautklinik fixiert. Da es sich um einen Entwicklungsprozeß handelt, der von allen Kollegen mitgetragen werden muß, gilt es aus den folgenden drei Konzepten das jeweils adäquate Vorgehen zu wählen: Ein *integratives* Konzept (s.o.) läßt sich zunächst nur im Einzelfall realisieren.

Die *Liaisontätigkeit* beschreibt klinisch-psychosomatisches Handeln im eigentlichen Sinn; der Psychosomatiker wird hier in den Stationsablauf einbezogen und ist für die Mitarbeiter der Station möglichst jederzeit erreichbar; der Schwerpunkt seiner Tätigkeit liegt in der Beratung der Stationsmitarbeiter.

Der *Konsultationsdienst* dagegen beschränkt sich auf getrenntes, ausschließlich patientenbezogenes Arbeiten mit telefonischen oder schriftlichen Rücksprachen; der Psychosomatiker soll in der Regel pathogenetische Fragen klären, die Indikation zur Psychotherapie oder psychiatrischen Behandlung stellen und die vorgeschlagenen Maßnahmen einleiten bzw. vermitteln (Köhle 1986). Seine Arbeit besteht überwiegend in der unmittelbaren Patientenbetreuung.

Das Kölner Konzept ist gekennzeichnet durch eine Kooperation zwischen der Klinik für Dermatologie und dem Institut für Psychosomatik und Psychotherapie, deren Ziel die Förderung der Eigenaktivität der Hautärzte auf der Basis eines integrierten Behandlungsansatzes ist. Es wird von je einem Mitarbeiter in die Kliniken getragen.

Folgende Strukturen, die jetzt skizziert werden sollen, fanden sich zu Beginn der Kooperation an beiden Kliniken:

Die Klinik für Dermatologie und das Institut für Psychosomatik und Psychotherapie sind selbständige Einrichtungen der Universitätskliniken Köln.

Die Hautklinik umfaßt drei konservativ-dermatologische Stationen und eine operativ-dermatologische Station mit insgesamt 88 Betten. Die Ambulanz gliedert sich in Männer- und Frauen- Poliklinik sowie Spezialambulanzen (Andrologie, Laser, Aids, Phlebologie, Proktologie, Trichologie, Lymphome, Sklerodermie, Allergologie, Tumornachsorge, Tätowierungen, Urtikaria, Röntgen-Licht-Therapie).

Nach zwei Jahren Vorbereitungszeit (Neugründung einer Balintgruppe und Steigerung der Überweisungszahlen hautkranker Patienten in das Institut für Psychosomatik und Psychotherapie und der damit verbundenen Sensibilisierung für psychosomatische Fragestellungen) konnte im Mai 1990 eine zusätzliche psychosomatische Sprechstunde eingerichtet werden, die von dem referierenden Dermatologen (F. Bofinger) gehalten wird.

Institutsinterne Überlegungen in der Psychosomatik, der Hautklinik einen festen Ansprechpartner mit psychiatrischer Ausbildung anzubieten, ermöglichte eine erste Konkretisierung bestehender Vorstellungen der Hautärzte über die Einbeziehung psychosomatischer Aspekte bei Patienten mit Dermatosen in Diagnostik und Therapie. Konsequente - zunächst ausschließlich telefonische und schriftliche -Rückmeldungen über Konsilgespräche und den weiteren Krankheitsverlauf führten auf beiden Seiten zu einem erweiterten Verständnis für den Patienten mit seiner Krankheit. Das wachsende Miteinander am Patienten veränderte auch den Beziehungscharakter zwischen den Institutionen; unter Berücksichtigung individueller Interessensschwerpunkte der Hautärzte wurden unterschiedliche Formen der Kooperation gewählt, die insgesamt zu einer Liaisontätigkeit tendieren. Hervorzuheben ist die in den beiden Kliniken gegebene Möglichkeit "ungezwungenen Experimentierens", das für die weitere Entfaltung der Zusammenarbeit von wesentlicher Bedeutung ist. Im Einzelfall bedeutet dies, daß die Entwicklung intensiverer Formen der Zusammenarbeit den Rückgriff auf die Konsultationstätigkeit nicht ausschließt. Davon unbenommen haben sich seither gemeinsam mit den Patienten geführte Gespräche, selbständiges, supervidiertes psychosomatisches Handeln der Hautärzte, gemeinsames Vorgehen unter Aufteilung von Somato - und Psychotherapie, gemeinsam durchgeführte Beratungen von Gruppen mit HIV-Positiven und eine Balintgruppe etabliert.

In der weiteren Entwicklung 1989 ist von Bedeutung, daß die personelle Struktur der Balintgruppe geändert werden mußte. Sie setzte sich bis zum Sommer 1988 ausschließlich aus Ärzten der Hautklinik zusammen, was allmählich zur Spiegelung von institutsinternen Konflikten innerhalb der Gruppe führte. Zur Sicherung der an eine Balintgruppe gerichteten Anforderungen wurde die Gruppe für Mitarbeiter anderer Kliniken geöffnet.

Inzwischen kam es zum Nachrücken einer "zweiten Generation" von Hautärzten und zur zunehmenden Kompetenz der "ersten Generation", was sich u.a. an den Konsilanforderungen ablesen läßt. Letztgenannte haben einen ersten Weg des integrativen Vorgehens gefunden; sie überweisen seltener, mit gezielteren Fragestellungen und besprechen problematische Interaktionen entweder in der Balintgruppe oder außerhalb stattfindenden zusätzlichen Supervisionsterminen.

Die folgenden Tabellen geben einen Eindruck in die Entwicklung der Kooperation zwischen der Hautklinik und dem Institut für Psychosomatik hinsichtlich der somatischen und psychiatrischen Diagnosen hautkranker Patienten; die Zahlen repräsentieren von der Hautklinik überwiesene Patienten.

Tabelle 1

somatische Diagnosen	1987	1988	1989	1990
Allergie	3	0	5	7
Alopecia areata	10	6	2	4
Artefakt	3	5	8	8
HIV/AIDS	0	9	9	16
Malignes Melanom	0	1	2	3
Neurodermitis	5	15	15	7
Pruritus sine materia	2	9	2	9
Psoriasis vulgaris	1	2	9	11
Urtikaria	6	10	8	6
	30	57	60	71

Tabelle 2

Psychiatrische Diagnosen	1987	1988	1989	1990
cerebrales Anfallsleiden	0	1	0	2
Demenz	0	0	1	2
Phasische Depression	0	7	6	4
Schizophrenie	0	4	2	3
Suchtleiden	0	6	2	2
Wahnentwicklung	0	3	1	2
	0	21	12	15

Für die Vergleichszeiträume fällt die Häufigkeit von psychiatrischen Diagnosen auf. Aus dermatologischer Sicht handelt es sich meist um Artefakt - und Dermatozoenwahnbildungen. Ein häufiger Überweisungsanlass ist der für die Dermatologen kaum zu führende "schwierige Patient", wobei oft eine Übereinstimmung mit den o. g., zum engeren Kreis psychiatrischer Krankheitsbilder gehörigen Diagnosen festzustellen ist. Solche Patienten werden im Umgang mit dem Personal oder Mitpatienten auffällig in ihrem Verhalten erlebt, wobei unter anderem anklammerndes, haftendes und nervöses sowie quengelndes Verhalten der Patienten schwer auszuhalten ist.

Da das vorliegende Patientengut sich nicht von dem vergangener Jahre unterscheidet, scheint auch das vermehrte Zulassen von bewußter Wahrnehmung von Interaktionsschwierigkeiten zu der Kooperationsentwicklung beigetragen zu haben; die Einstellung zu dem Patienten reicht von eigener Betroffenheit über dessen Krankheitserscheinung und Schicksal sowie Ärger bis hin zur Hilflosigkeit dem nicht selten unheimlichen, weil kaum nachzuempfindenden psychischen Erleben des Patienten gegenüber und kommt vorwiegend im Umgang mit psychiatrisch Kranken zur Geltung.

Besonderheiten von hautkranken Patienten, auch während der stationären Behandlung

Gerade die Haut nimmt mit der Möglichkeit der Demonstration und Kommunikation zur Umwelt eine besondere Stellung ein. Das für jedermann sichtbare Krankheitsbild beeinflußt den zwischenmenschlichen Kontakt direkter als andere Erkrankungen.

Darüber hinaus kann der Patient den Heilungsverlauf nicht nur spüren, sondern jederzeit ohne technische Hilfsmittel ablesen; dieser Umstand ermöglicht ihm aber bewußte und unbewußte Manipulation der Symptome.

Hautkranke Patienten können über das Angebot der psychosomatischen Behandlung innerhalb der Hautklinik von einem Dermatologen wesentlich leichter erreicht werden, da sowohl Schwellenängste und evtl. bestehende Vorurteile gegenüber Psychotherapeuten und psychosomatischen Kliniken als auch das Eingeständnis gegenüber eigenen psychogenen Faktoren weniger zum Tragen kommen. Gerade auf dem Gebiet der psychosomatischen Therapie ist die Gewährleistung einer dauerhaften Arzt-Patient-Beziehung zu fordern; diese Tatsache wird durch Bemerkungen vieler Patienten offensichtlich, indem sie Überweisungen zu niedergelassenen Psychotherapeuten nach dem Erstinterview nicht weiter verfolgen.

Auch ohne Schmerzen oder Juckreiz fühlen sich hautkranke Patienten, besonders mit Symptomen im Gesicht, oft schicksalhaft stigmatisiert. Der Hautarzt sollte sich vor Augen halten, daß sie infolge ihrer Hautsymptome verunsichert und ängstlich sind; was hier als Wehleidigkeit und Kritik an der Behandlung anmutet - ein Patient stöhnt vor dem Berühren befallener Hautpartien schmerzhaft auf -, ist weniger Ausdruck mangelnder Sachlichkeit, sondern vielmehr als Beziehungsangebot an seinen Arzt aufzufassen; der Patient bedarf gleichermaßen dessen krankheitsbezogener Sachlichkeit und Empathie, die nicht weniger professionell sein muß. Leidet der Patient ungewöhnlich stark unter einer geringen Hautsymptomatik, ist dies oft als ein Hinweis für die Notwendigkeit einer psychosomatischen Intervention zu sehen (Gieler 1989a); ähnliches gilt für langwierige Krankheitsverläufe, die per se eine Belastung für den Patienten darstellen; im ersten Fall ist auch das Vorliegen einer psychiatrischen Grunderkrankung zu erwägen, die eine nervenärztliche Behandlung erfordert.

Trotz gegebener Indikation für eine begleitende Psychotherapie können Konstellationen auftreten, die vorläufig nur eine somatische Behandlung erlauben.

In seltenen Fällen lehnen Patienten eine Psychotherapie aus Angst vor dem meist unbewußten Verlust des "sekundären Krankheitsgewinnes" ab; als Beispiel seien Psoriatiker genannt, die zur Unterbrechung ihrer sozialen Isolation großen Wert auf eine mehrmals im Jahr stattfindende stationäre Behandlung für je vier bis sechs Wochen legen. In dieser Situation kann der Patient mit einer Psychotherapie nur erreicht werden, wenn sie innerhalb der hautärztlichen Behandlung stattfindet, ohne daß von Psychotherapie explizit die Rede ist (Rechenberger 1986). Oft fürchten Patienten die Folgen vor der Auseinandersetzung mit ihren psychischen Problemen; in solchen Fällen errichten sie einen Schutzwall, den es zu respektieren gilt. Man kann diese Reaktion als Signal des Patienten aufnehmen, Rücksicht auf die aktuelle Notwendigkeit seiner Bedenken zu nehmen und ihn über einen längeren Zeitraum hinweg vorsichtig an die Konflikte heranzuführen.

Gerade während der stationären Behandlung kann der Dermatologe seine Patienten täglich "hautnah" kennenlernen. Nicht nur während der Einzelgespräche und der Visiten, sondern auch im "Schmierzimmer" und während der zahlreichen "zufälligen" Begegnungen im Stationsalltag bieten sich viele Kontakt - und Wahrnehmungsmöglichkeiten.

Die besondere Situation im "Schmierzimmer" ergibt sich aus der direkten Berührung und daraus, daß die Patienten während der Behandlung ihrer Hautveränderungen den Heilungsprozeß untereinander vergleichen und Erfahrungen diesbezüglich austauschen können. Individuelle Unterschiede im Umgang mit den Hautveränderungen und der interaktionelle Anteil beim Einreiben werden hier deutlich und können in ein psychosomatisch ausgerichtetes Handeln einbezogen werden.

Auch die Applikation von Chemotherapie, die beim malignen Melanom je ca. zehn Minuten in Anspruch nimmt, kann zur Vertiefung des Arzt-Patient-Verhältnisses genutzt werden.

Derzeit konkret angebotene psychosomatische Betreuung in der Hautklinik

Nach Erläuterung der Kooperationsentwicklung und der Besonderheiten von hautkranken Patienten folgt eine Darstellung der inzwischen realisierten Vorgehensweisen hinsichtlich psychosomatischer Fragestellungen in der klinischen Versorgung der Hautklinik Köln.

Infolge der Multiplikatorfunktion der insgesamt neun an der Balintgruppe teilnehmenden Ärzte aus der Hautklinik konnte auf diesem Wege ein gutes Maß an Sensibilisierung für psychosomatische Fragestellungen in den Alltag der Hautklinik hineingetragen werden, was unter anderem an Bemerkungen und Therapieempfehlungen unter Einschluß psychosomatischer Aspekte des Klinikleiters während der Chefvisiten abgelesen werden kann.

Die seit Mai 1990 einmal pro Woche stattfindende psychosomatische Sprechstunde (F. Bofinger) werden zur Durchführung von Erstinterviews, Motivationsarbeit zur psychosomatischen Behandlung und Psychotherapie unter Supervision und eine Psychoanalytikers (M. Steinbrecher) genutzt. Die Patienten werden aus den Polikliniken und den Stationen überwiesen. Rückmeldungen zum Verlauf der Gespräche erfolgen über informelle mündliche Vorabinformationen und offizielle Arztbriefe.

Während der in den Stationsalltag ohne Vorplanung nach Bedarf "eingestreuten" Gespräche mit stationären Patienten werden von den Assistenten immer wieder wichtige psychische Fakten zum Verlauf der Erkrankung eruiert; die Besprechung dieser neuen Informationen erfolgt entweder auf der Station oder in der Balintgruppe; gerade diese Methode der Exploration gibt jedem Dermatologen die Möglichkeit, auch ohne psychotherapeutische Zusatzausbildung in Abhängigkeit seiner Interessen, potentiell psychogen wirksame Faktoren im Krankheitsverlauf zu erkennen und so im Umgang mit dem Patienten zu berücksichtigen.

Im Dezember 1990 konnte im Institut für Psychosomatik ein Psychologe über eine ABM-Stelle für die Mitbetreuung der Hautklinik gewonnen werden; er führt vor allem Erstinterviews, Gruppentherapie, Autogenes Training und Versorgung von HIV-Positiven durch; durch die Übernahme seiner Aufgaben sollen psychosomatische Aspekte in der Therapie der Hautkranken auf noch breiterer Basis Berücksichtigung finden.

Konkrete Empfehlungen für die dermatologische Sprechstunde

I. Anhand der aus Anamnese und Befund gewonnenen Informationen entwickelten Müller-Fahlbusch und Marxkors (Müller-Fahlbusch 1981) Kriterien und Orientierungshilfen, die für die Verdachtsdiagnose einer psychosomatischen Störung oder einer psychischen Überlagerung sprechen:

1. Auffällige Diskrepanz zwischen Befund und Beschwerden des Patienten (z.B. ein Patient mit großer Angst vor Entstellung bei objektiv geringem Befund im Sinne einer Dysmorphophobie).
2. Auffällige Fluktuation der Beschwerden in der Verlaufsbeobachtung (z.B. ein Patient mit endogenem Ekzem).
3. Diagnose ex non iuvantibus, d.h. bei derartigen Beschwerden normalerweise indizierte und bewährte therapeutische Maßnahmen haben versagt (z.B. ein Patient mit Dermatozoenwahn oder Artefaktbildung).
4. Mitbeteiligung der Persönlichkeit, d.h. der Patient ist emotional auffällig mit den vorgetragenen Beschwerden behaftet (z.B. depressive Verstimmung bei Psoriasis vulgaris).
5. Konkordanz von Beginn und Verlauf der Beschwerden mit Situation und Biographie des Patienten (z.B. ein Patient mit Exacerbation eines endogenen Ekzems während einer Examensvorbereitung).
6. Eine über das übliche Maß an emotionaler Beteiligung und Engagement hinausgehende Interaktion zwischen Arzt und Patient (z.B. ein Patient kritisiert heftig die vom Arzt empfohlene Therapie und stellt dessen Kompetenz in Frage).

Diese Kriterien geben jedem Dermatologen die Möglichkeit in die Hand, seine Sensibilität zu schärfen und damit immer mehr pathogenetisch wichtige psychosomatische Anteile seines Patienten und dessen Diagnose zu erkennen.

II. Folgende Kriterien zur Indikation für die Überweisung zum Psychotherapeuten oder Psychiater soll der Dermatologe zu Hilfe nehmen; eine Einteilung (Gieler 1989b) der Hauterkrankungen kann nach psychosomatischen Aspekten erfolgen; die Art der infrage kommenden Psychotherapie richtet sich nach der Diagnose.

1. Hauterkrankungen, bei denen psychische Probleme ursächlich zur Entstehung der Dermatose führen (d.h. psychiatrische Aspekte), z.B. bei Artefakten, Phobien oder taktilen Halluzinosen. Die Motivationsarbeit gestaltet sich bei diesen Patienten infolge der zugrunde liegenden psychischen Struktur besonders mühsam.
2. Hauterkrankungen, bei denen psychische Probleme und somatische Mechanismen ineindergreifen (psychosomatische Erkrankungen), z.B. endogenes Ekzem, Psoriasis vulgaris, Urtikaria, Pruritus sine materia, Verrucae, Herpes. Bei chronisch verlaufenden Erkrankungen wie Psoriasis und Neurodermitis kann sich die Überweisungsindikation an der sekundären Verarbeitung des einzelnen Patienten orientieren.
- Patienten mit somatischem Krankheitskonzept und geringem Leidensdruck können wahrscheinlich nur für nicht aufdeckende, am besten auch am Körperlichen orientierte Verfahren gewonnen werden, wie z.B. Autogenes Training, progressive Muskelentspannung oder Funktionelle Entspannung.
- liegen ein somatisches Krankheitskonzept und großer Leidensdruck vor, wären eine analytisch orientierte Psychotherapie oder verhaltenstherapeutische Ansätze wie Bio-feed-back-Training indiziert.
- auch präventive Maßnahmen zur Verhinderung von Rezidiven durch Einübung von Problemlösungsstrategien und Selbsthilfetechniken können Gegenstand von Überweisungen sein.
3. Hauterkrankungen, bei denen somatische Aspekte bei der Behandlung im Vordergrund stehen (somatopsychische Erkrankungen), z.B. Tinea, Basaliom, aktinische Keratose. Hier richtet sich die Indikation nach der Krankheitsverarbeitung.

Kommentar

Mit unserem Kölner Modell beschrieben wir jene Möglichkeit, wie die Integration der Psycho-Somatik ohne die aktive Obhut einer vorgegebenen organisatorischen und personellen Struktur an einer Universitätsklinik "nur" auf Assistentenebene entstehen kann.

Unabhängig von der nahen beruflichen Zukunft der beiden Referenten kann festgehalten werden, daß erstens neue gangbare Wege aufgezeigt und zweitens spürbare Beiträge zur Sensibilisierung der Dermatologen in der Hautklinik für psychosomatische Belange in der Behandlung von Dermatosen geleistet wurden.

Hautkranke Patienten haben heute einen Anspruch auf alle Möglichkeiten der modernen Medizin (Bosse 1987); nur die gemeinsame Arbeit von aufgeschlossenen Dermatologen (mit oder ohne psychotherapeutische Weiterbildung) mit Psychosomatikern und Psychologen auf der Basis professionellen Wissens in beiden Bereichen kann dieser Forderung gerecht werden.

Körpertherapie in der Dermatologie

Lothar Niepoth

Zusammenfassung

In diesem Beitrag wird aufgezeigt, unter welchen Bedingungen körpertherapeutisches Arbeiten mit dermatologischen Patienten sich gegenüber herkömmlichen, rein verbal orientierten Verfahren als überlegen erweist. Indikationen und Gefahren dieser Art der Psychotherapie werden in Abhängigkeit vom Setting diskutiert, ebenso Formen der Verbindung mit gesprächsorientierten Verfahren. Eine kommentierte Literaturübersicht zeigt den Mangel an profunden Forschungsergebnissen in diesem Bereich, insbesondere für die differentielle Therapieindikation.

Summary

This article is an attempt to demonstrate under which conditions body therapy appears to be superior to common forms of psychotherapy in the treatment of skin patients.

Unwanted side effects in certain settings are discussed as well as possible combinations of body therapy with other, widespread forms of therapy.

In a current literature review, a deficit of profound research is stated, especially concerning differential therapy indication.

Einleitung

In den letzten Jahren wurden zunehmend körperorientierte Verfahren in die Psychotherapie einbezogen. Die Fülle neuer Therapieverfahren erschwert eine Bewertung der Methoden.

Exakter wäre es auch in einigen Fällen, nicht von Körpertherapie, sondern von körpertherapeutischen Interventionen zu sprechen, da viele Therapeuten klassisch-verbale Verfahren mit Körpertherapie verbinden (z.B. Gesprächstherapie mit körperzentrierter Psychotherapie).

Definition

Auch wenn der Begriff "Körpertherapie" heute eher einen Sammelbegriff für verschiedene Körpertherapieformen darstellt und weniger eine einheitliche Methodik symbolisiert, kann man dennoch gewisse Gemeinsamkeiten annehmen. Kurtz (1986) setzt als Prämissen für die meisten körpertherapeutischen Verfahren, daß
1. der Körper ein Ausdruck des Charakters ist,
2. der Körper ein Hilfsmittel ist, das mentale Leben zu verstehen,
3. die Therapie die Spaltung von Körper und Geist aufheben will.

Im folgenden wollen wir als *Körpertherapie* vor allem die *konfliktorientierten* und *integrativen* Verfahren bezeichnen (vgl. Petzold 1983), d.h. die Verfahren, die mit klarer psychotherapeutischer Zielsetzung unter Zuhilfenahme von Körperinterventionen arbeiten. Somit fallen z.b. unter die Definition: Gestalt, Bioenergetik, Hakomi, Biodynamik, usw.

Die *funktionalen Körpermethoden* (Atemtherapie, bestimmte Massageverfahren, Eutonie, Feldenkrais, Yoga etc.) haben eher allgemein-gesundheitliche Verbesserungen (Yoga) oder spezielle Verbesserungen (z.B. "richtiges" Atmen in der Atemtherapie) als Ziel. Sie als eigenständige Körperpsychotherapien zu bezeichnen wäre - auch aufgrund des oft fehlenden psychotherapeutischen Theoriegebäudes - unzutreffend. Werden diese Verfahren allerdings mit psychotherapeutischer Zielsetzung und Anbindung eingesetzt (z.b. in psychosomatischen Kliniken) sollte ihre Wirkung nicht unterschätzt werden.

Körpertherapie bei dermatologischen Erkrankungen

Gerade in der Dermatologie spielt "berührt werden" eine große Rolle. Das Hautorgan ist die größte Kontaktfläche des Menschen zu seiner Umwelt. Die Bedeutung der Berührung für einen hautkranken Menschen kann nicht hoch genug eingeschätzt werden.

Bosse (1986) betont das für die Therapie wichtige Element des Berührens beim Einsalben und Eincremen. Detig (1989) faßt aus analytischer Sicht Hauterkrankungen (mit Einschränkung) als Abwehrfunktion auf, und selbst, wenn man nicht auf klassisch-analytische Konzepte zurückgreift, kann man doch in einigen Fällen eine "Abgrenzungsfunktion" der Krankheit erkennen. Koblenzer (1987) betont die Bedeutung des "body image" bei atopischer Dermatitis und anderen Hauterkrankungen.

Die Patienten selbst äußern oft, daß "es gar nicht juckt, wenn mein Partner mich streichelt". Eine Patientin mit Neurodermitis ließ sich bei Juckreiz regelmäßig von ihren Eltern streicheln - der Juckreiz verschwand jeweils.

Zudem ist es nicht verwunderlich, daß bei chronischen Hautkrankheiten nach vielen Jahren, wo die Haut als Quelle extremen Leidens erlebt wurde, das Verhältnis zur Berührung gestört sein kann, sei es als Vermeidung von Berührung oder in Form von regelrechtem Hunger nach Berührung, meistens - und das ist der wahrscheinlichste Fall - als Ambivalenz von beidem.

Auf der anderen Seite ist in der Behandlung die Berührung (z.B. in der dermatologischen Untersuchung) in den Hintergrund getreten. Dies ist auch kein Wunder, denn die in unserer Gesellschaft oft praktizierte Körperfeindlichkeit gebietet Distanz, insbesondere zum Patienten.

Anwendung von Körpertherapie in der Dermatologie

Oft begegnen wir in der Psychodermatologie Patienten mit einem stark somatisch orientierten Krankheitskonzept (vgl. hierzu auch Gieler et al. 1985). Hier zeigt sich ein Mangel der rein verbal orientierten Verfahren, da der Patient u. U. nicht versteht, was "Reden denn bringen soll". Für viele Patienten, die an mehrfaktoriell bedingten Hauterkrankungen leiden, ist dies noch weniger einsichtig, sind doch viele von ihnen ambivalent, ob ihre Krankheit "wirklich" psychische Ursachen hat und ob es sich lohnt, in dieser Richtung zu suchen. Gerade wenn der Leidensdruck mehr körperlich gespürt wird, kann das körpertherapeutische Eingehen auf das Hautsymptom dem Patienten Zusammenhänge mit seelischen Faktoren erschließen und gleichzeitig die Motivation zu einer Psychotherapie erhöhen.

Exemplarischer Fall

In einer Hautklinik mit psychotherapeutischem Konsiliardienst kommt Herr K., ein 34jähriger Schlosser, verheiratet, ein Kind, zum sechswöchigen stationären Aufenthalt wegen einer seit drei Jahren bestehenden, ganzjährig auftretenden atopischen Dermatitis. Allergiebefunde lediglich mäßig positiv auf Frühblüher.

Beim Aufnahmegespräch fällt dem Stationsarzt auf, daß der Patient ruhelos und getrieben wirkt und überweist ihn an die psychotherapeutische Abteilung.

In der psychotherapeutischen Erstexploration schildert Herr K. seine starke berufliche und private Beanspruchung. Bei weiterer Exploration wird deutlich, daß die Neurodermitis kurz nach Geburt des ersten Kindes zur Exacerbation kam.

An diesem Punkt des Gespräches beginnt Herr K. sich stark zu kratzen und über die Krankheit zu klagen. Zu mir gewandt, sagt er in leicht vorwurfsvollem Ton, daß er gar nicht verstehe, wieso er bei mir sei, was ich denn für seine Haut tun könne. Außerdem habe er "schon alles versucht". Ich schlage ihm vor, daß wir uns um seine Haut kümmern sollten, wo es ihr doch gerade im Moment offensichtlich so schlecht gehe. Herr K. geht auf den Vorschlag ein. Unter Anleitung beginnt er, die Augen zu schließen und in sich hineinzuspüren. Als eine gewisse Beruhigung eingetreten ist, schlage ich Herrn K. vor, einmal ganz vorsichtig seine Hand auf die juckende Hautstelle zu legen. Herr K. wird sehr still und ruhig, und auf die Frage, wie sich das anfühle, entgegnet er: "...so als ob mich jemand hält und stützt." Dies sei sehr wohltuend, er habe dies seit Jahren nicht mehr gespürt.

Ich schlage ihm darauf vor, einmal nachzuspüren, ob ich das Stützen übernehmen könnte. Er bejaht und äußert den Wunsch, am Kopf gestützt zu werden.

Nach einiger Zeit vertieft sich das Gefühl von "Gestütztwerden" für Herrn K. und er kommt zur Bedeutung des Haltens: Seit der Heirat, die überstürzt wegen der bevorstehenden Geburt seines Sohnes nötig gewesen sei, müsse er alle Verantwortung alleine tragen und könne sich nicht mehr entspannen. Im Grunde genommen fühle er sich jedoch schwach und wünsche sich Unterstützung.

Die weiteren Stunden sind eher gesprächsorientiert und handeln von der unbewußten Rivalität zum Sohn und der Auslösesituation "Geburt" für die atopische Dermatitis.

Wie in diesem Fall machen wir grundsätzlich die Erfahrung, daß Hautpatienten positiv überrascht sind, wenn sich der Therapeut "traut", Körperkontakt aufzunehmen. Es ermöglicht dem Patienten oftmals eine Empfindung tiefer Akzeptanz. Gerade diese Akzeptanz ist es jedoch, die vielen Hautkranken gegenüber der eigenen Erkrankung fehlt und die sie - wird sie ihnen in verbaler Form entgegengebracht - häufig nicht annehmen können. Hierbei ist allerdings zu betonen, daß Körpertherapie nicht zwingend Körperkontakt einschließt, sondern sich auf spezielle Formen der Aufmerksamkeit auf den eigenen Körper beschränken kann, z.B. bei Patienten mit einem eher stärkeren Distanzbedürfnis.

Die Akzeptanz gerade des Distanzbedürfnisses ist Voraussetzung für die körpertherapeutische Intervention. Ein bloßes "Übergehen" einer Abwehrfunktion (so es eine ist), ist kein therapeutisches Ziel und meist mit einem Rückschlag in der Therapie verbunden. Ohne die Abwägung, ob der Patient diesen Schritt verkraften kann, sollte keine Intervention erfolgen. Auch sollte das Beispiel nicht darüber hinwegtäuschen, daß viele Hautpatienten eine Berührung ausdrücklich und aus o.g. Gründen nicht wünschen. Ein entsprechender Leidensdruck und/oder eine Bereitschaft, einen neuen Schritt im Umgang mit der Krankheit zu wagen, müssen also präsent sein.

Indikation

Maaz (1989) faßte die Vorteile der Körpertherapien im stationären Setting für Psychosomatosen und Neurosen wie folgt zusammen:

1. Intensivierung des therapeutischen Prozesses.
2. Überwindung der bestehenden Körperfeindlichkeit.
3. Ausdruck von aktivierten Emotionen im geordneten Setting (Verhinderung des Ausagierens außerhalb der Therapie).
4. Ermöglichung von existentiellen Erfahrungen der Geborgenheit, des Schutzes und des Angenommen-Seins (Bearbeitung von tiefliegenden Traumata).

Tabelle 1: Indikationen zur Körpertherapie

Patient	Ziel der körpertherapeutischen Intervention
1. Starke Symptom-orientiertheit	Eingehen auf die unmittelbaren Bedürfnisse des Patienten (Körperebene)
2. Stark kognitive Überlagerung	Durch Spüren des Körpers Hinführung zum Gefühl, zur Erinnerung und zur Bedeutung (Ermöglichen neuer Erfahrung)
3. Hohe Bereit-schaft zur Selbstreflexion	Förderung und Intensivierung des therapeutischen Prozesses (schnellerer Zugang zu Kernmaterial)

Wird die generelle Indikation für Psychotherapie bejaht, gibt es verschiedene Einsatzmöglichkeiten der Körpertherapie (vgl. Tab. 1, S. 39).

Prinzipiell ist Körpertherapie dann geeignet, wenn ein Zugang zu Gefühl, Erinnerung und Bedeutung so besser geschaffen werden kann als mit anderen Methoden. Selbstverständlich ist eine grundsätzlich tragende Beziehung zum Patienten Voraussetzung, die z.B. Berührung ohne Furcht zuläßt.

Relativ gute Erfahrungen bestehen so mit einem Teil der Neurodermitispatienten. Allerdings wäre zum derzeitigen Zeitpunkt eine sich nach dermatologischen Krankheitsbildern orientierende Indikation verfrüht, da hier kaum Forschungsergebnisse vorliegen (s. Abschnitt "Stand der Forschung").

Es bleibt aber abhängig vom Setting zu klären (ambulant/stationär, kurze oder lange Behandlungszeit), ob z.B. überhaupt eine Intensivierung des therapeutisches Prozesses erwünscht ist - hier sollte der verantwortungsbewußte Therapeut nicht in zu kurzer Zeit allzu viel aufdecken, ohne daß die Verarbeitung (weitere ambulante Therapie, Möglichkeit der Verlängerung) gegeben ist. Unter Umständen ist der bewußte Verzicht auf die Methode indiziert, wenn zu befürchten steht, daß der evtl. aufbrechende Konflikt nicht aufgearbeitet werden kann.

Unerheblich für die Anwendung körperorientierter Methoden ist, ob eine Psychogenese der Erkrankung, eine mehrfaktorielle Erkrankung mit komplexer Interaktion der einzelnen Faktoren oder eine reine Krankheitsverarbeitung als zugrundeliegender Prozeß angenommen wird.

Meines Erachtes geht es nicht darum, Körpertherapie anstelle anderer Therapieverfahren zu setzen, sondern sie gezielt zu Hilfe zu nehmen.

Spezielle Therapieform und Setting

Im stationären Kurzzeitsetting (also z.B. in Hautkliniken mit psychotherapeutischer Abteilung) hat sich die Anwendung nicht-direktiver Verfahren, so der körperzentrierten Psychotherapie, verbunden mit Gesprächspsychotherapie, bewährt. Dies bietet von der Methode her den Vorteil, daß ein stufenloser Übergang von Gespräch zu Körperarbeit möglich ist und der Widerstand des Patienten a priori auf einem hohen Level akzeptiert wird. Die Gefahr, daß zuviel an unbewußtem Material in zu kurzer Therapiezeit auftauchen kann, welches dann nicht mehr verarbeitet werden kann, ist gering.

Das Gleiche gilt natürlich prinzipiell für das ambulante Setting, wobei bei einer Langzeittherapie der Behandelnde eher aufgrund der Tragfähigkeit der therapeutischen Beziehung einschätzen kann, welche Methode - und vor allem **wann** - indiziert ist.

Bei einem stationären Langzeitsetting (z.B. psychosomatischer Aufenthalt) sind die Einschränkungen nicht von derartigem Stellenwert, wenn genügend Halt für den Patienten geboten und das Therapieende entsprechend vorbereitet wird.

Da die Erfahrung lehrt, daß Hautpatienten viel Zeit und Eigenständigkeit in der Therapie benötigen (s. Gieler 1989), bieten sich m.E. dennoch die entsprechenden, non-direktiven Verfahren an.

Natürlich ist der Einsatz anderer Methoden denkbar, jedoch scheint es wichtig, daß der Therapeut über die Frage des Settings sowie Nutzen/Risiken seiner Methode reflektiert hat und dann genügend Halt für seinen Klienten bietet.

Besonderheiten/Gefahren

Eine Gefahr liegt sicher in der vom Gesamtkontext abgelösten Verwendung von Körperübungen und -techniken, die die Erfahrungen, die der Patient macht, nicht in das bestehende Selbstbild integrieren. So kann Erfahrung fragmentarisch bleiben und mehr Fragen aufwerfen als beantworten, den Klienten mehr verunsichern als stützen. Die Erarbeitung eines Bezugs zur Biographie sollte also grundsätzlich in der Therapie enthalten sein.

Dies ist gerade bei den meisten Patienten mit Hauterkrankungen (z.B. atopischer Dermatitis) wichtig, hat doch die kognitive Kontrolle eine tragende und stützende Rolle in der Organisation des Selbst.

Stärker noch als in anderen Therapieformen muß sich der Körpertherapeut mit der Frage der Übertragung und Gegenübertragung beschäftigen. Die oft mit der Körpertherapie verbundene Intensität und Nähe kann die Übertragungsphänomene viel stärker, unerwarteter und überraschender auftauchen lassen als in rein verbalen Verfahren. So ist es für den Therapeuten wichtig, sich nicht überraschen zu lassen und adäquat (d.h. therapeutisch, z.B. mit einer Deutung) zu reagieren. Das Phänomen wird somit bewußt gemacht und für die Entwicklung genutzt. Bemerkenswert ist, daß Probleme der Übertragung lange Zeit in Körpertherapiekreisen negiert wurden.

Für eine erschöpfende Diskussion der Übertragung und Gegenübertragung, die hier nicht geleistet werden kann, sei auf Greenson (1989) aus analytischer Sicht sowie (mit Einschränkung) auf Keleman (1990) aus körpertherapeutischer Perspektive verwiesen.

Auch die Diskussion um sexuellen Mißbrauch in der Therapie muß Körpertherapeuten zu einer selbstkritischen Reflektion anregen. Durch die Enttabuisierung der Berührung kann bei Patienten mit Hauterkrankungen, die ja oft eine Stigmatisierung im Sinne einer sexuellen Ablehnung durch ihre Hauterscheinungen erfahren haben (oder diese zumindest phantasieren), das Bedürfnis nach sexueller Zuwendung stark sein.

Gerade wegen dieser Gefahren wäre die Durchführung einer Lehrtherapie in allen Körpertherapieverfahren wünschenswert (erschöpfender zu Gefahren: Petzold 1983).

Stand der Forschung/Ausblick

Ein Literaturüberblick zeigt, daß es kaum Fachliteratur bezüglich der Anwendung körpertherapeutischer Verfahren bei Hauterkrankungen gibt, sieht man von üblichen allgemeinen Hinweisen auf körperorientierte Verfahren (vgl. Ammon et al. 1985; De-Baranchuk et al. 1980) und einzelnen, unsystematischen Fallbeschreibungen ab.

So werden in den Standardwerken der Psychodermatologie zwar Hinweise auf Untersuchungen zu Körperphänomenen erwähnt (Koblenzer 1987), nicht jedoch Studien zur Anwendung von Therapieverfahren (Bosse & Gieler 1987; Whitlock 1980; Young et al. 1986). Auch Gieler (1989) verweist auf fehlende Untersuchungen im Bereich humanistischer und körpertherapeutischer Verfahren. Nur am Rande erwähnt seien die Studien, die unter Hypnose- oder Entspannungsbedingungen die Veränderung von Körpergefühlen zum Ziel hatten (Kline 1953, zit. nach Schubert 1989).

Eine Ausnahme jedoch bilden Teegen et al. (1981), die den Gestalt-Dialog mit dem Haut-Symptom an 24 Patienten mit verschiedenen Hauterkrankungen untersuchten. In der als Pilotstudie bezeichneten Untersuchung bestätigte sich eher die Möglichkeit der Gestalt-Arbeit mit Hautkranken. Leider bleibt unklar, ob und inwieweit die Versuchspersonen vorselektiert waren (z.B. Personen mit Psychotherapieerfahrung, da es sich um einen beträchtlichen Prozentsatz Studenten handelte).

In einer eigenen Voruntersuchung zu einer noch laufenden Studie (Niepoth, in Vorbereitung), in der Körpertherapeuten zu ihren Erfahrungen mit dermatologischen Krankheitsbildern befragt wurden, zeigte sich, daß die meisten Hautpatienten ($N = 27$) nicht wegen des Hautsymptoms in die Therapie kamen (lediglich ca. 30%), sondern wegen augenfälliger psychischer Symptome. Es handelte sich zu 74% um Patienten mit Neurodermitis. Die Erfolgsraten in bezug auf die Hautsymptomatik und die psychischen Diagnosen wurden als annähernd gleich (gut) angegeben.

Insgesamt fällt es aus Sicht der Forschung (mangels geeigneter Untersuchungen) noch schwer, den Wert körpertherapeutischer Interventionen umfassend zu beurteilen.

Es bleibt zu wünschen, daß in Zukunft mehr Hinweise zur Frage der differentiellen Therapieindikation geliefert werden.

Auf der Praxisebene könnte ein Modell des körpertherapeutisch erfahrenen Dermatologen, der bei psychosomatischen Phänomenen direkt eingreifen kann, richtungsweisend sein (vgl. Heinl & Rösing 1983).

Neurodermitis-Schulung
Ein neuer, psychosomatisch orientierter Behandlungsansatz[*]

Uwe Gieler, Johannes Bräuer und Gudrun Freiling

Zusammenfassung

Psychosomatische Aspekte müssen in der multifaktoriellen Pathogenese der atopischen Dermatitis als ein Faktor Berücksichtigung finden. Dermatologen heben die Bedeutung psychosomatischer Aspekte in der Arzt-Patient-Beziehung hervor und betonen deren Bedeutung für die Compliance und den Umgang mit dieser chronischen Erkrankung.

In den letzten Jahren wurde die wichtige Rolle von Streß und der Eltern-Kind-Interaktion bei Patienten mit atopischer Dermatitis aufgezeigt.

Das Schulungsprogramm für Patienten mit atopischer Dermatitis stellt ein präventivmedizinisches Modell zur Prophylaxe dieser chronischen Erkrankung dar, das die multifaktoriellen somatischen Einflußfaktoren einbezieht. Das Programm besteht aus zwei Komponenten: Ein intensives dermatologisches Schulungsprogramm, das für die Durchführung in der dermatologischen Praxis entwickelt worden ist und ein psychologisches Training speziell für Patienten mit Neurodermitis entwickelt wurde.

Ambulante Patienten mit atopischer Dermatitis wurden in Gruppen von 5-8 Personen einmal wöchentlich über drei Monate behandelt. Erfahrungen mit der Behandlung von insgesamt 13 Gruppen durch das dermatologische Schulungsprogramm werden dargestellt. Die Akzeptanz des Programms bei den Betroffenen war außerordentlich positiv. Auch im Hinblick auf die Kosten der Durchführung handelt es sich um ein rationelles und ökonomisches Modell.

Da sich auch psychotherapeutische Methoden, wie Verhaltenstherapie und psychoanalytische Therapie, als effektiv erwiesen haben, ist die Neurodermitis-Schulung ein Versuch, multikausale Konzepte auch einer breiten Mehrheit der Patienten zugänglich zu machen.

Summary

Psychosomatic factors affecting atopic dermatitis have to be taken into consideration as influencing factors in multifactorial pathogenesis. Practical dermatologists emphasize the importance of psychosomatic aspects in view of the patient-physician relationship and the patient's compliance. Recent studies over the past few years have been able to prove scientificly the importance of stress and the mother-child-interaction in patients with atopic dermatitis.

The use of this knowledge in practice should be realised according to the principles of psychosomatic care. Furthermore the use of psychotherapeutic methods such as behaviour therapy and psychoanalytic therapies have proved to be effective.

The education program for patients with atopic dermatitis developed at the dermatological clinic Marburg represents a practical concept which takes the multifactorial influences into consideration.

The program consists of two components: An intensive dermatological training within theme-centered interaction group and a psychological training, which was especially developed for out-patient groups by Stangier and Ehlers to improve coping with stress and disease-related problems. Out-patients with atopic dermatitis are treated in groups of 5-8 patients once a week for a period of 3 months. Experience with at least 13 groups receiving dermatological education are reported. They point out that patients with atopic dermatitis need more information about factors, which are able to modulate the sickness.

---

[*] Neurodermitis, endogenes Ekzem, atopische Dermatitis und atopisches Ekzem werden im folgenden synonym gebraucht.

This program is also considered to be suited for dermatological practice. It is accepted by the participants and it is economical concerning the costs in relation to the long-term benefits.

1. Psychosomatik der Atopischen Dermatitis (Neurodermitis)

Psychosomatische Faktoren gelten als wichtigste Auslösefaktoren der genetisch disponierten Atopischen Dermatitis (Borelli 1967, Bosse & Hünecke 1976, Braun-Falco et al. 1984, Rajka 1975). Die atopische Dermatitis wurde als eine der bekanntesten psychosomatischen Krankheiten aufgefaßt (Alexander et al. 1968). Zahlreiche Untersuchungen zur Persönlichkeit der Atopischen Dermatitis-Patienten zeigen jedoch, daß es keine spezifische Persönlichkeit des Patienten mit atopischer Dermatitis gibt.

Patienten selbst geben nach Untersuchungen zu 40 % Pürschel (1976) zu 40% bis zu 70 % nach Griesemer und Nadelsohn (1979) psychische Faktoren in der Auslösung der atopischen Dermatitis an. Dermatologen in der Praxis geben grundsätzlich an, daß psychische Faktoren eine bedeutsame Rolle im Verlauf der Erkrankung spielen und der Patientenführung wie auch der Beachtung der Eltern-Kind-Beziehung eine zentrale Bedeutung in der Therapie zukommt (Gieler et al. 1991).

Die Ergebnisse von Fragebogenanalysen mit allgemeinen Persönlichkeitsfaktoren zeigten bisher nur inkonsistente Ergebnisse.

In einer Untersuchung von Brown (1967, Brown & Bettley 1971) schilderten sich Patienten als häufiger frustriert, ärgerlicher oder verschlossener im Vergleich mit Patienten einer Zahnklinik. Greenhill und Finesinger (1942) fanden bei 32 Patienten mit endogenem Ekzem im Vergleich zu 16 Lupus-erythematodes-Patienten häufiger Depressionen (65 % gegenüber 35%) und Wut (40 % gegenüber 10%) im Zusammenhang mit Exacerbationen der Hauterscheinungen.

Garrie et al. (1974) untersuchten jeweils 45 Personen mit endogenem Ekzem und Pityriasis rosea sowie Hautgesunde mit dem State-Trait-Angstinventar nach Spielberger. Es zeigten sich bei den endogenen Ekzem-Patienten sowohl für die momentane als auch für die habituelle Ängstlichkeit signifikant höhere Werte im Vergleich zu beiden Kontrollgruppen.

Jordan und Whitlock (1975) untersuchten 18 Patienten mit endogenem Ekzem und eine gleich große Vergleichsgruppe stationärer Patienten mit verschiedenen nicht-psychiatrischen Erkrankungen. Sie stellten bei den endogenen Ekzem-Patienten erhöhte Werte für Neurotizismus, Angst und unterdrückte Feindseligkeit fest. Faulstich et al. (1985) fanden bei ihren 10 Patienten mit endogenem Ekzem im akuten Zustand ebenfalls eine erhöhte Angstneigung im Vergleich zu einer normalen Gruppe.

Insgesamt scheint nach diesen Befunden empirisch lediglich gesichert, daß Patienten mit endogenem Ekzem erhöhte Angstwerte aufweisen. Dies könnte allerdings auch durchaus Folge der Erkrankung sein. Rechardt (1970) untersuchte deshalb Patienten mit endogenem Ekzem bei einer Exacerbation der Erkrankung und anschließend neun Jahre später. Obwohl er in akuten Schüben Merkmale wie intensive Gefühle der Abhängigkeit, offene Aggression, Selbstmitleid und Hoffnungslosigkeit fand, konnte er dies neun Jahre später nicht mehr replizieren. Er schlußfolgerte daraus, daß psychische Veränderungen sekundär sind und der Entstehung der Erkrankung folgen.

Thomä (1980) stellte die Neurodermitis als Beispiel für die "Unspezifität" psychosomatischer Erkrankungen dar. In einer eigenen Untersuchung, die 93 Patienten mit schweren Verlaufsformen der Neurodermitis in Gruppen mittels Clusteranalyse einteilte, zeigte sich, daß ca. 20% der Patienten als psychisch auffällig gelten können (Gieler et al. 1990). Es blieb bei den Untersuchungen bisher offen, ob auffällige Ergebnisse in Fragebogen-Untersuchungen, zum Beispiel die immer wiederkehrenden Befunde einer erhöhten Ängstlichkeit von Neurodermitis-Patienten (Faulstich et al. 1985, Garrie et al. 1974) als Ursache oder Folgeerscheinung zu interpretieren sind.

Vielmehr muß davon ausgegangen werden, daß sich die gefundenen psychischen Veränderungen reaktiv durch die Krankheit sich entwickeln. Die Abbildung 1 zeigt, wie sich die verschiedenen Einflüsse bei gegebener Disposition äußern könnten.

Die meisten Patienten, die bereits als Säugling eine ekzemtöse Hauterkrankung hatten, zeichnen sich später durch einen inadäquaten Umgang mit ihrem Hautorgan aus.

Dies ist verständlich, da die Säuglinge die Zuwendung der frühen Bezugsperson sowohl als liebevolle Berührung gleichzeitig auch als schmerzhafte juckreizauslösende Veränderungen registriert haben und deshalb als Erwachsene häufig nicht zwischen diesen beiden Affekten (Liebe versus Schmerz) unterscheiden können, wie dies Pines (1981) beschrieben hat.

Hinzu kommt, wie inzwischen hinreichend bekannt ist, daß chronische Krankheiten mit Veränderungen der Eltern-Kind-Beziehung einhergehen. So konnte Ring und Palos (1986) zeigen, daß Mütter mit Atopie auf kindliche Emotionen weniger emotional und spontan reagieren als die Mütter einer Vergleichsgruppe. Allerdings waren die Mütter weder ausdrücklich "ablehnend" noch "überprotektiv".

Auch eine Verhaltensbeobachtung an Müttern mit sieben Monate alten, an Ekzem erkrankten Säuglingen zeigte, daß die Mütter der gesunden Kontrollgruppe signifikant häufiger und mehr positiven Kontakt zu ihren Kindern hatten, während die Mütter der kranken Kinder weniger sensibel und tendenziell seltener auf Äußerungen des Unbehagens ihrer Kinder reagierten. In einer Studie der Marburger Arbeitsgruppe konnte ebenfalls in einer experimentellen Problemsituation bei Bezugspersonen von erwachsenen Neurodermitis-Patienten im Vergleich zur gesunden Kontrollgruppe vermehrt verbal und nonverbal negatives Verhalten beobachtet werden (Wenninger et al. 1991).

Faulstich und Williamson (1985) konnten an zehn Patienten mit endogenem Ekzem und zehn Kontrollpersonen zeigen, daß die Ekzempatienten unter Streß eine höhere Herzaktivität und EMG-Veränderungen hatten wie auch höhere Angstwerte als die Kontrollgruppe. Die Autoren vermuteten, daß es sich beim endogenen Ekzem um eine psychophysiologische Fehlregulation handelt. Sternberg und Zimmermann (1952) konnten in Streßexperimenten zeigen, daß bei Patienten mit atopischer Dermatitis eine fehlregulierte Streßreaktion vorliegt. Sie setzten Patienten mit endogenem Ekzem einer standardisierten Stressituation aus und fanden eine fehlregulierte Stressantwort im Vergleich mit ihren Kontrollpersonen.

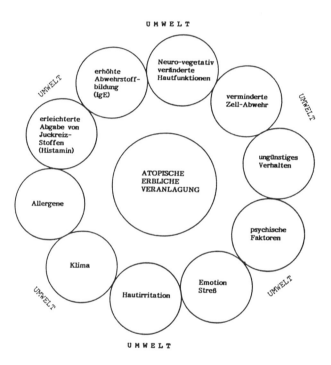

Abb. 1: Vielgestaltige Einflußfaktoren bei der Entstehung der Neurodermitis (endogenes Ekzem)

Köhler und Niepoth (1988) dagegen konnten bei einer Untersuchung an 57 Patienten mit endogenem Ekzem mittels eines Inventars für Life-Events keine signifikanten Unterschiede in lebensverändernden Ereignissen nachweisen. Sie verglichen eine Gruppe von Patienten mit einer akuten Verschlechterung und solchen ohne symptomatische Verschlechterung, fanden jedoch, daß eher ältere Patienten eine bessere Symptomatik aufwiesen und gleichzeitig auch weniger "life-events" zeigten.

Diese neueren Beobachtungen legten nahe, vermehrt konkrete, der Symptomatik zeitlich unmittelbar vorausgehende Ereignisse und Verhaltensweisen zu erfassen und psychophysiologische und immunologische Mechanismen zu berücksichtigen (Schubert et al. 1988, Stangier et al. 1987). Schubert (1989) konnte in einer zeitreihenanalytischen Studie zeigen, daß Streßereignisse der Symptomverstärkung unmittelbar vorausgingen und nicht nachfolgten.

Die mögliche Auslösung des Juckreizes im Hinblick auf die pathogenetisch bekannten Mechanismen durch Stress (Fjellner et al. 1985) oder andere psychische Mechanismen ist in Abbildung 2 dargestellt.

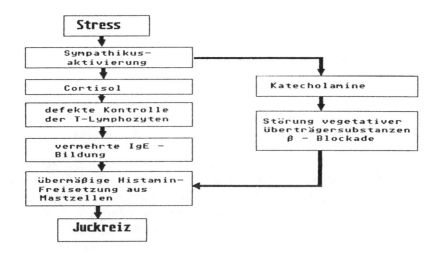

Abbildung 2: Ablaufdiagramm (nach Stangier et al. 1987)

Die Endstrecke des für den Juckreiz verantwortlichen Reaktionsweges besteht in der übermäßigen Freisetzung von Histamin aus den Mastzellen der Haut. Dieser Vorgang könnte über die direkte Stimulation der Mastzellen durch Stresshormone und über eine indirekte Einschränkung der Kontrolle des zellulären Immunsystems über die IgE-Bildung durch das Stresshormon Cortisol hervorgerufen werden (Teshima et al. 1982).

Zudem werden in jüngster Zeit auch Rezeptoren von Neuropeptiden auf Mastzellen und synapsenähnliche Strukturen beschrieben, die eine direkte nervale Übermittlung möglich machen (Teshima et al. 1982).

Es gibt Hinweise darauf, daß Patienten mit endogenem Ekzem stärkere vegetative Streßreaktionen zeigen als Gesunde (Faulstich et al. 1985). In diese Richtung gehen auch Ergebnisse einer Fragebogenstudie, in der Patienten mit endogenem Ekzem sich von anderen Kranken und Gesunden durch eine subjektiv verminderte Entspannungsfähigkeit abheben (Schwendner 1986). Auch die bekannten klinischen Charakteristika der Patienten, wie der weiße Dermographismus, der in ca. 70% auftritt (Hanifin 1982, 1983) und die spezifische vasokonstriktive Reaktion der Patienten (Konzelmann & Storck 1966), sprechen für eine abnorm veränderte

Reaktionsbereitschaft des vegetativen Nervensystems (Ring 1979). Juckreiz kann bei Patienten durch verschiedenste externe und interne Stimuli besonders leicht provoziert werden, z.B. durch Wärme, Trockenheit der Haut, Entzündungsvorgänge und auch durch die bloße Vorstellung der Empfindung (Stüttgen 1981). Zudem bestätigen experimentelle Untersuchungen, daß sowohl die Freisetzung von Histamin (Reimann et al. 1981) als auch die Juckreiz-Schwelle (Cormia 1952, Cormia & Kuy Kendall 1953) durch Streß ungünstig beeinflußt werden.

Ring (1983) gibt eine reduzierte Reaktion auf Histamin an, während Hanifin und Lobitz (1977) eine erhöhte Reagibilität der Haut von Patienten auf Histamin berichten, bei denen es - besonders in den Gelenkbeugen, den Prädilektionsstellen - übergroße Erytheme auslöst. Außerdem schütten die Mastzellen und andere Leukozyten mehr Entzündungsmediatoren, darunter Histamin, aus (Wüthrich & Schudel 1983) und weisen eine herabgesetzte Schwelle für die maximale Histaminfreisetzung bei der Stimulation mit IgE-spezifischen Antigenen auf (Hanifin 1982). Erklärlich ist daher die erhöhte Histamin-Konzentration in der Haut. Die Anzahl der Histamin-H2-Rezeptoren tragenden Suppressor-T-Zellen scheint erniedrigt, die histamin-induzierte Schweißproduktion verstärkt (Hanifin 1982).

Unabhängig von der Frage, ob psychische Auslöser bei der Krankheitsentstehung eine Rolle spielen, konzentriert man sich in letzter Zeit vor allem auf die Folgeprobleme einer körperlich chronischen Erkrankung und die Möglichkeiten der Bewältigung derselben. Vor allem die Beeinflussung des Juckreiz-Kratz-Zirkels (Niebel 1988) wurde zum Zielpunkt spezifischer Hilfsmaßnahmen.

Zur Erfassung krankheitsbezogener subjektiver Veränderungen speziell bei Neurodermitis-Patienten haben Stangier et al. (1991a) inzwischen einen Fragebogen entwickelt, der an 288 Patienten standardisiert wurde.

Zusammenfassend läßt sich anhand der vorliegenden Studien zur Psychosomatik der atopischen Dermatitis folgendes sagen:
1. Die Ätiopathogenese der Atopischen Dermatitis ist weitgehend unbekannt.
2. Der Krankheitsverlauf scheint durch subjektive Streßfaktoren beeinflußt zu werden.
3. Veränderungenen der frühkindlichen Entwicklung spielen offenbar eine Rolle und wirken sich in späteren Beziehungen zu Mitmenschen wie auch in Beziehung zur eigenen Haut aus.
4. Insbesondere sozialer Streß und Interaktionsprobleme haben eine besondere Bedeutung als Krankheitsauslöser.
5. Vor allem die Bewältigung der Krankheit und der Umgang mit Juckreiz sind ein für die Patienten überaus wichtiges Problem.
6. Psychotherapeutische Behandlungsverfahren haben offenbar eine Wirksamkeit in der Linderung der Juckreizattacken und der Häufigkeit der Exacerbationen.

2. Probleme bei der Behandlung der atopischen Dermatitis

Probleme bei der Behandlung der atopischen Dermatitis ergeben sich aus der multifaktoriellen Genese der Erkrankung, der oftmals mangelnden Zeit für individuelle Diagnostik und der Tatsache, daß es sich um eine chronische Erkrankung handelt.

Patient und Arzt sehen sich wiederholt mit der Frustration konfrontiert, daß Therapieerfolge nur kurzfristig stabilisiert werden können, bzw. nur unter Einsatz von Kortikosteroiden und Antihistaminika aufrecht erhalten werden. Dabei werden eine Vielzahl von therapeutischen Ansätzen polypragmatisch und oft ziellos "ausprobiert", wobei eine Verunsicherung aufgrund unterschiedlicher, teils gegensätzlicher Behandlungstheorien den Umgang mit der Erkrankung erschweren kann.

Die bekannte Anziehungskraft sogenannter "Alternativer Methoden" wird von Selbsthilfe-Organisationen, wie auch von den meisten der von uns betreuten Patienten bestätigt.

An der Klinik für Dermatologie und Allergie Davos ergab eine Befragung zu Erfahrungen mit "alternativ-medizinischen Verfahren" an 71 Patienten, daß zwei Drittel der Patienten diese subjektiv als positiv einschätzten. Ein Teil der Patienten stand nach solchen Maßnahmen der sogenannten "Schulmedizin" deutlich kritischer gegenüber (Triebskorn & Drosner 1989).

Leider kommt es immer wieder zu Fehleinschätzungen der Wirksamkeit einiger Methoden. Beispielsweise werden Diätvorgaben bei subjektiv vermuteten Nahrungsmittel-Allergien in ihrer Bedeutung häufig überschätzt (Ring 1987, Ring & Braun-Falco 1987, Borelli 1988). Von Uslar (1988) fand in ihrer Fragebogen-Untersuchung heraus, daß von 150 befragten Patienten mit atopischer Dermatitis 75% eine Diät für unentbehrlich oder wichtig halten, jedoch nur tatsächlich eine Diät mit alleinigem Ziel der Verbesserung der Hautsymptomatik durchgeführt hatten. Bemerkenswert in dieser Untersuchung ist das Ergebnis, daß besonders die Patienten, die die Wichtigkeit einer Diät hoch einstuften, die eigene Informiertheit gering einschätzten.

Die meisten unserer Patienten waren über die häufigsten Therapieverfahren informiert und haben neben zahlreichen schulmedizinischen Behandlungsansätzen auch "Alternativ-Behandlungen" kennengelernt. Ebenso wie dermatologische Therapien werden diese Maßnahmen zum Teil als erfolgreich angesehen, zum Teil aber auch als insuffizient erlebt und bedeuten für die Betroffenen finanzielle, zeitliche oder die Lebensqualität belastende Aufwendungen.

Das Informationsdefizit der Neurodermitis-Patienten wird häufig von ihnen selbst beklagt und konnte auch bei größerem Umfragen (Kalashnikov 1988) bestätigt werden. Die Suche der Patienten nach immer wieder neuen Therapieansätzen und Heilungsversprechen führt auf der kognitiven Ebene durch eine mangelnde Kompetenz der Patienten im Umgang mit widersprüchlichen Fachinformationen zur Verunsicherung und Kontrollverlust im Umgang mit ihrem Hautzustand. Andererseits entstehen emotional Insuffizienzgefühle bei Nichterfüllen oft rigider und als absolut gesetzter Anforderungen (z.B. Diäten).

Das Problem der Patienten besteht damit vor allem darin, unter fachlich kompetenter Anleitung ein für ihn individuell am besten durchführbares Konzept herauszusuchen. Dies ist unter den gegebenen zeitlichen Limitierungen der Kassenpraxis ein scheinbar aussichtsloses Unterfangen.

3. Neue Behandlungsansätze bei atopischer Dermatitis

Von Uslar et al. (1989) hebt hervor, daß bei einem "erschreckenden Ausmaß an Unwissen um die Erkrankung unter den Betroffenen selbst" und auch unter der Allgemeinbevölkerung, der Therapeut während einer ambulanten oder stationären Behandlung vor einer nicht zu bewältigenden Aufgabe steht. Im Schrifttum wird daher nachhaltig die Forderung nach ganzheitlich-integrativen Therapiemodellen, einschließlich gruppentherapeutischer und psychotherapeutischer Maßnahmen, gestellt (v.Uslar et al. 1989, Cole et al. 1988, Rowold et al. 1990, Bosse 1990). Den Aufbau eines ambulanten psychosomatischen Behandlungsangebots und eine Abstimmung stationärer und ambulanter (Gruppen-)Betreuung bis zur Förderung der Selbsthilfe-Möglichkeiten erwähnt v.Uslar (1988) als Herausforderung der Zukunft.

Um dieses Problem zu lösen, bietet sich als praktikables Modell die zeitlich begrenzte ambulante Kleingruppentherapie an, die sowohl psychologische als auch dermatologische Elemente kombiniert (Bräuer et al, 1989). Hierbei ist es wichtig, nicht nur ein Vielzahl von Informationen anzubieten, sondern dem Patienten bei der Gewichtung einzelner Informationen Hilfestellung zu geben. In dem Marburger Modell (siehe unten) wird eine solche Leitlinie nicht allein von den Therapeuten vorgegeben, sondern auch an den konkreten Erfahrungen der einzelnen Betroffenen in der Gruppe individuell erarbeitet.

Die Notwendigkeit eine Therapieprogramms zur Prävention der atopischen Dermatitis, wie es bei anderen chronischen Erkrankungen (z.B. Diabetes, Asthma etc.) längst üblich geworden ist, wird allein durch die zunehmende Anzahl Betroffener deutlich. Schätzungen (Jankowski & Steinbrecher 1988) gehen von einer Inzidenz von 500.000 bis 2 Millionen in den alten Bundesländern aus, in den neuen Bundesländern ist prozentual mit noch mehr Erkrankten zu rechen.

4. Stand der Forschung hinsichtlich integrierter Therapiekonzepte

In der Literatur wurde in den letzten Jahren eine Reihe von effektiven Behandlungsmaßnahmen dargestellt, die sich auf spezifische Probleme bei atopischer Dermatitis konzentrieren. So wird die stark verringerte Entspannungsfähigkeit von

Patienten mit atopischer Dermatitis betont und gesundheitsstabilisierende Effekte von Entspannungsverfahren wie dem autogenen Training hervorgehoben (Kämmerer 1987).

Offenbar kann die Kombination von Selbstbeobachtung, Entspannung, Imaginationstechniken und "habit reversal" Methoden den Betroffenen helfen, vermehrt Kontrolle über den Krankheitsverlauf auszuüben und die Abhängigkeit von Medikamenten zu reduzieren (Horne et al. 1989). Verhaltenstherapeutische Techniken wurden auch hinsichtlich dieser verschiedenen Einzelkomponenten untersucht und bei einigen durch Zeitreihenanalyse kontrollierten Einzelfallstudien aufgearbeitet (Kaschel et al. 1989). Kaschel konnte in einer mittels Zeitreihenanalyse kontrollierten Fallstudie an acht Patienten die Wirksamkeit eines verhaltenstherapeutischen Programms auf die Intensität des Juckreizes und Kratzen zeigen.

Auch die Interaktion des therapeutischen Teams mit dem Patienten ist nach Bosse (1990) ein wichtiger Faktor in der Therapie der atopischen Dermatitis. Er hebt die Bedeutung der phasengerechten Hautpflege (anfänglich die Regression förderndes 'sich behandeln lassen', später das "Selbst stabilisierendes eigenes Eincremen") hervor. Außerdem weist er auf die Bedeutung des Behandlungsraumes für die Interaktion des Patienten mit dem Pflegepersonal hin. Hünecke et al. (1990) konnte durch systematische Beobachtung von somatischen und psychosozialen Faktoren die Zusammenhänge zwischen Anordnungen und Pfleger-Patient-Beziehung während einer stationären Ekzemtherapie nachweisen. Die Kurzbeurlaubung wurde bei stationären Patienten mit atopischer Dermatitis systematisch als diagnostisches und theapeutisches Instrument eingesetzt. Dabei schienen stabilere Behandlungserfolge besonders bei wiederholter Kurzbeurlaubung unter begleitender psychosomatischer Betreuung erzielbar zu sein (Rowold et al. 1990).

Dic Bedeutung familientherapeutischer Maßnahmen besonders bei Kindern mit atopischer Dermatitis und der Nutzen einer systematischen Aufklärung der betroffenen Familien über Krankheitszusammenhänge wird oft hervorgehoben (Koblenzer & Koblenzer 1988, Kalashnikov, 1988). Psychoanalytische Konzepte an einer psychosomatischen Kurklinik wurden testdiagnostisch hinsichtlich des Behandlungsverlaufs untersucht (Löwenberg & Peters 1992). Es stellte sich bei dieser Untersuchung wenig Verbesserung der Symptome, aber sehr wohl des subjektiven Krankheitsbefindens ein. Den Einsatz nicht nur von verhaltensmedizinischen Maßnahmen, sondern auch von Körpertherapien im Rahmen von Gebirgskuraufenthalten stellte Niepoth et al. (1990) vor. Er zeigte die Bedeutung des Körperempfindens gerade bei den Patienten, die einer sonstigen psychologisch orientierten Therapie eher skeptisch gegenüber stehen. Allerdings muß man hier kritisch anmerken, daß die genannten Therapieansätze meist mit nicht ausreichend großer Patientenzahl und über eine ausreichend lange Katamnesezeit auf ihre Effektivität hin überprüft wurden.

Das Marburger Modell sollte ausgehend von diesen Überlegungen ein ambulantes Therapiekonzept für Patienten mit atopischer Dermatitis darstellen, das die genannten Gesichtspunkte integriert und somatische wie psychosomatische Faktoren miteinander verbindet.

5. Therapie und Rückfallprophylaxe bei endogenem Ekzem (atopischer Dermatitis)

5.1 Rahmenbedingungen der Neurodermitis-Schulung

An der Marburger Hautklinik wurde ein integriertes Behandlungs-Konzept für erwachsene Patienten mit atopischer Dermatitis entwickelt.

Neben der dermatologischen Routinebehandlung und der allergologischen Diagnostik und Beratung, setzten wir Schwerpunkte im Bereich psychologischer Einflußmöglichkeiten und einer intensiven dermatologischen Schulung der Patienten. Im folgenden soll lediglich auf den Aspekt der dermatologischen Schulung eingegangen werden, da das Gesamtkonzept, bei dem es sich um eine randomisierte prospektive Therapieevaluationsstudie handelte, an anderer Stelle und das psychologische Training gesondert von Stangier et al. (1992) dargestellt wird.

Wir führten die Behandlung in zwölf wöchentlichen Gruppensitzungen mit jeweils 5-8 Patienten durch. In den Gruppen nahmen nur erwachsene Patienten mit atopischer Dermatitis nach den Kriterien von Hanifin und Rajka (1980) teil, die keine weiteren gravierenden Erkrankungen hatten.

Neben Voruntersuchungen zum psychosozialen Status von Neurodermitis-Patienten (Gieler et al. 1990), zu psychophysiologischen Reaktionen auf definierte Stressoren und Untersuchungen zum Juckreiz- und Kratzverhalten unter standardisierten Streßbedingungen (Kirn et al. 1989), wurde das Kommunikations-Verhalten von Patienten mit einer nahestehenden Bezugsperson im Vergleich zu Hautgesunden mit ihren Partnern untersucht (Wenninger et al. 1991).

In dieser Studie zeigte sich, daß Patienten mit atopischer Dermatitis, statistisch betrachtet, zwar während eines Problemgespräches nicht häufiger kratzen als Hautgesunde, wohl aber die Kratzdauer deutlich höher in der Patientengruppe war (Hofmann et al. 1989).

Bei der Betrachtung des verbalen Verhaltens beim Konfliktgespräch stellte sich heraus, daß die untersuchten Patienten weniger positive Gesprächsphasen und deutlich mehr negative Kommunikation aufwiesen als die parallelisierten Kontrollpersonen (Wenninger et al. 1991).

Das Dermatologische Schulungskonzept wurde in Anlehnung an schon bekanntermaßen erfolgreiche Beratungskonzepte anderer chronischer Erkrankungen, wie zum Beispiel Diabetes mellitus (Mazzuca et al. 1986, Jörgens et al. 1990) und Astma bronchiale (Deter 1986, Petro & Prittwitz 1988, Weissler und Schneider 1988) entwickelt.

Ziel des Trainings ist es, die Hilflosigkeit im Umgang mit der Erkrankung zu reduzieren und die Selbstsicherheit zu verbessern. Der Krankheitsverlauf kann für ihn kontrollierbar und damit weniger belastend werden.

In einem Vorgespräch wurde über die jeweiligen Erwartungen gesprochen, überhöhte Erwartungen abgebaut und auf das Ziel hingewiesen, langfristige Verbesserungen durch intensivierte Mitarbeit des Betroffenen zu erreichen. Die subjektiven Krankheits-Modelle der Patienten wurden erfaßt und diskutiert. Betont wurde, daß für jeden Patienten die für ihn persönlich wichtigsten Auslöse- und Modulations-Faktoren der Erkrankung herausgefunden werden müssen und individuelle Behandlungslösungen erarbeitet werden.

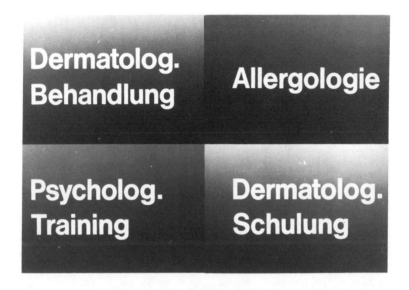

Abbildung 3: Das Marburger Modell zu Behandlung der atopischen Dermatitis

Es wurde darauf hingewiesen, daß die Erfahrungen und dic Mitarbeit der Betroffenen selbst von großer Bedeutung sind und zur erfolgreichen Teilnahme beitragen.

Die große Mehrheit unserer Patienten war mit der bisherigen Therapie unzufrieden und schon daher motiviert, an unserem Schulungs-Programm teilzunehmen.

Die Behandlungsform in Gruppen erschien uns für die systematische Schulung-mit ausgewählter Wissensvermittlung in einem definierten Rahmen als optimale Behandlungsgrundlage.

In jeder der zwölf Gruppensitzungen wurde systematisch ein Thema behandelt, das aufgrund der klinischen Erfahrung einen Bezug zur atopischen Dermatitis hat (siehe Tab. 1). Die Gruppenteilnehmer erhielten zu jedem Thema eine schriftliche Zusammenfassung am Ende jeder Sitzung, die in Form eines Ratgebers für Patienten mit atopischer Dermatitis und ihre Behandler abgefaßt wurden (Gieler et al. 1991).

Tabelle 1: Themen der Dermatologischen Schulung

1.	Neurodermitis - Definition, Ätiologie, Pathogenese
2.	Juckreiz - Verhalten, Externa, Medikamente
3.	Hautpflege 1 - indifferente Externa
4.	Hautpflege 2 - Cortison, Teer, Antibiotika
5.	Allergie
6.	Licht und Klima
7.	Waschen, Hautpflege, Kleidung
8.	Neurodermitis: Ernährung und Diät
9a.	Beruf, Freizeit, Hobby, Arbeitsplatzschäden
9b.	Kosmetik
10.	Alternative Therapien
11.	Psyche und Haut
12.	Offene Fragen

Der Ablauf des Schulungsprogramms orientierte sich an Erfahrungen aus der Diabetikerschulung, der Ablauf der einzelnen Unterrichtsstunde (siehe Tab. 2) an der Methodik der themenzentrierten Interaktion.

Jede Stunde wurde durch ein kurzes, ca. 10 Minuten andauerndes Referat des Gruppenleiters begonnen, das speziell auf das Thema der Stunde ausgerichtet war und durch visuelle Hilfsmittel (Dias und Overhead-Folien) ergänzt wurde. Daran anschließend begann die "Eröffnungsrunde", in der jeder Teilnehmer seine persönlichen Erfahrungen, Erwartungen oder Kenntnisse zu den jeweiligen Themen dartellen konnte. Dieser Abschnitt nahm ca. 15 Minuten in Anspruch. Im folgenden faßte der Gruppenleiter die Aussagen zusammen, betonte individuelle Besonderheiten einzelner Patienten und korrigierte sachliche Fehlinformationen. Im letzten Teil sollten die Teilnehmer jeweils ein eigenes Konzept zum Umgang mit den besprochenen Einflußfaktoren entwickeln und gegenseitig Lösungsmöglichkeiten suchen. Der Gruppenleiter schloß dann zusammenfassend und durch Betonung der neu gewonnenen Erkenntnisse die Stunde ab und händigte die Begleitinformationen, in denen das erarbeitete nochmals zusammengefaßt war, aus.

Tabelle 2: Ablauf der Unterrichtsstunde

1. Referat des Gruppenleiters zum Thema
2. Erfahrungsaustausch und Diskussion
3. Zusammenfassung und Korrektur sachlicher Fehlinformationen
4. Entwicklung neuer Handlungsmöglichkeiten
5. Diskussion unter den Teilnehmern
6. Zusammenfassung und Ausblick auf das nächste Thema

Bei den einzelnen Themen wurden folgende Probleme sichtbar:

1. Neurodermitis - Definition, Ätiologie, Pathogenese

In der Einführungsstunde wurde den Patienten ein umfassender Überblick über die Entstehung und die möglichen Einflußfaktoren auf die Neurodermitis gegeben. Die meisten Patienten waren im Hinblick auf die Diagnose informiert, doch zeigten sich erhebliche Unsicherheiten bei den verschiedenen Synonymen (atopisches Ekzem, Neurodermitis, endogenes Ekzem etc.). Auch das genetische Risiko, eine Neurodermitis an die Kinder weiterzugeben, war ein häufiges Thema. Bereits in dieser Stunde stellten sich die unterschiedlichen Therapiekonzepte, die durch die Umgebung des Patienten meist beeinflußt waren, heraus. Die Gruppenbesprechung erweist sich hierbei als besonders günstig, da die Patienten ihre verschiedenen Ansätze austauschen und sich eine lange Erklärung der unterschiedlichen Einflußfaktorn damit meist erübrigt.

2. Juckreiz - Verhalten, Externa, Medikamente

Da Juckreiz eines der zentralen Probleme der Neurodermitis ist, wurde dieses an den Anfang der Schulung gestellt. Das Referat des Gruppenleiters sollte den Patienten die verschiedenen Auslösebedingungen des Juckreizes und den Einfluß von Entzündungsreaktionen je nach Juckreizschwelle nahebringen (siehe Abb. 4).

In dieser Stunde war es besonders wichtig, die verschiedenen Juckreizformen (Scheuern, Kribbeln, Kratzen, Juckreizanfall) herauszuarbeiten und die von den Patienten entwickelten Maßnahmen kennenzulernen. Diese konnten als Tips auch weiteren Patienten nahegebracht werden. So gibt es zum Beispiel die Möglichkeit "Drücken statt Kratzen"; einige Patienten stellen sich eine kalte Blumenwasserspritze ans Bett nachts.

Auch die Aufklärung über die Medikamente und Externa (Gels oder Pasten) gegen den Juckreiz sind meist unbekannt oder in ihrer Wirkung nicht klar für die Patienten.

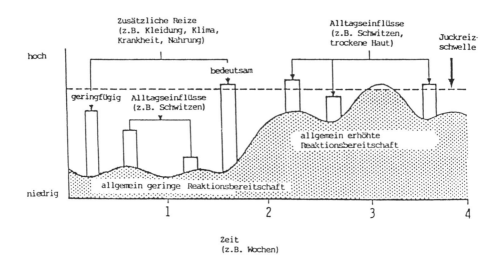

Abbildung 4: Auslösebedingung von Juckreiz bei der atopischen Dermatitis

3. Hautpflege 1 - indifferente Externa

Die dritte Stunde war jeweils der Beschäftigung mit den zahllosen verschiedenen
Externa gewidmet. Nach einer kurzen Erklärung des Gruppenleiters über die
Grundlagen der Galenik (Was ist Creme, was ist Salbe?) mußte hier besonderer
Wert auf den Erfahrungsaustausch gelegt werden. Meist stellte sich heraus, daß
nicht die Vielzahl der Externa entscheidend ist, sondern herauszufinden, welches
gut wirkt und dabei dann zu bleiben. Zum Teil mußte auch über Kostengesichts-
punkte diskutiert werden (Ärzte verschreiben pflegende Externa bei Neurodermitis häufig nicht). Eine genaue Kenntnis der auf dem Markt angebotenen topischen
Präparate ist hierbei für die Gruppenleitung unerläßlich. Meist wurde gegenseitig
einige Präparate ausprobiert, wobei bei der Beobachtung des Eincremens bereits
häufig auffällt, wie ungeschickt oder auch unachtsam viele Patienten mit ihrer
Haut umgehen und offenbar kaum Gefühl für die richtige Hautpflege haben. Dies
ist ein Gesichtspunkt, der in der täglichen Sprechstunde praktisch immer außer
acht gelassen wird. Wir beobachteten speziell bei der Hautpflegeübung, bei der
gegenseitig unter Anleitung verschiedene Pflegemittel ausprobiert werden, daß bei
einigen Gruppen keinerlei Hemmschwellen bestehen, diese Übung gegenseitig
durchzuführen. Bei anderen Gruppen erwies es sich als geeigneter, diese Übung
nicht gegenseitig, sondern lediglich an der jeweils eigenen Haut durchzuführen, da
bei manchen Patienten Vorbehalte bestanden, andere Gruppenteilnehmer zu berühren.

Diese Beobachtung bestätigte unsere Meinung, daß Patienten mit atopischer Dermatitis sehr unterschiedliche Persönlichkeiten haben, und daß Nähe-Distanz-Probleme jeweils individuell unterschiedlich ausgeprägt sind (Bräuer et al. 1990).

In der Regel kann den Betroffenen durch vermehrte Information die Bedeutung einer hautgerechten topischen Therapie plausibel gemacht werden. Es wurde darauf geachtet, nicht ungezielt verschiedenste Externa anzuwenden, sondern das für die individuelle Situation Günstigste auszuwählen und durch Selbstbeobachtung dessen Wirksamkeit zu verfolgen.

4. Hautpflege 2 - Cortison, Teer, Antibiotika

Cortison war und ist immer wieder das Reizthema Nummer eins und drängt andere Therapien wie Teer oder Antibiotika leicht in den Hintergrund. Nach einer Aufklärung und einigen Tips über die verschiedenen Wirkstärken der Cortisone und den richtigen Umgang mit ihnen, war auch diese Stunde besonders dem Austausch an Erfahrungen gewidmet. Die Möglichkeiten, Cortison einzusparen und Cortison auszuschleichen (Intervalltherapie oder Dosisreduktion) müssen intensiv besprochen werden. Häufig treten irrationale Ängste vor Cortison auf, andererseits aber genauso häufig der dringende Wunsch aus Bequemlichkeit ständig Cortison anzuwenden. Gerade bei letzterem ist es eine wichtige Aufgabe, auch über die möglichen Folgen aufzuklären. Die teerhaltigen Externa sollten nicht ganz vergessen werden und ihre juckreizstillende Wirkung angesprochen werden.

5. Allergie

Viele der Patienten glauben, daß die Neurodermitis mit Allergie gleichzusetzen sei. Hier muß in dem Einführungsreferat dieser Stunde zunächst eine Informationslücke geschlossen werden. Da viele der Patienten meist eine ganze Reihe von Allergietests hinter sich haben, ist ein reger Erfahrungsaustausch möglich, der genau abwägen muß, welche Allergietests als relevant anzusehen sind und welche nicht.

Nicht selten halten sich Patienten an rigide Diätvorschriften, nur weil im Prick-Test Reaktionen auf diverse Nahrungsmittel "nachgewiesen" wurden. Andererseits muß aber auf mögliche und versteckte Allergien in Nahrungsmitteln eingegangen werden und der Gruppenleiter Kenntnisse in der differentiellen Beurteilung der verschiedenen Allergien haben.

Auch das Thema Hausstaubmilbe und Aeroallergene nimmt immer wieder einen wichtigen Platz in der Besprechung ein. Ziel der Stunde blieb jedoch immer, Allergien einzugrenzen, gezielte Nahrungsmittelprovokations oder -eliminationsdiäten durchzuführen, damit nicht vermutete Allergien zu einer massiven Beeinträchtigung des Patienten führen.

6. Licht und Klima

Bei allen bisher bekannten Untersuchungen wurden klimatische und jahreszeitliche Abhängigkeiten gefunden, so daß diesem Problem ebenfalls eine Unterrichtsstunde gewidmet wurde. Auch hier haben fast alle Patienten einschlägige Erfahrungen. In der Gruppe läßt sich schnell verdeutlichen, daß nicht jedes Klima für jeden eine Hilfe bedeutet und daß es wichtig ist, selbst optimale Urlaubsvorkehrungen und evtl. Kuren zu planen, die den eigenen Erfahrungen entsprechen.

Gerade hier, wie auch in den folgenden Stunden, ist die Gruppenerfahrung enorm wichtig, da sie besser als jeder Vortrag den einzelnen Teilnehmer die sehr unterschiedlichen Erfahrungen veranschaulicht und von einem Modell, eine einfache Lösung zu finden, hinwegführt. Bei einzelnen Patienten zeigen sich auch immer wieder paradoxe Effekte, wie Besserung im Winter und Verschlechterung im Sommer.

7. Waschen, Hautpflege, Kleidung

Obwohl das Thema sich zunächst relativ einfach anhört und einige Patienten in dieser Stunde den Eindruck haben, es würde eher langweilig, zeigen sich doch gerade hier oft erstaunliche Verhaltensweisen, die einer Besserung der Neurodermitis entgegenstehen. So baden viele Neurodermitiker jeden Tag mehrmals, es werden immer noch stark parfümierte Seifen und Waschmittel benutzt oder auch kleinere Aspekte, wie der Juckreiz durch wollhaltige Kleidung spielt eine große Rolle.

Gerade hier bietet der in der Gruppe durchgeführte Erfahrungsaustausch eine wesentliche Grundlage zur Veränderung von Verhaltensgewohnheiten.

Bei der Hautpflege kommt es nicht selten vor, daß der Gruppenleiter mehr von den Patienten, als umgekehrt erfährt, da viele Patienten sehr ausgeklügelte, zum Teil aber auch sehr unsinnige Pflegegewohnheiten haben (z.B. Drahtbürste zum Kratzen!) Gerade diese Stunde ist gut geeignet, dem Patienten zum Nachdenken über den Umgang mit seiner Haut und seinem Verhalten anzuregen.

8. Neurodermitis: Ernährung und Diät

Wie schon beim Thema Allergien angeschnitten, spielt das Thema Ernährung eine sehr große Rolle und die Erfahrung zeigt, daß sich die Teilnehmer meist in zwei Lager spalten: Nämlich die eine Gruppe, die auf spezielle Diäten, Heilfasten und ähnliches "schwört" und die anderen, die dem keinerlei Bedeutung beimessen. Gerade hier ist es eine durchaus schwierige Aufgabe des Gruppenleiters, ähnlich wie beim Thema Cortison, den richtigen Mittelweg für den einzelnen Patienten zu finden und ihm neue Möglichkeiten der Erfahrung aufzuzeigen. Hierbei kommen die verschiedenen Nahrungsmittelinteraktionen, wie Provokationskost, Eliminationskost und Rotationskost zur Sprache. Bei der Besprechung dieses Themas bemerkt der Gruppenleiter leicht, welches Krankheitskonzept die Teilnehmer haben und kann sich darauf einstellen. Auch hier ist der gegenseitige Erfahrungsaustausch sehr hilfreich. Problematisch kann es jedoch bei sehr festgefahrenen Meinungen der Teilnehmer werden, wenn diese ihr eigenes Konzept nicht aufgeben können oder wollen.

9a. Beruf, Freizeit, Hobby, Arbeitsplatzschäden
9b. Kosmetik

Das Thema der neunten Stunde bietet wie bereits in der achten Stunde Gelegenheit, sich Gedanken über den Umgang der Haut im Alltag zu machen. Manchmal stößt der Gruppenleiter auf schwerwiegende Hautprobleme durch den Arbeitsplatz, der manchmal sogar zu einer Begutachtung wegen dem Verdacht einer berufsbedingten Erkrankung führt. In dieser Stunde kommt es besonders stark darauf an, sich auf die speziellen Gesichtspunkte der jeweiligen Teilnehmer einzustellen und diese ausführlich für jeden Teilnehmer auch getrennt zu behandeln. Nicht selten wird aber bei der Besprechung dieser Thematik der eher psychosomatische Aspekt der Krankheit deutlich, wenn die Teilnehmer die Abhängigkeit nicht von den vorkommenden Stoffen, sondern von der Arbeitssituation als solcher und den Kontakt zu Mitarbeitern und Vorgesetzten berichten. Hier ist es für den Gruppenleiter wichtig, sich auf diese eher psychischen Probleme einzustellen und auf die 11. Stunde zu verweisen.

10. Alternative Therapien

Der größte Teil unserer Patienten hat Erfahrungen mit sogenannten "Alternativ-Behandlungen", oder haben zumindest unter erhöhtem Leidensdruck und "Versagen" der Schulmedizin schon einmal einen Heilpraktiker aufgesucht.
   Auch in dieser Stunde ist es wichtig, daß sich der Gruppenleiter zunächst die Erfahrungen der einzelnen Teilnehmer mit alternativen Therapieerfahrungen anhört, um nicht alle möglichen Verfahren - die er jedoch in Grundzügen zumindest kennen sollte - zu besprechen und damit die Teilnehmer eher zu verunsichern als ihnen eine Sicherheit bei der Auswahl zu vermitteln. Selbstverständlich wird hier die Position der wissenschaftlich orientierten Medizin vertreten, jedoch ohne die Arroganz, alles was "alternativ" ist, abzuwerten. Gerade die zum Teil positiven Erfahrungen der Teilnehmer mit verschiedenen Therapieverfahren (z.B. klassische Homöopathie) kann durchaus anregend sein. Gerade hier bewährt sich das Konzept der Integration von verschiedenen Faktoren, um sie für den Patienten gegebenfalls nutzbar zu machen. Der Gruppenleiter muß in dieser Stunde besonders gut auf unterschiedliche Meinungen und Krankheitskonzepte gefaßt sein und sie auch - emotional vertretbar - hinterfragen zu können.

Angesichts ständig expandierender alternativer Behandlungsangebote und Un-
zufriedenheit vieler Patienten mit der oft nicht genügend verstandenen ärztlichen
Vorgehensweise, bemüht sich unser Programm gerade in dieser Sitzung auch um
den Zielbereich "Compliance".

11. Psyche und Haut

Obwohl seelische Einflüsse auch nach der Erfahrung der meisten Patienten das
Krankheitsgeschehen beeinträchtigen oder sogar wesentlich mitgestalten, besteht
oftmals erhebliche Unklarheit, welcher Natur diese Einflüsse sind, und wie eine
psychische Beeinflussung den Krankheitsverlauf mildern kann.

Die Ansicht, Psychotherapie hat etwas mit "schwer gestört sein" zu tun, ist im-
mer wieder in einzelnen Gruppensitzungen zu spüren. Dabei kann häufig auch der
Konflikt zwischen der Abwehr unbewußter Vorgänge und Zulassung vorbewußter
Erkenntnisse beobachtet werden.

Da durch die Medien dieser Aspekt der Krankheit im Grundsätzlichen meist
sehr klar zu sein scheint, ergeben sich häufig detaillierte Fragen, inwieweit diese
Mechanismen - gerade unbewußter Natur - bei dem einzelnen wirksam werden.

In dieser Stunde wird der gruppendynamische Prozeß, der zwangsläufig immer
eine Rolle gespielt hat, besonders deutlich und sollte vom Gruppenleiter aufmerksam beachtet werden. Meist gibt es einige Patienten, die psychische Prozesse für
sich grundweg ablehnen und andere, die bereit sind, auch psychotherapeutisch gegen oder für ihre Krankheit aktiv zu werden. Bei letzteren ergeben sich meist auch
technisch-organisatorische Fragen, welche Therapieform geeignet und welche
Therapeuten in Frage kommen.

12. Offene Fragen

Die letzte Stunde wurde bewußt für offene Frage bereitgestellt, nicht nur, um den
Teilnehmern die Möglichkeit der Entwicklung einer eigenen Perspektive zu geben,
sondern auch, um vielleicht in einzelnen Stunden nicht befriedigend zu beant-
wortende Fragen oder interessante Aspekte hier erneut noch einmal abschließend
aufzugreifen. Meist ergaben sich Fragen zu alternativen Therapien oder psychotherapeutische Aspekte. Aber auch technische Fragen, wer und wo die Therapie
jetzt fortsetzt, ist ein häufiges Thema dieser Stunde.

Abschließend hat jeder Teilnehmer nochmal die Möglichkeit, sich kritisch oder
lobend über die Schulung auszusprechen und sein persönliches Therapieziel zu
formulieren.

6. Vorläufige Erfahrungen zur Praktikabilität und Effektivität

Insgesamt haben im Rahmen des Projektes 120 Patienten an den Gruppen teil-nehmen können. Die Abbrecherquote ist mit ca. 10% bisher relativ gering. Die Resonanz ist überwiegend positiv, obwohl unter dem Forschungsaspekt ein erheb-licher Mehraufwand für die Teilnehmer durch die Therapieerfolgskontrolle ent-stand.

Unserer Ansicht nach spricht diese hohe Akzeptanz nicht nur für den Nutzen dieses integrierten Konzeptes, sondern auch für die hohe Motivation der Betroffe-nen, selbst Handlungsmöglichkeiten im Umgang mit der Erkrankung zu erwerben. Es besteht also ein erheblicher Bedarf an solchen integrierten Konzepten inner-halb der Schulmedizin.

Den Patienten werden dermatologisch-somatische Handlungsmöglichkeiten vermittelt, die eine akute Exazerbation vorbeugen bzw. diese mildern können.

Ein bisher externales, mehr an Umwelt, Genetik oder anderen nicht verän-derbaren Bedingungen angelehntes Konzept, kann zu einem mehr durch positives Denken geprägtes und an umfassender Information orientiertes Konzept (inter-nales Konzept) weiterentwickelt werden.

Der Patient selbst wird zum Experten seines Hautzustandes. Das beinhaltet auch die Kenntnis von Krankheitszuständen, die ärztliche Konsultation notwendig machen. Er weiß nach der Schulung besser, wann er den ärztlichen Rat benötigt oder wielange er selbst mit der Krankheit umgehen kann!

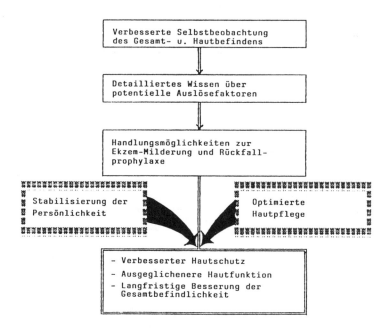

Abbildung 5: Handlungsmöglichkeiten-Prophylaxe

Vorläufige Ergebnisse weisen darauf hin, daß sich durch unsere Gruppen die subjektive Beeinträchtigung bessert und der Cortisonverbrauch reduziert werden kann. Nicht nur die Beeinflussung der erheblichen betriebswirtschaftlichen Kosten für die Patienten und das Gesundheitswesen (siehe Jankowski & Steinbrecher 1988), sondern insbesondere die Kontrollierbarkeit der Krankheit durch die Erkrankten selbst, steht im Mittelpunkt unseres Konzeptes.

Die Betroffenen können den Krankheitsverlauf selbständig durch "gezielten Einfluß auf die Haut und bewußteres Leben" lenken.

Nach Ablauf des Programms hat jeder Teilnehmer meist das für sich individuell am besten geeignete Therapiekonzept entwickelt und fühlt sich ausreichend informiert.

Die Vorteile des dargestellten Konzeptes liegen (siehe Tab. 3) in der Berücksichtigung der multifaktoriellen Genese, die dem Patienten verständlich wird und der Möglichkeit individuelle Konzepte für den einzelnen Patienten zu entwickeln und dies in einem für Arzt und Patient überschaubarem zeitlichen Rahmen zu schaffen. Nicht zuletzt erscheint die Therapie auch unter Kostenaspekten wirtschaftlich und rational zu sein.

Tabelle 3: Vorteile des integrierten Konzeptes

Berücksichtigung der multifaktoriellen Genese
- Entwicklung individueller Konzepte
- Zeitliche Überschaubarkeit
- Wirtschaftlichkeit und Rationalität

7. Diskussion

7.1 Indikationsstellung und Durchführung der dermatologischen Schulung

Es muß betont werden, daß das dermatologische Schulungsprogramm keine Psychotherapie oder Selbsterfahrung ersetzen kann.

Es ist daher aber besonders für eine breite Anwendung geeignet und kann von jedem dermatologisch Tätigen durchgeführt werden.

Profitieren kann nach unserer Erfahrung nahezu jeder Patient, unabhängig davon, welche Auslösebedingungen das Krankheitsgeschehen hauptsächlich bei ihm hervorrufen.

Die Betroffenen brauchen dem Krankheitsgeschehen nicht hilflos gegenüber zu stehen und können sich unter den zahlreichen Behandlungs-Angeboten gezielter orientieren.

Für die Durchführung bedarf es keiner speziellen psychotherapeutischen Ausbildung. Damit ist es auch in jeder dermatologischen Praxis einsetzbar.

Das dermatologische Schulungsprogramm bietet von seiner Konzeption her folgende Vorteile:

1. Der Faktor Psyche wird nicht in den Vordergrund gestellt, sondern findet sich unter all den bekannten weiteren Einflußmöglichkeiten. Den Patienten ermöglicht dies, selbst für sich die individuell wichtigen Faktoren besser herauszufinden.
2. Versuchsweise können die Betroffenen Persönliches einbringen und sich wieder auf den Schulungsrahmen zurückziehen, wenn Konflikte oder die Öffnung gegenüber anderen "zu nahe kommen".
3. Das dermatologische Beratungskonzept bedeutet im Gegensatz zu psychotherapeutischen Verfahren für den Patienten nicht, durch die Teilnahme als psychisch krank eingestuft zu werden. "Psychotherapie" wird erstaunlicherweise immer noch als Stigma empfunden. So kommt es vor, das Patienten, denen Psychotherapie empfohlen wird, mit dem Satz "ich bin doch nicht verrückt", reagieren.
4. Im Verlauf der Sitzungen taucht der Faktor Psyche immer wieder auf: Sei es bei dem Thema Juckreiz (Ansteckung ist möglich, Spannungsabfuhr); beim Erfahrungsaustausch über alternative Therapien ("Glauben hilft; auf eine Sache setzen"); bei der Diskussion um Erfolge und Mißerfolge gegensätzlicher Diätvorgaben; bei dem Ratschlag, Placebo-Effekte ruhig zu nutzen (wenn es 30 von 100 Patienten besser geht, ist das viel wert) und in der Sitzung zum Thema "Psyche und Haut".
5. Das Verständnis für die Probleme Einzelner in der Gruppe kann eine wichtige Erfahrung sein, Distanz zu anderen abzubauen. Das Erleben des Krankheitsschicksals der anderen Patienten relativiert oft das eigene Krankheitserleben, wie es aus der Selbsthilfe bekannt ist.

7.2 Motivierung zu psychotherapeutischen Maßnahmen

Patienten benötigen neben der Routinebehandlung noch begleitende oder ergänzende Psychotherapie, wenn in der Behandlung mit dem Patienten neben der vielleicht auch ineffizienten topischen Therapie zusätzliche psychische Probleme auftauchen. So zum Beispiel bei immer wiederkehrender Auslösung von Schüben in psychischen Konfliktsituationen, Schwierigkeiten im Umgang mit bestehenden Hauterscheinungen, Entstellungsgefühl, sozialer Rückzug, Kontaktschwierigkeiten, unbeherrschbarer Kratzimpuls, anhaltende Probleme am Arbeitsplatz, in der Schule oder im Elternhaus oder wenn suizidale Absichten angedeutet werden.

Die Anfangsdiagnostik der atopischen Dermatitis schließt unseres Erachtens deshalb auch immer das um den Faktor Psyche erweiterte Anamnesegespräch mit ein.

Unser ambulantes Konzept zur Behandlung der atopischen Dermatitis ist geeignet, bei mangelnden Psychotherapieangeboten und bei unzureichender Motivation von Betroffenen für eine Psychotherapie, zunächst eine Behandlungslücke zu schließen.

Einzelkomponenten unseres Behandlungs-Konzeptes (Dermatologische Schulung, psychologisches Programm) können auch für Patienten nützlich sein, die als "Psychotherapie-ungeeignet" gelten.

Andererseits können gerade auch von diesen Komponenten Patienten profitieren, bei denen der Faktor "Psyche" nur eine untergeordnete Rolle spielt. Die Beratung, der Erfahrungsaustausch und die gezielte Wissensvermittlung können wesentlich helfen, den Krankheitsverlauf zu mildern.

7.3 Zukunftsperspektiven

Da das Projekt noch nicht abgeschlossen ist, können wir noch keine Ergebnisse zum Vergleich einzelner Behandlungskomponenten vorlegen.

Es bleibt abzuwarten, welche Komponenten am effektivsten die atopische Dermatitis beeinflussen können, und welche Patienten von welcher Methode am besten profitieren können.

Klar scheint allerdings zu sein, daß psychosomatische Konzepte - wie hier beschrieben - in der Zukunft das therapeutische Spektrum bei der Behandlung der Neurodermitis routinemäßig erweitern sollten. Gerade dem präventivmedizinischen Charakter dieses Konzeptes ist ein Erfolg für die Patienten zu verdanken, der sich im Rahmen der Therapieevaluationsstudie in den Katamnesen hoffentlich noch darstellen wird.

Es ist zu erwarten, daß für das Gesundheitswesen eine Kostensenkung erzielbar ist und daß die Patienten durch prophylaktische Maßnahmen eine Milderung des Krankheitsverlaufes erzielen können.

Das Marburger Schulungsprogramm stellt somit eine Neuentwicklung im Therapieangebot für diese Patientengruppe dar und dürfte eine ähnliche Effizienz zeigen wie bereits bekannte Programme bei anderen chronischen Krankheiten.

Elternberatung von Neurodermitiskindern

Birgit Köhnlein, Ulrich Stangier, Gudrun Freiling, Uwe Schauer und Uwe Gieler

Zusammenfassung

Eltern, die ein an Neurodermitis erkranktes Kind haben, sind in der Regel erheblichen Belastungen ausgesetzt. Bei der Bewältigung dieser Schwierigkeiten finden sie jedoch selten Unterstützung. Wird die Familie über einen längeren Zeitraum mit ihren Problemen allein gelassen, besteht die Gefahr, daß bereits frühzeitig Störungen in der Eltern-Kind-Beziehung auftreten.

Es wird ein standardisiertes Beratungsprogramm für Eltern von an Neurodermitis erkrankten Kindern vorgestellt, das solchen Fehlentwicklungen vorbeugen soll. Es umfaßt drei Einzelsitzungen à zwei Stunden, in denen die wichtigsten Problembereiche besprochen wurden (Schwerpunkte: 1. Vermittlung medizinischer Informationen 2. Umgang mit Kratzen und Juckreiz 3. Hautpflege 4. Erlernen eines Entspannungsverfahrens). Vorläufige Erfahrungen mit 23 Elternpaaren sprechen dafür, daß ein solches Beratungsprogramm eine wichtige Ergänzung der dermatologischen Therapie bei Kindern mit Neurodermitis darstellen könnte.

Summary

Parents who have a child suffering from atopic eczema usually have to deal with a lot of problems. They seldom find support to cope with them. If families are left alone with these difficulties for a long period of time, chronical problems have to be expected, that might disturb the relationship between the parents and their child.

A counseling program for parents of children suffering from atopic eczema is presented which was developed to prevent distress and helplessness of the parents. The program involved the following topics: 1. Medical information; 2. Coping with scratching and itching; 3. Care of the skin; 4. Relaxation training.

Preliminary experiences with 23 parents indicate the usefulness of the counseling program as an important adjunct to the dermatological therapy of atopic eczema in childhood.

1. Definition und klinisches Bild

Die Neurodermitis ist eine chronische oder chronisch-rezidivierende, in ihrem morphologischen Aspekt und Gesamtablauf recht vielfältige Hauterkrankung mit starkem Juckreiz. Sie zählt zu den sogenannten "atopischen" Erkrankungen, wobei unter dem Begriff "Atopie" die polygen vererbte Bereitschaft zu verstehen ist, an allergischem Asthma, allergischer Rhinitis oder atopischer Dermatitis (= Neurodermitis) zu erkranken.

Die Häufigkeit der Neurodermitis in der Bevölkerung wird auf ca. 1% geschätzt; in Deutschland sind etwa 500000 - 2 Millionen Menschen betroffen. Bei Kindern wird die Häufigkeit des Auftretens von Neurodermitis mit 1-3% aller Kinder angegeben.

In der dermatologischen Praxis finden sich nach Schätzungen zwischen 20 und 30 % Patienten mit dieser Hauterkrankung. Angaben der Gesundheitsbehörden zufolge steigt die Zahl der Erkrankten ständig (Schultz-Larsen 1986).

2. Der Juckreiz-Kratz-Zirkel

Der Juckreiz ist eines der Hauptsymptome der Neurodermitis. Die Wahrnehmung der Juckreiz-Empfindung ist mit der motorischen Antwort Kratzen als spinaler Reflex verbunden. Dieser kann durch kortikale und subkortikale Zentren gehemmt werden (Stüttgen 1981). Bei starkem Juckreiz werden die Patienten in ihrer Konzentrations- und Leistungsfähigkeit deutlich beeinträchtigt, wobei Schlafstörungen eine besonders große Rolle spielen.

Das auf den Juckreiz folgende, teilweise exzessive Kratzen führt kurzfristig zum Nachlassen des Juckreizes, was in der Regel auf den durch Kratzen hervorgerufenen Schmerz zurückzuführen ist, der die Juckreizempfindung hemmt. Aufgrund dieser zunächst wohltuenden Auswirkung wird das Kratzen verstärkt.

Mit Verzögerung setzen jedoch strukturelle Veränderungen der Haut, die durch Aufkratzen entstehen, die Juckreizschwelle herab, und es treten in der aufgekratzten Haut Entzündungsreaktionen auf, die erneut zu Juckreiz und damit wieder zu - meist noch stärkerem - Kratzen führen.

Kratzen und Juckreiz verstärken sich daher gegenseitig und können sich "aufschaukeln". Dieser Circulus vitiosus kann ebenfalls durch diffuse Anspannung in Gang gesetzt werden, wenn das Kratzen - ursprünglich zur Spannungsreduktion eingesetzt - als Folge Juckreiz auslöst (Böddeker & Böddeker 1979). Auf diese Weise kann sich ein Teufelskreis ergeben, der in sogenannten "Kratzanfällen" endet. Gil et al. (1987) untersuchten bei 44 Kindern mit Neurodermitis und deren Bezugspersonen den Zusammenhang von Streß und familiärem Umfeld und der Schwere des Krankheitsbildes. Sie konnten nachweisen, daß Alltagsprobleme, Streß und Familiensituation signifikant mit der Kratzhäufigkeit und der Schwere der Hauterscheinungen korrelierten.

Tiefenpsychologisch wird der Juckreiz-Kratz-Zirkel als Spannungsentladung unbewußter Affekte verstanden, der typischerweise sogar manchmal Lustcharakter annimmt (Rechenberger 1979). Bosse und Hünecke (1981) unterscheiden zwischen dem Reiben und leichtem Scheuern auf der einen Seite und Juckreizkrisen auf der anderen Seite. Diese können unterschiedlichen emotionalen Zuständen zugeordnet werden. Dies hängt bei Kindern wiederum sehr stark von der Umwelt, insbesondere von der Beziehung zu den Eltern und der Beziehung zwischen den Eltern ab.

3. Familie und chronische Hauterkrankung

3.1 Psychosoziale Belastungen der Eltern

Die Tatsache, daß ein Kind an Neurodermitis erkrankt ist, stellt die Eltern in der Regel vor besonders hohe Anforderungen. Der immer wieder scheiternde Versuch, auch mit gewaltsamen Mitteln (z.B. Festbinden der Hände, Bestrafung) das Kratzen und die Hauterscheinungen einzudämmen, kann im Einzelfall zu resignativer Verzweiflung, übertriebener Zuwendung oder Selbstbeschuldigung bis hin zu Aggression gegenüber dem Kind führen. Die Eltern, konfrontiert mit dem Anspruch, das kranke Kind optimal zu versorgen, erleben immer wieder ihre eigene Hilflosigkeit, die Krankheit in den Griff zu bekommen. Viele empfinden auch Schuldgefühle dem Kind gegenüber oder befürchten, nicht genug getan zu haben. Hinzu kommt die Unsicherheit im Umgang mit der Krankheit und die Auseinandersetzung mit einer Fülle an Therapieverfahren und Behandlungsratschlägen.

Vor allem in Zeiten von Krankheitsschüben steigt die Belastung der Eltern stark an. Eine Untersuchung an 28 Elternteilen, deren Kinder akut an Neurodermitis erkrankt waren und 36 Elternteilen, deren Kinder nicht akut erkrankt waren, zeigte, daß sich die beiden Gruppen hinsichtlich der Belastung und Befindlichkeit signifikant unterschieden (Hänsler 1990). Diese Belastungen gingen jedoch nach Abklingen der akuten Phase in der Regel wieder zurück. Allerdings können die Beziehungen der Familienmitglieder untereinander nachhaltig geprägt werden.

Das unruhige Verhalten der Kinder, ihre mangelnde Frustrationstoleranz und das hohe Maß an elterlicher Zuwendung überfordern Familie und Partnerschaft und verstärken die Geschwisterrivalität. Wird das Kind zur Beruhigung nachts im elterlichen Bett schlafen gelassen, stört das in der Regel den Schlaf der Eltern und kann ihre sexuelle Beziehung zueinander beeinträchtigen. Häufig sind latente Aggression und unbewußte negative Gefühle die Folge (Koblenzer & Koblenzer 1988).

3.2 Die Eltern-Kind-Beziehung

Eine Reihe von Untersuchungen zur Eltern-Kind-Beziehung machen deutlich, mit welchen Veränderungen durch chronische Krankheiten im Vergleich zu körperlich gesunden Kindern und deren Eltern gerechnet werden muß.

Ring et al. (1986) untersuchten 55 Kinder mit endogenem Ekzem im Alter von 1-19 Jahren und verglichen sie mit 16 Kindern, die an nicht-atopischen Hauterkrankungen litten. Zur Erfassung des elterlichen Erziehungsstils wurden die Skalenversionen von Stapf eingesetzt; dabei war das Merkmal "Strenge" aus der Sicht der Kinder bei ihren Müttern signifikant stärker ausgeprägt als bei den Kindern der Kontrollgruppe. Im Erziehungsstil der Väter fanden sich keine Unterschiede. In strukturierten Interviews mit Kindern und Eltern fiel auf, daß Atopikermütter weniger emotional und spontan auf kindliche Emotionen reagierten als die Mütter der Vergleichsgruppe. Mütterliche Zuwendung schien sich überwiegend auf Hygienerituale (z.B. Eincremen der Haut) und die Erfüllung materieller Wünsche zu beschränken.

Ring et al. (1986) hoben hervor, daß die Befunde dieser Untersuchungen es nicht zuließen, einen eindeutigen Typ der "Atopikermutter" im Sinne einer speziellen Persönlichkeitsstruktur zu beschreiben. Die Mütter zeigten sich weder "ablehnend" noch "überprotektiv".

Solomon und Gagnon (1987) führten eine Verhaltensbeobachtung an Müttern mit sieben Monate alten, an Ekzem erkrankten Säuglingen im Vergleich zu gesunden Kindern durch. Sie beobachteten, daß die Mütter der Kontrollgruppe signifikant häufiger und mehr positiven Kontakt zu ihren Kindern hatten, während die Mütter der kranken Kinder weniger sensibel und tendenziell seltener auf Äußerungen des Unbehagens ihrer Kinder reagierten. Trotzdem konnte das Verhältnis der Mütter zu ihren Kindern weder als "zu eng" noch als "zurückweisend und gestört" bezeichnet werden, wie es in der Vergangenheit mehrfach beschrieben worden war.

Diese Ergebnisse legen die Vermutung nahe, daß die beobachteten Einschränkungen in der Kommunikation zwischen Eltern und Kind Folgeerscheinungen der Erkrankung sind. Diese sind im übrigen nicht spezifisch für Neurodermitis, sondern auch bei anderen vergleichbaren Krankheiten im Kindesalter vorzufinden.

So fanden auch Hermanns et al. (1989) Auffälligkeiten der Eltern-Kind Beziehung. Sie untersuchten 25 asthmakranke und 25 gesunde Kinder und deren Mütter. Zunächst wurden die Mütter gebeten, der Versuchsleiterin in ca. fünf Minuten ihr Kind zu beschreiben (Five Minute Speech Sample, FMSS); anschließend diskutierten Mutter und Kind ein gemeinsames Problem. Während des FMSS zeigten signifikant mehr Mütter aus der Asthmagruppe als aus der Kontrollgruppe eine kritische Einstellung dem Kind gegenüber, und während der Problemdiskussion äußerten sie signifikant mehr Kritik. Insgesamt war die Kommunikation zwischen Mutter und Kind in der Astmagruppe durch mehr negative verbale Interaktion im Vergleich zur Kontrollgruppe gekennzeichnet.

Ein ähnliches Ergebnis konnten Wenninger et al. (1991) zeigen, die beim Vergleich mit einer gesunden Kontrollgruppe mehr verbal und nonverbal negatives Verhalten zwischen Müttern und ihren an Neurodermitis erkrankten Kindern fanden.

3.3 Das Kratzverhalten der Kinder im Hinblick auf die Eltern-Kind-Beziehung

In der Literatur wurde mehrfach auf die Bedeutung der Aufmerksamkeit der Eltern für das Kratzverhalten der Kinder hingewiesen.

So berichtet Walton (1960) über die Ausschaltung des stark ausgeprägten Kratzverhaltens einer Patientin mit endogenem Ekzem. Hierbei wurden die Familienmitglieder sowie der Verlobte der Patientin aufgefordert, das Kratzen der Patientin zu ignorieren und Gespräche über die Hauterkrankung zu vermeiden. Nach zwei Monaten war das Kratzen völlig verschwunden, das Ekzem nach 3 Monaten völlig abgeklungen.

Eine ähnliche Vorgehensweise wählten Allen und Harris (1966), die den Fall eines 5jährigen Mädchens beschrieben, das an einer nicht näher spezifizierten jukkenden Hauterkrankung litt. Die Mutter des Kindes wurde dazu angehalten, das Kratzen der Tochter zu ignorieren und kratzfreie Phasen zu belohnen. Zusätzlich wendete sie ein Münzverstärkungsprogramm an. Innerhalb von sechs Wochen gingen die Hauterscheinungen des Kindes völlig zurück.

Bär und Kuypers (1973) berichten ebenfalls über günstige Auswirkungen einer Änderung der Aufmerksamkeitshaltung einer Mutter auf das Kratzverhalten ihrer 6jährigen Tochter. Nachdem das Kratzen konsequent nicht beachtet und Nicht-Kratzen belohnt worden war, war das Kratzverhalten nach 13 Wochen vollkommen verschwunden. Weitere vergleichbare Fallstudien (Ratliff & Stein 1968, Cataldo et al. 1980) kommen zu ähnlichen Ergebnissen.

Diese Berichte zeigen, daß verstärkte Zuwendung der Bezugspersonen einen wesentlichen Faktor bei der Aufrechterhaltung des Kratzverhaltens des Kindes darstellt. Besonders häufig wird das Kratzen durch die Mutter positiv verstärkt. Weiterhin treten Juckreiz und Kratzen auffallend oft nachts sowie bei emotionaler Erregung (Aufregung, Wut, Ärger, seltener auch Freude) auf. Dabei stellt das Kratzen der Kinder häufig eine Reaktion auf das Verhalten der Mutter, aber auch des Vaters und beider Elternteile dar (Ring et al. 1986).

3.4 Persönlichkeitsstruktur von Neurodermitikern

Heigl-Evers et al., die 1975 tiefenpsychologische Anamnesen an 25 Patienten mit Neurodermitis durchführten, fanden heraus, daß fast alle Patienten ein beeinträchtigtes oder eingeschränktes Kontaktverhalten angaben, wobei sie die Einschränkung im Kontakt und ihre Schüchternheit als Auswirkung der durch das Ekzem verursachten Verunsicherung im Kontakt mit den anderen Menschen interpretierten.

Gieler et al. (1990) stellten fest, daß sich die Patienten mit endogenem Ekzem im Vergleich zu Probanden der parallelisierten Kontrollgruppe als ängstlicher, erregter, depressiver und antriebsärmer beschrieben. Etwa 20% konnten anhand ausgegebener Fragebögen als psychisch auffällig bezeichnet werden.

Nach längeren psychotherapeutischen Gesprächen mit Menschen, die an Neurodermitis erkrankt sind, zeigt sich oft, daß auch der Kontakt mit der eigenen Haut gestört ist. Dies kann man dadurch erklären, daß der Patient als Säugling, bevor seine Persönlichkeit und sein Körperbild entwickelt sind, an der Haut ständig zwei gegensätzliche Reize erlebt: die liebevolle Zuwendung durch Streicheln und Massieren mit Salben und gleichzeitig einen Schmerz- oder Juckreiz durch Ekzemherde, durch zu festes Einreiben oder zu dickes Auftragen der Salbe. Für das Kind ergibt sich die Schwierigkeit zwischen liebevoller Zuwendung und unangenehmen Reizen zu unterscheiden. Dies wurde sowohl von Spitz (1957) als auch von Pines (1980) in ihren Studien eindrucksvoll beschrieben. Schur (1980) und Marty (1958, 1969) haben diese psychodynamische Struktur im Modell der "allergischen Objektbeziehung" herausgearbeitet.

3.5 Ansatzpunkte für unterstützende Beratung der Eltern

Koblenzer und Koblenzer (1988) führten ausführliche therapeutische Gespräche mit acht Elternpaaren durch, deren Kinder an endogenem Ekzem erkrankt waren. Ausgehend von der Hypothese, daß Neurodermitis Ausdruck einer gestörten Eltern-Kind-Beziehung ist, versuchten sie gemeinsam mit den Eltern, die Schwierigkeiten im Umgang mit den Kindern herauszuarbeiten und zu besprechen. Sie ermunterten die Eltern dazu, sich auch negative Gefühle einzugestehen, diesbezügliche Schuldgefühle abzubauen und den Kindern mehr Grenzen zu setzen. Durch diese Verhaltensveränderung konnte der Teufelskreis "Hautsymptomatik - Belastung der Eltern - ungünstige Verhaltensweisen der Eltern - Verstärkung der Hautsymptomatik" unterbrochen werden. Eine schnelle und anhaltende Besserung des Hautzustandes und der emotionalen Entwicklung war bei allen Kindern die Folge.

Williams führte bereits 1951 eine ähnliche Untersuchung an 53 Kindern mit Neurodermitis durch. Er beriet die Mütter hinsichtlich emotionaler Bedürfnisse ihrer Kinder und Möglichkeiten, diese zu befriedigen. Sehr positiv wirkte sich dies auf den Hautzustand des Kindes aus. Von 33 Kindern, deren Mütter beraten wurden, waren nach sieben Monaten 45% symptomfrei, in der Kontrollgruppe jedoch nur 10%.

Broberg et al. (1990) führten ein systematisches Training der Eltern von an Neurodermitis erkrankten Kindern hinsichtlich a) Krankheitsbild der N., b) Lokaltherapie der Hauterscheinungen und c) Einfluß von Umweltfaktoren durch. Auch dieses Training führte bei deren Kindern zu besseren therapeutischen Effekten als bei den Kindern der Kontrollgruppe.

3.6 Schlußfolgerungen für die Behandlung

Die Eltern sind bei Kindern wesentlich an der Behandlung der Hauterkrankung mitbeteiligt, da sie dem Arzt die hauptsächlichen Informationen liefern und auf die Einhaltung der Behandlungsbestimmungen achten müssen. Zusätzlich bedeutet die Hautkrankheit eine Belastung für die Familie, auf die in der Regel eine Veränderung des Lebensalltags erfolgen muß.

Häufig können erhebliche Störungen in der Eltern-Kind-Beziehung festgestellt werden. Allerdings konnte bisher noch nicht eindeutig geklärt werden, ob diese Veränderungen Ursache oder Folge der Hauterkrankung sind.

Einerseits könnte mangelnde Zuwendung der Eltern Ursache für Kratzen und damit Aufrechterhaltung der Hauterscheinungen darstellen. Die Hautkrankheit und das Kratzen stellen hierbei für das Kind eine Möglichkeit dar, sich Zuwendung und Aufmerksamkeit bei den Eltern zu holen. Das Kratzen führt zu stärkerer Aufmerksamkeit von Seiten der Eltern und damit zum sekundären Krankheitsgewinn.

Andererseits können die negativen Kommunikationsstrukturen auch Folge der chronischen Belastung durch die Krankheit des Kindes sein, der die Eltern nicht gewachsen sind. Durch ungünstige Verhaltensweisen wird die Hautsymptomatik aufrechterhalten oder sogar verstärkt. In den meisten Familien ist sicherlich von einer wechselseitigen Verstärkung beider Faktoren auszugehen.

Obwohl immer mehr Kinder von der Hautkrankheit Neurodermitis betroffen sind und obwohl der positive Effekt einer Betreuung oder Beratung bereits beschrieben wurde, wird den Eltern in der Regel wenig Hilfestellung bei der Bewältigung ihrer Probleme angeboten. Meist beschränkt sich die Therapie auf die Anordnung von Pflegeprodukten und Medikamenten zur Unterdrückung des Juckreizes oder auf die Erteilung gutgemeinter Behandlungsratschläge, die oft nach erfolgloser Anwendung eine erneute Enttäuschung hervorrufen. Mit jedem mißglückten Therapieversuch wächst mit der Unsicherheit und Ratlosigkeit der Eltern auch der Ärger über Ärzte und Therapiemethoden. Gleichzeitig stellen diese Mißerfolge für die ohnehin schon gestreßten Familien zusätzliche Belastungen dar.

Die Eltern sind in der Regel nicht in der Lage, diese Konflikte alleine zu bewältigen. Es besteht daher die Gefahr, daß bereits frühzeitig gravierende Probleme im Verhältnis zu Bezugspersonen und Gleichaltrigen entstehen, die das Selbstvertrauen des Kindes und seine emotionale Entwicklung beeinträchtigen können.

Eine Unterstützung der Bezugspersonen durch Gespräche oder andere Betreuungsformen scheint uns daher sinnvoll und notwendig, um solchen Entwicklungen vorzubeugen und den betroffenen Eltern und Kindern bei ihren aktuellen Problemen Hilfestellung anzubieten.

4. Aufbau und Struktur des Beratungskonzeptes in der Marburger Hautklinik

Wir entwickelten an der Marburger Hautklinik speziell für Eltern von Kindern mit Neurodermitis ein Betreuungsprogramm, das aus drei Beratungssitzungen im Abstand von je vier Wochen mit jeweils zwei Beratungsstunden besteht. Diese Behandlung führten wir in Einzelsitzungen durch, um gezielter auf Probleme der betroffenen Familie eingehen zu können. Die Zeitintervalle wurden gewählt, um Veränderungen verfolgen zu können und ggf. Probleme bei der Durchführung (Ernährungsumstellung, Hautpflege, Abbau von Kratzen etc.) bearbeiten zu können. Die einzelnen Themenschwerpunkte wurden je nach individuellen Problemen gewichtet, in Abhängigkeit von Informationsstand, Vorerfahrungen und Erwartungen.

In einem kurzen Vorbereitungsgespräch wurden Inhalte und Ziele der Beratung dargestellt und besprochen. Zur Diagnostik hinsichtlich des Verlaufes setzten wir außer der Dokumentation des Hautbefundes und psychologischer Fragebögen ein standardisiertes Selbstbeobachtungsprotokoll ("Kratztagebuch") ein, das die Eltern am Ende jeder Beratung neu ausgehändigt bekamen und zum nächsten

Termin ausgefüllt wieder mitbringen sollten. Kratzdauer und -häufigkeit sowie Stärke des Juckreizes und des Kratzens wurden damit erfaßt und dokumentiert. Die Eltern wurden dazu aufgefordert, auf Auslösefaktoren des Juckreizes oder Kratzens zu achten und auch diese im Kratztagebuch zu vermerken.

Wir führten in jeder Sitzung mit den Eltern und Kindern ab ca. 7-8 Jahren Autogenes Training durch. Die Eltern sollten darin unterstützt werden, gelassener mit der Hauterkrankung Ihres Kindes umzugehen und ihre eigene dadurch bedingte Anspannung abzubauen. Die Kinder sollten das Training erlernen, um eigene Anspannung zu erkennen und zu vermindern bzw. ihr vorzubeugen, was sich wiederum positiv auf die Haut auswirken sollte.

Bei kleineren Kindern (unter sieben Jahren) empfahlen wir den Eltern, Geschichten zu erzählen, die Ruhe und Kühle beinhalten (Friedrich & Friebel 1988).

Zur Vertiefung der Gesprächsinhalte und zur Vermittlung von Informationen, die nicht besprochen werden konnten, gaben wir den Eltern am Ende jeder Beratung die wichtigsten Inhalte der Sitzung in Form von schriftlichen "Materialien" mit nach Hause.

4.1 Ziele des Beratungskonzeptes

Wir verfolgten in den Beratungssitzungen folgende Ziele:
a. Vermittlung von medizinischen Informationen
b. Vermittlung von Informationen zur Hautpflege des Kindes
c. Erlernen eines Entspannungverfahrens (Autogenes Training)
d. Abbau von Juckreiz und Kratzen beim Kind
e. Besprechung von Problemen im Umgang mit dem Kind

Dabei sollten diese Schwerpunkte parallel, über die drei Sitzungen hinweg behandelt werden, um eine kontinuierliche Auseinandersetzung aufgrund der Anregungen und Rückmeldung zu deren Umsetzung im Alltag zu ermöglichen (siehe Tab. 1).

4.2 Durchführung

1. Beratungssitzung

In der ersten Sitzung wird ausführlich über die Ätiologie der Neurodermitis gesprochen und die Beschaffenheit der Haut von Neurodermitikern erörtert. Es wird darauf hingewiesen, daß bestimmte Einflußfaktoren (oft mehrere Faktoren) zur vererbten Veranlagung hinzukommen müssen, damit Hauterscheinungen ausgelöst werden. Die Eltern werden dazu aufgefordert, auf solche Einflußfaktoren bei ihrem Kind zu achten ("Kratztagebuch") und diese nach Möglichkeit auszuschalten.

Es werden allgemeine pflegerische Hinweise gegeben, um den Hauterscheinungen vorbeugen zu können oder vorhandene Läsionen schneller abheilen zu lassen.

Wir erklären den Eltern die Bedeutung von Juckreiz und Kratzen bei Neurodermitis und weisen auf den Circulus vitiosus "... Juckreiz - Kratzen - Entzündung - Juckreiz - Kratzen - ..." (siehe 2.) hin. An dieser Stelle ist es wichtig, gemeinsam mit den Eltern Lösungsmöglichkeiten zur Unterbrechung dieses Teufelskreises zu suchen, z.B.:

a) gelassen auf Kratzen reagieren;
b) alternative Handlungen finden (Ablenkung, Entspannung);
c) allgemein das Kind für ruhiges Verhalten und Nichtkratzen loben (belohnen).

In diesem Zusammenhang kommen wir noch einmal auf die Rolle der Einflußfaktoren zurück und machen die Eltern darauf aufmerksam, daß Streß und Anspannung eine wichtige Ursache für Juckreiz und Kratzen darstellen können. Wir erklären, warum wir mit den Eltern und Kindern ab sieben Jahren Autogenes Training durchführen wollen und schließen den ersten Übungsdurchgang an (Ruhe, Schwere, Atmung). Eltern von Kleinkindern händigen wir Geschichten aus, die Beschreibung von Ruhe und Kühle enthalten (Kopie von Friedrich & Friebel 1988).

2. Beratungssitzung

Die Eltern werden zunächst dazu aufgefordert, offen gebliebene Fragen zu den Themen der ersten Sitzung zu stellen. Nachdem diese geklärt worden sind, beginnen wir mit dem Inhalt der 2. Sitzung.

Zunächst sprechen wir über den Einfluß der Ernährung auf die Hauterkrankung. Wir bemühen uns, ineffektive diätetische Einschränkungen ausfindig zu machen und den Eltern die Belastung und Nachteile dieser Ernährung zu erläutern. Hierbei weisen wir auf die Möglichkeit eines Hauttestes hin, betonen jedoch die Bedeutung der eigenen Beobachtung. Hierzu wird das Kratztagebuch als unterstützendes Instrument empfohlen.

Obwohl nur bei etwa 20 % der Kinder Ekzemreaktionen auf Nahrungsmittel auftreten, halten nach einer Untersuchung von Webber (1989) an 73 Kindern mit Neurodermitis ca. 71 % der Eltern eine Diät mit ihren Kindern ein. Hierbei handelte es sich in der Regel um unkontrollierte Diäten, nur sechs Kinder hatten eine Diätberatung erhalten. Drei Kinder erhielten eine Diät, die unter medizinischen Gesichtspunkten als völlig unzureichend bezeichnet werden muß. Weniger als 10 % der Kinder profitierten von dieser unkontrollierten Nahrungseinschränkung.

Es werden kurz die Auswirkungen von Sport, Schwimmen und Sauna besprochen (dieser Bereich spielte in unserer Beratung eine untergeordnete Rolle, da das Durchschnittsalter der Kinder nur 3,7 Jahre betrug). Freizeitaktivitäten sollten positiv gefördert werden, am besten auch Kindergärtner/in und Lehrer/in zum Umgang mit der Erkrankung informiert werden.

Da Eltern und Kind bezüglich der Hautpflege größtmögliche Selbständigkeit erlangen sollen, werden nun ausführlich die Grundlagen der Lokaltherapie (ohne Cortison) erörtert. Wir beschreiben die unterschiedlichen Grundlagen (Lotionen, Cremes, Salben etc.) und deren Anwendungsgebiete.

In diesem Zusammenhang war auffallend, daß häufig lokaltherapeutische Maßnahmen ergriffen wurden, die aus dermatologischer Sicht ausgesprochen ungünstig sind (z.B. das Auftragen von Fettsalben auf akute Ekzemherde, das tägliche Baden mit Ölbädern etc.).

Falls die Eltern ein ausgefülltes Kratztagebuch mitgebracht haben, nehmen wir es nun zur Hand und führen eine erste kurze Auswertung durch. Die Eltern werden gebeten, zu schildern, wie sie und andere Bezugspersonen reagieren, wenn sie das Kratzen des Kindes beobachten. Erscheinen diese Reaktionsweisen als ungünstig, versuchen wir Alternativen zu erarbeiten.

Mehrere Elternteile reagierten ausgesprochen gereizt auf das Kratzen ihrer Kinder. Sie tadelten übermäßig häufig und machten dem Kind Vorwürfe. Einige fühlten sich durch das Kratzen des Kindes regelrecht provoziert "ich habe das Gefühl, daß mein Kind sich nur kratzt, um mich herauszufordern". Diese Eltern sollten z.B. versuchen, das Kind nicht mehr zu kritisieren, sondern das Kratzen zu ignorieren und Nicht-Kratzen zu loben oder zu belohnen.

Anschließend wird der 2. Übungsdurchgang des AT mit Eltern (und Kindern) durchgeführt. Das Vorgehen der ersten Sitzung wird wiederholt, zusätzlich eine auf die Haut bezogene Vorstellungsübung ("Haut ganz ruhig und angenehm kühl") durchgeführt. Es ist wichtig, Probleme bei der Durchführung zu Hause (z.B. noch nicht genügend Konzentration, Rahmenbedingungen, mangelndes Interesse beim Kind etc.) zu besprechen und Lösungsvorschläge zu suchen.

3. Beratungssitzung

Die Sitzung beginnt mit einem kurzen Bericht der Eltern über die vergangenen 4 Wochen und der Klärung von offen gebliebenen Fragen. Danach wird die Wirkung von Licht und Klima auf die Haut von Menschen mit Neurodermitis behandelt. Auch die Anwendungsmöglichkeit alternativer Therapiemethoden wird besprochen, da immer mehr Patienten (ca. 50%) zu solchen Maßnahmen greifen.

Die lokale Anwendung von Cortisonpräparaten stellt viele Eltern vor Gewissenskonflikte, da sie Angst vor den Nebenwirkungen dieser Therapie haben. Um diese Unsicherheit zu reduzieren, werden die verschiedenen Wirkungsstärken von Cortisonpräparaten und derern Nebenwirkungen und Höchstdauer der Anwendung erläutert.

Eine Mutter, deren 6jährige Tochter schon häufiger mit Cortisonsalben versorgt worden war, berichtete unter Tränen von ihren Ängsten bezüglich des Wirkstoffes. Sie hatte gehört, daß durch die Anwendung von Corticoiden Hautkrebs hervorgerufen werden könne und machte sich große Sorgen um ihre Tochter.

Der Umgang mit ihrem kranken Kind bereitet vielen Bezugspersonen Schwierigkeiten. Sie sind verunsichert, haben Schuldgefühle oder Ängste, daß sich durch ihr Fehlverhalten die Hauterkrankung verstärken könnte. Oft schleichen sich Kommunikationsstrukturen ein, die aus vielerlei Gründen ungünstig sind und langfristig zu Fehlentwicklungen führen können.

Eine Mutter berichtete, daß sich der gesamte Tagesablauf zu Hause nur noch nach dem 2jährigen Sohn richte, der stark an Neurodermitis litt. Sie habe ihre Berufstätigkeit (wenige Stunden pro Woche) aufgeben müssen, um mehr Zeit für ihn zu haben. Sie komme praktisch zu nichts mehr, habe Mühe, ihre Hausarbeit zu erledigen und müsse sogar ihre 4jährige Tochter vernachlässigen. Da der Junge an multiplen Nahrungsmittelallergien leide, werde auch die Essenszubereitung zunehmend zum zeitaufwendigen Problem. Zusätzlich werde das Kind immer anspruchsvoller und lasse sie kaum noch aus den Augen.

Wir versuchen, die Eltern auf solche Fehlentwicklungen aufmerksam zu machen und versuchen Problemlösestrategien zu finden. Dies kann sich auf Veränderungen des Elternverhaltens beziehen, wie z.B. Verhalten loben, tadeln oder ignorieren. Jener Mutter rieten wir, verstärkt auf ihre eigenen Bedürfnisse und die der Tochter zu achten und diese nicht immer hinter die des kleinen Sohnes zu stellen, der offensichtlich sehr von diesem sekundären Krankheitsgewinn profitierte. Die Notwendigkeit von konsequentem Verhalten ist den Eltern nahezulegen, besonders wenn es um notwendige Anforderungen an das Kind geht. So kann ebenfalls einer "Tyrannei" durch das Kind vorgebeugt werden.

In dieser letzten Sitzung versuchen wir vor allem positive Veränderungen der letzten Wochen ausfindig zu machen und diese anzuerkennen. Das Kratztagebuch kann dabei gute Hilfe leisten. Das Lob für kontinuierliche Bemühung, etwas zu verändern, ist von größter Bedeutung. Die Eltern sollten auf keinen Fall mit dem Gefühl von Ohnmacht oder Unfähigkeit nach Hause gehen.

Die Sitzung wird mit dem 3. Übungsdurchgang des AT zur Wiederholung und Verstärkung des bisher Erreichten beendet. Bei größeren Kindern bietet es sich an, eine Wiederholung ohne Eltern durchzuführen.

Tabelle 1: Übersicht über den Ablauf der Beratung

1. Sitzung

* Medizin: Ätiologie der Neurodermitis
* Pflege: Waschen, Hautpflege, Kleidung
* Entspannung: Wirkung von Entspannungsverfahren bei Neurodermitis
  1.Übungsdurchgang (Entspannungstraining für Eltern und Kinder)
* Kratzen: Auswirkungen von Juckreiz und Kratzen auf neurodermitische
  Hauterscheinungen

2. Sitzung

* Medizin: Allergie und Ernährung, Schule und Freizeitgestaltung
* Pflege: Lokaltherapie ohne Cortison
* Entspannung: 2. Übungsdurchgang mit Eltern (und Kindern); Besprechen
  von Problemen beim AT
* Kratzen: Kratzen als Reaktion auf die Umgebung

3. Sitzung

* Medizin: Wirksamkeit alternativer Therapiemethoden; Bedeutung von
  Licht und Klima
* Pflege: Lokaltherapie mit Cortison
* Entspannung: 3. Übungsdurchgang Wiederholung und Verstärkung des
  bisher Erreichten
* Kratzen: Auswertung des Kratztagebuches; Kratzen als Mittel, Aufmerk-
  samkeit zu erlangen

5. Bisherige Erfahrungen

Da die wissenschaftliche Überprüfung unseres Beratungskonzeptes noch nicht abgeschlossen ist, können wir noch keine endgültigen Ergebnisse vorlegen. Daher
können nur unsere bisherigen Erfahrungen (im Sinne von vorläufigen Eindrücken)
weitergegeben werden.

Es stellte sich heraus, daß viele Elternpaare keine ausreichenden Hinter-
grundinformationen hatten und in erheblichem Maße verunsichert waren. Die
meisten empfanden ein Gefühl der Machtlosigkeit. In fast allen Fällen kam sehr
stark zum Tragen, daß sich die Eltern mit der Diagnose Neurodermitis alleingelassen fühlten. Viele hatten zum ersten Mal die Möglichkeit, ausführlich über die
Hautkrankheit und deren Behandlungsmöglichkeiten zu sprechen und Fragen zu
klären. Für einige ergaben sich aus falschen Informationen, die im Gespräch be-

richtig werden konnten, große Belastungen (mehrere Eltern glaubten z.B., Neurodermitis sei ansteckend und fürchteten Konsequenzen in Schule oder Kindergarten).

Beim überwiegenden Teil der Eltern konnte durch unser Beratungskonzept eine größere Sicherheit im Umgang mit dem Kind und der Erkrankung erreicht werden. Der Hautzustand einiger Kindern verbesserte sich noch während der Betreuungszeit.

Es ist zu empfehlen, mit den Eltern vor Beratungsbeginn ein ausführliches Vorbereitungsgespräch durchzuführen, um sie über den Ablauf der Sitzungen zu informieren und dadurch unrealistische Erwartungen zu korrigieren. Bei einem Teil der Eltern wird schon dann deutlich, daß diese Form der Beratung nicht in Frage kommt oder unzureichend wäre. Man sollte nicht versuchen, die Eltern vom Sinn der Beratung zu überzeugen, wenn eine deutliche Abwehrhaltung gegenüber dieser vorliegt. Hier erscheint uns eine langfristige Motivierung, z.B. im Rahmen der Sprechstunde, sinnvoller (s. Abb. 1).

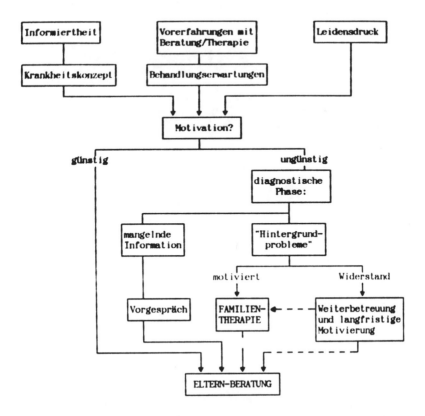

Abbildung 1: Entscheidungsprozeß in der Beratung

Aufgrund unserer bisherigen Erfahrungen ist allerdings nur schwer möglich, im voraus zu entscheiden, welchen Eltern die Teilnahme an einem Beratungskonzept ausreicht und welche weiterführende Hilfen (z.B. Familientherapie) benötigen. Dies wird in der Regel erst im Verlauf der Beratungssitzungen deutlich. In diesen Fällen kann jedoch das Beratungsgespräch im Einzelfall auch zur Klärung von zunächst nicht offensichtlichen Problemen dienen und andere unterstützende Maßnahmen notwendig werden lassen kann.

Es sollte noch angemerkt werden, daß diese Fälle eine Ausnahme darstellten und das Konzept beim überwiegenden Teil der Familien in geplanter Form angewendet werden konnte.

Grundsätzlich kann man sagen, daß bis zu einem gewissen Grad alle Eltern von unserem Beratungskonzept profitierten. Dies bestätigt sich dadurch, daß kein Elternpaar die Beratung abgebrochen hat und sich alle mit dem Konzept als "eher zufrieden" oder "sehr zufrieden" erklärten (anhand einer schriftlichen Befragung nach Ablauf aller Sitzungen). Diejenigen Eltern, denen unsere Beratung keine unmittelbare Lösung ihrer Probleme brachte, konnten in der Regel auf diese aufmerksam gemacht oder weiterführenden Hilfen zugeführt werden.

Entstellungsgefühl und strukturiertes Video-Feedback
Orientierende Befunde und methodologische Überlegungen für einen neuen psychotherapeutischen Ansatz

Peter Hünecke

Zusammenfassung

Bisherige (psycho-)therapeutische Bemühungen um Patienten mit Entstellungsgefühlen weisen Unzulänglichkeiten auf. Nach ersten Erfahrungen scheint Videofeedback bei strukturierter Durchführung ein geeigneter Ansatz zu sein, mit dessen Hilfe belastete Patienten sich ihres persönlichen und sozialen Erscheinungsbildes wieder sicherer werden können. Schwierigkeiten von Entstellungskonzepten, Bedeutung von (Selbst-)Aufmerksamkeit und Gefahren eines Videofeedbacks werden abschließend diskutiert.

Summary

Shortcomings in the (psycho-)therapeutic techniques with patients suffering from their disfigurement are obvious. First experiences indicate that a structured videofeedback is an appropriate approach to help stressed patients restoring their personal and social selfconcepts. Difficulties in the concepts of disfigurement importance of (self-)attention processes, and risks of videofeedback are discussed.

Einleitung

Der Umgang mit Hautpatienten unter psychologischen Aspekten führt beinahe unvermeidlich auch zu einer Auseinandersetzung mit dem Problem 'Entstellung'.[1] Erstaunlicherweise findet die Entstellungsthematik wenig therapeutische Beachtung. Einige mögliche Erklärungen seien hier angeführt:

- 'Primat der Kausal-Therapie': Auftrag des Patienten an den behandelnden Dermatologen, die somatischen und damit das Selbstbild beeinträchtigenden Störungen 'ursächlich' mit seinen Mitteln (von der Externabehandlung bis zum chirurgischen Eingriff) zu beseitigen;
- 'Verfügbarkeit kosmetischer Mittel': Kosmetische Produkte ermöglichen Abdeckung, Korrektur und ablenkende Akzentsetzung;
- 'Vorrang der Psycho-Somatik': Psychische Auslösung von Hauterkrankungen ist das 'interessantere' Arbeitsgebiet;
- 'Verlagerung in innerpsychische Bereiche':

Entstellungsgefühle werden nur als Symptome "grundlegender" persönlicher Insuffizienzgefühle, Ängste oder Depressionen gewertet und stehen dann nicht mehr im Fokus therapeutischer Bemühungen.

---

[1] Neutraler sollte es eher lauten: 'Dermatologische Veränderungen/Andersartigkeiten und deren Verarbeitung durch den Hautpatienten'.

Mögen hierbei auch Lösungsstrategien für das Entstellungsproblem mit anklin-
gen, so bleibt der Eindruck, daß dabei letztlich 'Entstellung' nicht genügend ge-
danklich und forschend durchgearbeitet wird. Wir erachten es aber als erforderlich, das Entstellungsproblem als eigenständige Thematik weiter zu entwickeln.
Deshalb sollen einige Forschungsergebnisse und klinische Erfahrungen aus unserer Arbeitsgruppe kursorisch dargestellt werden.

"Entstellung" - über Schwierigkeiten bei der Umsetzung von Forschungsergebnis-
sen in klinisch-therapeutische Praxis

Hautpatienten beklagen, daß sie wegen ihres Erscheinungsbildes von der Umgebung abgelehnt werden. Dies bestätigen unsere Erhebungen über Einstellungen
gegenüber Hautkranken (Bosse et al. 1976). Die Ablehnung fällt aber in Abhängigkeit von den jeweiligen situativen Einbettungen (z.B. Arbeitsplatz, persönlicher
Kontakt) äußerst unterschiedlich aus (s. Eagly et al.1991). Wahrscheinlich wichtiger als die Ablehnung sind die gegenseitigen Unterstellungen von hautgesunden
und hautkranken Personen: Hautkranke denken, daß hautgesunde Personen viel
krasser in ihrer ablehnenden Haltung sind ('paranoide' Vorstellungen Hautkranker); Hautgesunde sind der Ansicht, daß Hautkranke generell kaum Anstoß an anderen Hautkranken nehmen ('Ghetto'-Einstellungen Hautgesunder). Diese Mei-
nungsspannweiten (vgl. Karniol 1990, Tröster et al. 1990) können leicht double-
bind-Kommunikationen begründen - d.h. für Hautkranke ist nicht abschätzbar,
welcher Meinung ihr Gegenüber nun wirklich ist (Hünecke, 1976). So sind Patienten irritiert und skeptisch, wenn andere Personen (selbst-)verständlich mit ihren
Hauterscheinung umgehen können. Sensibilisierte Hautpatienten bleiben fest
überzeugt, daß sie nur abgelehnt werden können. Diese Vorstellungen können in
therapeutischen Gesprächen häufig kaum aufgelöst werden.
    Auch wenn Hautpatienten ihr Entstellungsgefühl oft unmittelbar gleichsetzen
mit dem Vorhandensein bzw. dem Ausmaß von Hautveränderungen, gehen vielmehr moderierende Variable mit ein (z.B. 'belastende Vorerfahrungen',
'Sozialnormen bzw. Schönheitsideal'; Bosse et al. 1978). Auch spielen allgemeine
Persönlichkeitsaspekte (z.B. Depressivität, Gehemmtheit) oder Krankheitsbilder
(z.B. akute vs. chronische Hauterkrankungen) mit hinein. Letztlich läßt sich zeigen, daß das somatische Ausmaß der Erkrankung in keinen oder nur in einem begrenzten Zusammenhang zum Entstellungsgefühl zu bringen ist (Brüninghaus
1982, Alt 1988, Ginsburg & Link 1989). Goffman (1975) führt diesbezüglich aus,
daß der Begriff 'Stigma' zwar als herabsetzende Eigenschaft gebraucht wird, aber
daß 'Stigma' nicht als Eigenschaft der 'Objekte an sich' gesehen werden kann und
darf. Patienten, die ihr Leiden in von ihnen doch objektiv wahrnehmbaren Hautveränderungen begründet sehen, sind derartige auf die Subjektivität abhebende
Erkenntnisse nur schwer nahezubringen.
    Da Patienten sich immer wieder über das Angestarrtwerden beklagen, er-
scheint das Blickverhalten anderer relevant zu sein. Befunde aus eigenen experi-

mentellen Untersuchungen mittels Blickregistrierung (Brüninghaus 1982, Künzel 1982, Franzky 1985) belegen, daß Hautveränderungen in der Tat länger angeschaut werden. Aber die Blickdauer steht in keinem systematischen Zusammenhang mit sozialen Wertungen (z.B. bezüglich Attraktivität, Sympathie etc.; vgl. auch Argyle & Cook 1976)! Statt dessen läßt sich überlanges Blickverhalten als ein Informationssuchverhalten verstehen. Interessanterweise zeigen Hautkranke selber ein auffällig verlängertes, 'sensibles' Blickverhalten. Auch diese kognitionsorientierte Sichtweise ist Patienten in Gesprächen nur recht unzulänglich nahezubringen (Hünecke & Bosse 1987).

Zusammenfassend läßt sich sagen:
- daß empirische Untersuchungen 'Bausteine' für ein Verständnis des komplexen und sehr wertbesetzten Bereichs 'Entstellung' liefern,
- daß darauf aufbauende psychotherapeutische Ansätze kaum Problemsicht und Problemempfinden betroffener Hautpatienten umstrukturieren konnten.

Angesichts dieser Fakten und Schwierigkeiten eröffnet sich nun aber mit der Videotechnik ein Weg, mit deren Hilfe Hautpatienten ein von ihnen akzeptiertes Selbstbild entwickeln können - ein therapeutischer Weg, bei dem fundiertes Wissen gewinnbringend genutzt werden kann.

Indikation und Methodik beim strukturierten Videofeedback

Bezüglich Selbstbild- bzw. Körperschemastörungen liegen Literaturberichte vor, die für die effektive diagnostische und therapeutische Arbeit mit VF sprechen (bei Schizophrenien z.B. Hartwich & Deister 1983 und bei Eßstörungen z.B. Meerman 1985). Mögen sich hier aufgrund der nachgewiesenen Wirkungsweisen des VF (Aufmerksamkeitssteigerung, realistischere Körperwahrnehmung) bereits Indikationen etabliert haben, so läßt sich daraus noch keine Indikation für den Problemkreis 'Entstellung' ableiten. Wir sehen unsere Indikation zum VF in folgenden Überlegungen begründet:
- die Selbstschilderungen über das Erscheinungsbild sind auf die Hautveränderungen fixiert und vernachlässigen andere Aspekte sozialer Attraktivität (z.B. mimisches und gestisches Ausdrucksverhalten);
- während Foto und Spiegel derartige Selbstbilder begünstigen, könnte demgegenüber das Videoverfahren 'lebendigere' Eindrücke von der persönlichen Erscheinung vermitteln.

Ständig gegenwärtig, kommen im Spiegelbild und fotostatische Merkmale des Körpers besonders zum Tragen. Im Foto sind Mimik und Gestik 'eingefroren' und im Spiegel wird ein Ausdrucksverhalten durch unmittelbare visuelle Rückkopplung leicht so gestört, daß es nicht weiter praktiziert wird (Lanzetta 1982). Um so mehr ist dann Zeit für Inspektion von störenden Hautveränderungen gegeben (vgl. Gallup 1968). Problematisiert man gegenüber dem Patienten diese Wirkung von Spiegel und Foto, erbringt das dennoch keine bemerkenswerten Einstellungsänderungen. Die konkrete Selbsterfahrung mittels Videotechnik erscheint notwendig und umumgänglich.

Da die Hautpatienten bislang an den von vermeintlich objektiven Medien wiedergegebenen 'objektiven' Bildern scheitern, sind sie auch gegenüber dem neuen Weg der Videoaufzeichnung ablehnend eingestellt. Da die Gefahr der Wiederholung von Negativerfahrungen besteht (damit auch eine Kontraindikation gegeben ist), gilt es sehr sorgfältig vorzugehen - wir möchten deshalb auch von vornherein von einem 'strukturierten VF' (vgl. 'Fokussiertes Feedback', Mittenecker 1987) sprechen. Wir halten daher differenzierte Überlegungen zur Vorbereitung der Patienten und zum methodischen, technischen Vorgehen bei der Videoaufzeichnung und -darbietung für außerordentlich wichtig.

Technische Ausstattung

Wir benutzen eine Videofarbkamera (Typ: Panasonic WVP-F10E), mit der unter den gegebenen Lichtverhältnissen (einfache Neon-Raumbeleuchtung) eine ausreichend gute Farbbildqualität zu erzielen ist. Um die Kamera/Aufnahme-Situation zu neutralisieren, ist ein großer Raum gewählt worden (zwischen Patient und Kamera sind fünf Meter Distanz). Mit einer Tele-Einstellung wird der hinter einem Tisch sitzende Patient dennoch so aufgenommen, daß Kopf und Oberkörper nachher den Bildschirm füllen. Die Aufnahme erfolgt 'en-face': die Kamera ist über den Therapeuten hinweg auf den Patienten gerichtet. Es wird eine 'fix-focus'-Einstellung vorgenommen. Bislang wird mit dem zur Kamera gehörigen Mikrofon gearbeitet. Die dabei auftretende Verfremdung der Stimme (Hall-Effekte) ist erwünscht, da der Patient später die Thematik des Audio-Feedbacks wegen der 'Unwirklichkeit' leicht ausgrenzen kann. Aufgezeichnet wird mit einem U-matic-Gerät, von dem aus die Szenenwiedergabe auf einen 48-cm-Farbmonitor erfolgt.

Vorbereitung, Aufzeichnung, therapeutische Videofeedbacksitzung

Gerade für Patienten mit Entstellungsgefühlen kann die Begegnung mit einem bildgenerierenden Medium (Spiegel, Foto, Film, Video) bereits angstbesetzt sein (s. Diskussion; für eine allgemeine Orientierung zum Medium Video: Mittenecker 1987). Eventuell kommen soziale Beziehungsschwierigkeiten/-ängste der Patienten, die auf den Therapeuten übertragen werden, hinzu. Die Feedback-Situation kann Konfrontationscharakter für den Patienten haben (Antons 1974):
- zum einen 'muß' er unerwünschte, höchst private Aspekte der Unzulänglichkeit öffentlich machen,

- zum anderen 'muß' er damit rechnen, daß ihm Aspekte seiner Person vom anderen aufgezeigt werden, die ihm bislang selbst unbekannt geblieben sind (sein "blinder Fleck").

Um derartige Konfrontationen konstruktiv zu gestalten, ist in vorbereitenden Gesprächen der Aufbau einer tragfähigen Patienten-Therapeuten-Beziehung notwendig (Themenpunkte dabei z.B. allgemein: 'soziale Beeinträchtigungen durch die Hautveränderungen', 'Videoaufzeichnung als konstruktive Weiterentwicklung des Selbstbildes'; oder speziell: 'Arrangement der Videoaufnahme', 'Gefühle der Befremdung in der VF-Sitzung', 'Erwartungen der Patient bezüglich des Videos').

Um eine möglichst entspannte und angstfreie Atmosphäre während der Videoaufnahme zu schaffen, empfehlen sich als Gesprächsthemen Interessen und Freizeitaktivitäten des Patienten. Um genügend Aufmerksamkeit zu binden, sollten Gesprächsinhalte dennoch problemorientiert sein (vgl. Doerr & Carr 1982). Sind die Gesprächsanteile des Therapeuten eher begrenzt, kann der Patient sich beim späteren Videofeedback in der vorteilhafteren, da verhaltensreicheren, Redner-Rolle erleben. Die aufzuzeichnende Sitzung dauert zwischen zwanzig und dreißig Minuten.

Wie für die Vorbereitung und Aufzeichnung so halten wir es auch für das eigentliche VF für außerordentlich wichtig, daß dies in einer sehr achtsamen und deshalb auch bewußt strukturierten Form geschieht (s. Diskussion; vgl. auch Holzman 1969). Dies gilt bereits für den 'ersten Eindruck', den der Patient gleich anschließend an die Aufzeichnung vermittelt bekommt. An einer vorher bewußt nicht ausgesuchten Stelle (Patienten stoßen sich an selektierten Bildern) wird das zurückgespulte Band für eine erste Sequenz von nur etwa ein bis zwei Minuten gestartet. Die kurze Videodarbietung wird an einer Stelle vom Therapeuten beendet, an der der Patient ausdrucksstark und/oder gelöst wirkt. Die ersten Stellungnahmen des Patienten werden vorrangig unter dem Fremdartigkeits-Gewöhnungs-Aspekt erörtert. Meist ist in dieser Hinsicht eine mehrfache Präsentation kurzer, häufig nur Sekunden dauernder Videosequenzen und deren Besprechung erforderlich. Selbstkritische Kommentierungen werden aufgenommen, aber vorerst nicht weiter vertieft. Statt dessen werden akzeptierende Kommentare über das eigene Erscheinungsbild aufgegriffen und zum Thema weiterer Ausführungen gemacht. Vielzählige Wechsel von Video-Betrachtung und verbaler Bearbeitung sind für den Aufbau von Selbstverstärkungsverhalten nötig. Vergleichbar der Wahrnehmungsperspektive des Therapeuten kann der Patient sich selbst als Außenstehender sehen und so zu sich ('seinem Bild') Stellung nehmen. Damit kann die verbale Vermittlung von Eindrücken seitens des Therapeuten entfallen (s. einleitendes Kapitel). Indem der Therapeut die zu bearbeitenden Videosequenzen festlegt (Dauer, Inhalte und Beendigung), weiß er genau, worauf sich Patientenäußerungen bezüglich des Erscheinungsbildes beziehen, worauf Patienten eingehen, was sie auszuklammern suchen, was sie an Vorerfahrungen und Voreinstellungen einbringen bzw. thematisieren (vgl. Biggs 1980). Die therapeutische Arbeit wird damit gegenüber einem nur verbalen Ansatz problem- und zielorientierter. Häufig ist mit einer ersten Gewöhnung und beginnender positiver Kommentierung der zeitli-

che Rahmen für die erste Videositzung ausgefüllt. Die weitere inhaltliche Bearbeitung muß auf die folgenden Stunden vertagt werden. Meist bietet das Material einer Videoaufzeichnung eine Vielzahl von brauchbaren kurzen Szenen, mit
denen die Rolle des Verhaltens für die soziale Interaktion verdeutlicht werden
kann. Schließlich können auch noch kritische Punkte im Erscheinungsbild aufgegriffen werden. Gegen Ende der Videofeedback-Sitzungen wird auf einer Meta-
Ebene das neue Selbst-Bewußtsein bilanziert: z.B. wird über das veränderte
Selbstbild und die praktische Bedeutung der neuen Erfahrungen für soziale Interaktionen gesprochen.

Weitere Möglichkeiten des Videosystems wurden bislang noch nicht bzw. nur
selten benutzt: Selektives Zusammenschneiden von Szenen, ein- oder mehrfaches
Wiederholen von Szenen, Darbietung von Standbildern oder von längeren Videosequenzen (z.B. fünf Minuten und länger), (Fern-)Bedienung des Videorecorders
durch den Patienten selbst.

Erste Erfahrungen mit strukturiertem Videofeedback bei Entstellungsgefühlen

Aufgrund unserer klinischen und experimentellen Vorerfahrungen lassen wir uns
von mindestens zwei Denkansätzen für das Videofeedback-Verfahren leiten:
- 'Neugierde-Fremdartigkeit-Gewöhnung': Aufmerksamkeit - die von anderen
  Personen und die eigene - erleben Patienten immer nur als soziale und persönliche Verunsicherung. Den kognitiven Anteil an der Aufmerksamkeit
  (Informationsgewinnung) können Patienten sich kaum oder nur mühsam vorstellen. Der Prozeß 'Aufmerksamkeit-Gewöhnung' ist ihnen nicht bekannt oder
  wird vorab wegen der negativen Wertigkeit von 'Gewöhnung' abgelehnt. Mit
  dem strukturierten Vf sollte der dynamische und kognitive Charakter der Aufmerksamkeit deutlich werden.
- 'Entstellung, nur ein statisch-körperliches Attribut': Die Selbst-Wahrnehmung
  ist einseitig auf körperliche Merkmale gerichtet; mit einem Vf sollte die Selbst-
  Wahrnehmung mehr auf Verhaltensaspekte (Mimik und Gestik) zu lenken
  sein.

Die Zahl der bisher am VF teilgenommenen Personen ist noch begrenzt (n = 10;
drei Männer, sieben Frauen; Patienten mit Akne, Alopecia areata, neurotischen
Excoriationen im Gesicht, mehrere   Patienten mit atop. Dermatitis mit
Gesichtsbeteiligung, dermatologische 'Nichtpatienten' mit Körperunzufrieden-
heit).

Die Patienten hatten nur äußerst unzulängliche Vorerfahrungen und Vorstellungen, wie sie in einer Videoaufzeichnung erscheinen würden. Gegenüber der
Unsicherheit, sich angesichts einer aufnehmenden Videokamera nicht richtig verhalten zu können, konnte die latent vorhandene Neugierde zum dominanten Motiv
gemacht werden. So konnten die Patienten für das Angebot einer Videositzung
gewonnen werden. Mit den Videoaufzeichnungen bekamen die Patienten eine

gute und realistische Perspektive geboten, aus der ein anderer sie sieht. Die mittels strukturiertem Vf gewonnenen therapeutischen Erfahrungen und die Erfolge für die Patienten stellen bei aller gebotenen Vorsicht einen guten und ermutigenden Auftakt dar.

Gegenüber den Patienten wurde als ein sehr wichtiges und erst einmal vorrangiges Ziel der Videoaufzeichnung und -bearbeitung herausgestellt, sich auf Fremdes einzulassen und sich schrittweise damit vertraut zu machen ('Gewöhnungs'-These). So räumten sie ein, daß sie sich während der Aufzeichnung anfänglich noch mit der Videokamera konfrontiert sahen, aber sich dann auf das Gespräch konzentrieren konnten. Es klang sehr wohl Erstaunen heraus, daß sie sich an die Kamera gewöhnten. Gelegentliches, momentanes Bewußtwerden der Kamerasituation konnten sie ohne nachhaltige Verkrampfung überwinden. Am Ende stuften sie diese Situation als nicht mehr belastend ein.

Das Sich-Sehen im Video rief in der ersten Darbietungssequenz deutlich Anspannung und Aufregung hervor. Irritierung und Verwirrung über die eigene Fremdartigkeit waren so stark, daß die dadurch ausgelöste maximale Aufmerksamkeitssteigerung mit Ablehnung einherging (vgl. Berlyne 1960). Jedoch attribuierten die Patienten diese Aufregung spontan auf 'Unmöglichkeit' ihres Erscheinungsbildes (Hautveränderungen) bzw. ihres Verhaltens (vgl. Mittenecker 1987). Im Sinne von Selbst-Kontrolle wurden sie vom Therapeuten noch einmal an die erste Aufgabenstellung 'Fremdartigkeit - Gewöhnung' erinnert. Die Patienten wurden zur Vorsicht mit Selbstbewertungen zu diesem Zeitpunkt angehalten. Für die nächste Beobachtungssequenz wurde nochmals als Aufgabe gestellt, ob nur 'Fremdes' zu sehen sei. Und so entwickelte sich über wiederholtes Wechseln von Betrachtung und kommentierender Bearbeitung von Videoszenen ein schrittweises Vertrautwerden (Kommentare z.B.: 'Jetzt bin ich mit der Person auf dem Bildschirm einig.', 'Das hätte ich anfänglich nie geglaubt, daß ich mich mit meinem Aussehen arrangieren kann.'). In der Verallgemeinerung ihrer Selbst-Erfahrung wurde ihnen nun verständlich, daß andere Personen sich auch an ihr Erscheinungsbild 'gewöhnen' konnten. Die einsetzende Entspannung führte zu einem neugierigen und erwartungsfrohen Sich-Studieren.

Während auf Statisch-Körperliches nur kurz eingegangen wurde, wurde dem Sich-Verhalten starke Aufmerksamkeit gewidmet. Bei diesem Sich-Anders-wahrnehmen bzw. Sich-Neusehen fallen vielfältige, anfänglich kritische Wertungen der Patienten an. Der Therapeut ermutigte und betonte die Wichtigkeit auf sich bezogener zustimmender Äußerungen (Prinzip der Selbstverstärkung). Manche Patienten hatten länger mit dem Gefühl von Peinlichkeit zu kämpfen, (in Gegenwart des Therapeuten) positive Aussagen über sich zu formulieren. Den Patienten erklärten wir, daß die angestrebten positiven Äußerungen nicht irgendeiner Schönfärberei oder einem Bagatellisieren dienen sollten - aber auf Kritisches fixiert, würden sie sich zu wenig offenhalten für Anerkennung und Bestätigung, ohne die aber Selbstsicherheit und Selbstvertrauen nicht aufzubauen ist. Sich also die Aufgabe stellte, was sie an sich akzeptieren und gut finden. Zuerst kam nonverbal, z.B. mit einem entspannten Lächeln, zum Ausdruck, wenn sie zufrieden mit ihrem Videobild waren. Wenn dann ansatzweise das eine oder andere eigene Verhalten anerkannt wurde, so geschah das mit einem erheblichen Anteil von Selbstironie. Mit wachsendem Vertrautwerden äußerten die Patienten sich auch zunehmend differenzierter und phantasiereicher über das gezeigte Verhalten. Die Verlagerung des Selbstbildes in den Bereich des Sich-Verhaltens (Gestik und Mimik) formulierte eine Patientin treffend: 'Dann brauch ich ja morgens zu Hause nicht gleich alles abdecken - so mit meinen Verhaltensweisen und Lachen kann ich mich doch wohl gut meinen Freundinnen und Nachbarn präsentieren, wenn sie überraschend vor meiner Tür stehen. Und so wie ich bin, kann ich wohl auch einkaufen gehen. Dann werde ich mich nur noch zu besonderen Anlässen zurecht machen.' Ein Sich-Selbst-Vertrauen aufgrund des eigenen Verhaltens wird dabei deutlich. Es bedurfte etlicher Schritte, bis uneingeschränkt Faszination und Stolz geäußert wurde (z.B. 'Am liebsten möchte ich mir das Band immer wieder ansehen', 'Das würde ich gern auch meiner Familie zeigen'). Die Freude, beinahe auch Euphorie, wurde nicht von Selbsttäuschungen getragen, sondern blieb 'begründet'. Die anfänglich geäußerten Kritikpunkte (z.B. 'Diese Ansicht direkt von vorn zeigt nicht gerade meine Schokoladenseite!'), auch im Zusammenhang mit der Hauterkrankung, waren als selbstkritischer Hintergrund gegenwärtig. 'Hätte ich mich doch so, auch mit den Pickeln, schon mal früher gesehen, dann hätte ich mir zwei Jahre selbst auferlegter Isolation ersparen können!' Eine gelungene Mischung von Zufriedenheit und Kritikbereitschaft in diesem bemerkenswerten Patientenkommentar verdeutlicht das neue Selbstbewußtsein.

Einen Befund aus den Videofeedbacksitzungen können wir vorerst nicht ganz einordnen. Auch wenn manche Patienten sagten, sie würden sich das vorhandene Videoband am liebsten ein paarmal ansehen, so konnten dieselben Patienten bei dem Vorschlag zögern, eine neue Videoaufnahme zu machen. Sie seien sehr mit der Video-Erfahrung zufrieden und könnten sich selbst jetzt auch in Gegenwart anderer Personen positiver sehen, aber damit sei es auch 'gut und genug'. Zwei Alternativen gilt es zu überdenken:

- Kennzeichnen derartige Äußerungen das Videofeedbackverfahren als Möglichkeit einer zentralen Umstrukturierung des Selbstbildes ähnlich den Prozessen bei sogenannten Aha-Erlebnissen? Weitere Wiederholungen von VF wären dann in der Tat nicht entscheidend wichtig.
- Oder ist derartigen Aussagen zu entnehmen, daß aus einer Unsicherheit heraus die Patienten Selbsterfahrungsmöglichkeiten begrenzen wollen? Eine weitergehende Problemaufarbeitung würde dann wohl auch VF-Wiederholungen nötig machen.

Beide Annahmen, Videofeedback als Auslöser für ein 'Aha-Erlebnis' bzw. für 'Selbstbegrenzung', dokumentieren folgende Patientenaussagen: 'Es gibt Tage, an denen ich nicht darüber sprechen kann... Dazu muß ich mit meinem Selbstgefühl im Positivbereich sein' - andererseits: 'Diese Videositzungen haben mich eigentlich um so vieles vorwärts gebracht, daß ich mir schlecht vorstellen kann, was mir ein weiteres Video-Feedback noch bringen könnte - auf jeden Fall wohl nicht noch einmal einen solchen Erfolgsschritt'. Eine Klärung dieser beiden gegensätzlichen Positionen können wir momentan nicht herbeiführen.

Trotz dieses offenen Befundes gilt es festzuhalten, daß nach der detaillierten und strukturierten Durcharbeitung von einer Vielzahl kurzer Videoszenen
- die Patienten mit Aufmerksamkeitsprozessen bewußter und differenzierter umgehen können,
- die Patienten über das Erleben, wie sie sich verhalten, ihr persönliches und soziales Erscheinungsbild akzeptieren und positiv bewerten.

Diskussion des Ansatzes eines strukturierten Videofeedbacks

Um den theoretischen Standort des VF-Ansatzes näher zu bestimmen und zu diskutieren,
a) werden wir kurz auf Vorstellungen zum Begriff 'Entstellung' eingehen,
b) werden wir uns den Konzepten 'Aufmerksamkeit' und 'Selbstaufmerksamkeit' zuwenden, soweit sie an Entstehung und Verarbeitung des Entstellungsproblems beteiligt sind,
c) werden wir 'Videofeedback' als therapeutischen Behandlungsansatz problematisieren und dabei kurz auf verhaltenstherapeutische Verfahren zum 'Training sozialer Kompetenz' eingehen.

Die somatische, die individuelle und die soziale Betrachtungsebene werden sich dabei mehrfach berühren und auch überlagern.

a) Aspekte der Entstellung

Der Leser mag in den bisherigen Ausführungen vermißt haben, daß wir nicht auf Größe, Ausmaß, farbliche Intensität von Narben, Nävi und Pusteln etc., auf Proportionsstörungen und Fehlen von Körperteilen eingegangen sind - zumal der Hilfe suchende Patient doch selbst stets auf die 'objektive' Seite seines Attraktivitätsverlustes verweist. Bereits früher (Hünecke & Bosse 1980) haben wir auf Probleme mit einer dem Physikalismus verpflichteten Analyse der Entstellung hingewiesen. Wenn selbst Plastische Chirurgen einräumen, daß nicht einmal gut geplante und erfolgreich durchgeführte operative Eingriffe eine Zufriedenheit der Patienten gewährleisten (z.B. 'Brustverkleinerung' s. Goin 1977), so unterstreicht das exemplarisch, wie sehr das Problem 'Entstellung' weniger eine Frage der Metrik sondern vor allem eine Frage der Auffassung, d.h. der 'Erwartungen', der 'Aufmerksamkeit', der Wahrnehmung ist. Wir versuchen, Grenzen und Schwierigkeiten eines reizbezogenen Lösungsansatzes zu überwinden, um ein alternatives, für das Entstellungsproblem umfassenderes Behandlungskonzept zu entwickeln (vgl. Schmidt-Tintemann 1981).
    Auf die Hautveränderungen zu sehen und sich daraufhin abzuqualifizieren (entstellt zu fühlen), bedeutet das Eingeständnis des Versagens gegenüber einer einzigen Norm, der 'physischen Schönheit', die derjenige damit für sich über alle

Maße als verbindlich akzeptiert hat (Goffman 1975; vgl. auch Ogilvie 1987). Dabei könnte die Person gegebenenfalls eine andere, z.B. die sehr nahestehende Norm der 'dynamischen Schönheit', mittels seiner Mimik und seines allgemeinen Ausdrucksverhaltens erfüllen (Schüle 1977). Es wäre im Interesse von Hautkranken einmal zu prüfen, in welcher Gewichtung diese beiden sozialen Normen zueinander stehen. Das bislang scheinbar bestehende Übergewicht zugunsten von 'physischer Schönheit' mag in einer leichteren Operationalisierung (z.B. Körpermaße und -proportionen) und in einer leichter dokumentierbaren Standardisierung (z.B. Statue, Bild) begründet sein. Jedoch ist damit die soziale Gültigkeit nicht festgeschrieben, sind doch sozial nachteilige Effekte von 'physischer Schönheit' bereits mehrfach dokumentiert worden (z.B. Dermer & Thiel 1975).

Für betroffene Patienten sehen wir jedenfalls im Videofeedback eine wichtige Methode, sich von ihrer 'dynamischen Seite' sehen zu lernen und damit einem im Statisch-Körperlichen begründeten Entstellungsgefühl entgegentreten zu können.

b) Wichtigkeit von Aufmerksamkeit und Selbstaufmerksamkeit

Entstellungen, Stigmata, somatische Andersartigkeiten werden verstanden als '...ein Merkmal, das sich der Aufmerksamkeit aufdrängen und bewirken kann, daß wir uns bei der Begegnung mit diesem Individuum von ihm abwenden...' (Goffman 1975, S.13). Betroffene Hautpatienten stellen eine zwangsläufige, unmittelbare Verknüpfung zwischen ihrem Hautmerkmal und sozialen Ablehnungsreaktionen her. Im Bereich der sozialpsychologischen Attraktivitätsforschung ist gemäß der stereotypen Vorstellung 'Was schön ist, ist auch gut' lange Zeit ähnlich gedacht und gearbeitet worden. Daß eine derartige unmittelbare Zwangsläufigkeit nicht besteht, hat selbst in der Forschung sich erst verzögert als Erkenntnis durchgesetzt. So haben einige Autoren (vgl. Langer et al. 1976, Taylor & Fiske 1978) und wir (Hünecke & Bosse 1987) im kognitionstheoretischen Sinne auf die Rolle der Aufmerksamkeit hingewiesen. Treten schon bei außenstehenden Betrachtern Aufmerksamkeitsprozesse zwischen Reizstimulus (z.B. Hautveränderung) und Reaktion (z.B. verbale Wertung), so wird es für ein Problemverständnis und patientenbezogene therapeutische Bemühungen wichtig zu fragen, ob und in welchem Maße das Entstellungsgefühl beim Patienten nicht auch von Aufmerksamkeitsprozessen abhängig ist bzw. modifiziert wird.

Unter Nutzung von längeren Betrachtungszeiten als Indikator für Aufmerksamkeitsprozesse geben unsere experimentellen Blickregistrierungsstudien mit Hautpatienten erste Hinweise:

- Hautkranke schauen länger als Hautgesunde auf 'gesunde' Gesichts-areale, wenn dort zuvor Hautveränderungen existierten (Franzki 1985);
- Hautkranke betrachten länger als Hautgesunde Veränderungen an der Haut (Franzki 1985) und Probanden mit früherer Hautkrankheit schauen länger auf Pusteln als unvorbelastete Probanden (Künzel 1982);
- Bei Aknepatienten korreliert zunehmendes Krankheitsgefühl ('Entstellungsgefühl') mit längeren Fixationszeiten für Pusteln (Brüninghaus 1982).

Etwa zeitgleich zu unseren Untersuchungen wurden in der Sozialpsychologie theoretische Konzepte der 'Selbstaufmerksamkeit' entwickelt (u.a. Carver 1979, Wicklund 1975). Viele inhaltliche Überlegungen erscheinen geradezu charakteristisch für Entstellungsprobleme, jedoch wurden direkte Verbindungen zwischen 'Selbstaufmerksamkeit' und 'Entstellungsgefühlen' bislang nicht hergestellt. Sehr interessante Darstellungen finden sich in dem Buch von Buss (1980) 'Self-consciousness and social anxiety'. Items aus seinem Fragebogenkonzept 'public body awareness' beinhalten Probleme des äußeren Erscheinungsbildes: z.B. 'Es ist wichtig für mich, daß meine Haut gut aussieht und keine Makel aufweist' oder 'Ich fühle mich wohl, wenn ich sicher sein kann, daß meine Frisur richtig ist' (vgl. auch unsere Items zum Krankheitsgefühl Hautkranker, Bosse et al. 1978). Es war das Anliegen von Buss, induktiv zu zeigen, daß '...soziale Ängste ...(Verlegenheit, Scham, Schüchternheit, Publikumsangst)... gemeinsam ein aktuelles Gewahrwerden von sich als einem sozialen Objekt haben' bzw. 'The link that connects self-consciousness with social anxiety is public self-awareness'(S.124). Er unterscheidet dabei einen habituellen (trait) von einem aktuellen (state) Aufmerksamkeits-Aspekt: public self-consciousness vs. public self-awareness. Public self-awareness ist auf zweierlei Weise auslösbar:
- durch Beobachtetwerden (z.B. von Personen oder durch Kamera) bzw. auch durch Nicht-Beachtetwerden;
- oder durch nicht-soziale Wahrnehmungsrückmeldung (z.B. Spiegel, Foto, Video).

Auf jeden Fall richtet die betroffene Person ihre Aufmerksamkeit auf hervorstechende Aspekte ihrer Erscheinung. In der Folge zeigen sich Schwierigkeiten im sozialen Verhalten oder es entwickelt sich ein vermindertes Selbstwertgefühl.

Allgemein wurde Selbstaufmerksamkeit von den Autoren mit unterschiedlichen Theorieverständnissen zum Forschungsgegenstand erhoben (aktueller umfassender Überblick bei Gibbons 1990). 'Selbstaufmerksamkeit' ist als Konstrukt/Prozeß noch nicht verbindlich definiert (vgl. Carver & Scheier 1987). Für uns aber ist es hilfreich und anregend, das Entstellungsproblem akzentuiert unter dem Aufmerksamkeitsaspekt anzugehen. Ein derart orientierter Ansatz im klinisch-psychologischen Bereich scheint sich zu lohnen (u.a. Pyczinsky & Greenberg 1987, Heigl 1987).

c) Videofeedback - Notwendigkeit für ein strukturiertes Vorgehen

Selbstaufmerksamkeit, situativ auslösbar u.a. durch Videoaufzeichnung oder -wiedergabe, kann selbstkritische, depressive Empfindungen beim Patienten erzeugen oder verstärken (s.o.; vgl. Mittenecker 1987). Und dennoch halten wir Videofeedback für ein therapeutisches Medium - sogar bei Patienten mit Entstellungsängsten? Gemäß dem Tenor des überwiegenden Teils der uns momentan vorliegenden Literatur sollte man eher nicht mit VF arbeiten . Zwar gibt es einige vom VF begeisterte Autoren (Sanborn et al. 1975), aber diesen werden methodische Un-

zulänglichkeiten in ihren Untersuchungen vorgehalten (Gur & Sackeim 1978). Anhand seiner Ergebnisse zu einer 'nur' Videofeedback-Gruppe sieht Zimmer (1980)
die Vermutung bestätigt, '...daß Videofeedback tatsächlich die Gefahr in sich birgt,
daß Selbstkritik und Selbstabwertung ausgelöst werden, die die therapeutischen
Fortschritte verlangsamen, ...' (s.166). Dieses Gefährdungsmoment mögen auch
einige unserer Patienten ahnen, wenn sie sich zum Teil bezüglich weiterer Videofeedbacks so zurückhalten (Selbstbegrenzungsaspekt, s.o.). Oder sie haben in positiver Weise begriffen, was ein VF ihnen gebracht hat (Aha-Erlebnis, s.o.) und
lassen sich ansonsten von 'Illusionen' im Sinne von Steele (1988) zu einem
leistungsfähigen Selbstgefühl tragen.

Nach unserer Analyse vorliegender VF-Untersuchungen wird zum Teil in einer
wenig reflektierten, naiven Weise mit der Methode eines visuellen Feedbacks
umgegangen. Den Patienten wird "einfach" gezeigt, was aufgenommen wurde, und
ihre Reaktionen und Äußerungen werden registriert (vgl. Nielsen 1962). Dabei
gibt es sehr wohl vereinzelte, von verschiedenen Autoren erwähnte, uns aber wich-
tig erscheinende methodische Gesichtspunkte, die als Strukturierungshilfen beim
Videofeedback zu beachten sind:
-   Unmittelbarkeit des Videofeedbacks nach Aufnahme (Boyd & Sisney 1967,
    Moore et al. 1965, Sanborn et al. 1975)
-   Länge der darzubietenden Sequenz (Sanborn et al. 1975)
-   Selbst-Konfrontation (Bailey & Sowder 1970, Gur & Sackeim 1978, Nielsen
    1962, Sanborn et al. 1975)
-   Wechsel vom Akteur zum Betrachter (Biggs 1980, Storms 1973)
-   Wiederholtes Betrachten (Brown 1980, Geertsma & Reirich 1965, Moore et al.
    1965)
-   Rolle des Therapeuten (Bailey & Sowder 1970, Geertsma & Reirich 1965,
    Thelen & Lasurski 1980)
-   Aufnahme-Situation (Brown 1980, Sanborn et al. 1975).

Die Frage nach Aufnahme-Inhalt wurde scheinbar bislang nicht weiter beachtet.
Offensichtlich sind Effekte eines Videofeedbacks von etlichen Rahmenbedingungen abhängig. Demgemäß darf das Sich-Wahrnehmen keinesfalls ein passives, von
zufälligen oder unkontrollierten Stimmungen getragenes Auf-sich-Wirken-lassen
sein, sondern es fordert eine aktive Auseinandersetzung mit sich selbst. Zimmer
(1980) legt in seiner vergleichenden Therapiestudie zur sozialen Kompetenz besonderen Wert darauf, daß zusätzlich zum Videofeedback Fertigkeiten der Selbstregulation eingeführt und trainiert werden. Nach Kanfer & Kardy (1972) gehört
zur Selbstregulation die Einübung in Selbstbeobachtung, das Erarbeiten von
Bewertungskriterien einschließlich deren Anwendung und die Selbstverstärkung.
Erst die ergänzende Selbstregulationstechnik läßt Videofeedback zu einer, dann
aber auch überlegenen Therapiemethode bei sozialer Unsicherheit werden
(Zimmer 1980). Und mit derart strukturierenden Maßnahmen beabsichtigen wir,
Videofeedback für Patienten mit Entstellungsgefühlen zu einer tragfähigen, effek-
tiven Therapieform zu entwickeln.

Psychosomatische Dermatologie in der ehemaligen DDR

Klaus-Michael Taube und Heinz Hennig

Zusammenfassung

Die Medizinische Psychologie in der ehemaligen DDR verstand sich als eine Wissenschaftsdisziplin, welche die psychosoziale Dimension des menschlichen Lebens zu vertreten hat.

Seit erst knapp zehn Jahren bildete sich langsam die Psychosomatische Dermatologie in der ehemaligen DDR heraus. Bisher berücksichtigen fünf Hautkliniken psychosomatische Aspekte in der dermatologischen Therapie (Leipzig, Halle, Jena, Dresden, Nordhausen). Unter den behandelten Erkrankungen sind besonders zu nennen: Psoriasis vulgaris, Urtikaria, endogenes Ekzem, andrologische Störungen. Das große Interesse von Patienten und Ärzten läßt in den nächsten Jahren hier einen erheblichen Aufschwung der Psychosomatischen Dermatologie erwarten.

Summary

Medical Psychology in the former G.D.R. was a scientific discipline, which had to represent the psychosocial dimension of human liefe.

Psychosomatic Dermatology has developped slowly in the former G.D.R. for ten years. Five dermatological clinics considered psychosomatic aspects in the dermatological therapy. Especially the following deseases have to be remarked: Psoriasis vulgaris, Urticaria, atopic dermatitis, andrological disturbances. Because of a widespread interest of patients and physicians a considerable rising of psychosomatic dermatology must be expected in the following years.

1. Zur Entwicklung der Medizinischen Psychologie in der ehemaligen DDR

Die Medizinische Psychologie in der ehemaligen DDR verstand sich als eine Wissenschaftsdisziplin, welche die psychosoziale Dimension des menschlichen Lebens zu vertreten hat. Sie orientierte sich an bio-psycho-sozialen Modellvorstellungen der allgemeinen Krankheitslehre, entsprechende Projekte wurden zumeist interdisziplinär von Psychologen und Medizinern bearbeitet.

Organisatorisch war die Medizinische Psychologie seinerzeit hauptsächlich an zwei wissenschaftlichen Gesellschaften gebunden. So fand sich zum einen eine Sektion Medizinische Psychologie in der Gesellschaft für Psychiatrie und Neurologie und zum anderen eine solche in der Gesellschaft für Psychotherapie, Psychosomatik und Medizinische Psychologie. In gewissem Umfang wurde die Medizinische Psychologie auch durch die Sektion Klinische Psychologie der ehemaligen Gesellschaft für Psychologie der DDR vertreten.

Diese Sektionen kooperierten allerdings eng miteinander, Arbeitstagungen und Kongresse wurden sehr häufig gemeinsam gestaltet. Die Medizinische Psychologie entwickelte sich unter dem Dach dieser Gesellschaften zu einem einheitlichen Wissenschaftsgebiet, was schließlich zur Einrichtung entsprechender Abteilungen, Arbeits- oder Lehrbereiche an einigen Medizinischen Fakultäten bzw. den Medizinischen Hochschulen der damaligen DDR führte.

Für die Lehraufgaben des Faches bei Studierenden der Medizin und Zahnheilkunde fühlte sich in Sonderheit die Sektion in der Gesellschaft für Psychiatrie und Neurologie zuständig, der auch die meisten Lehrbeauftragten des Faches angehörten.

Nachdem das Fach Medizinische Psychologie bei Studierenden der Humanmedizin einige Zeit in der Vorklinik gelesen wurde, konnten Vorlesungen und Seminare schließlich in die 1. klinischen Semester (3. Studienjahr) verlegt werden, bei Studierenden der Zahnmedizin erfolgte die Aufnahme in das 5. Schuljahr. Studierende der Psychologie wurden innerhalb ihrer Ausbildung zum Diplom-Psychologen (Klinischer Psychologe) und des anschließenden postgradualen Studiums zum Fachpsychologen der Medizin in das Fach eingeführt.

In Abgrenzung zur Klinischen Psychologie, die Bereiche psychologischer Diagnostik, Therapie und Beratung auch außerhalb der Medizin umfassend, fühlte sich die Medizinische Psychologie in besonderer Weise für die Medizin und Zahlheilkunde zuständig, d.h., sie untersuchte menschliches Erleben und Verhalten in diesem Umfeld. Die vorrangige prophylaktisch orientierte "Gesundheitspsychologie" (als Teil der Medizinischen Psychologie) begann sich erst allmählich zu entwickeln.

Die Medizinische Psychologie ist daher sowohl als angewandte Psychologie als auch als ein Grundlagegebiet der Medizin mit integrativer Funktion aufgefaßt worden, die neben ihren vielfältigen interdisziplinären Forschungsaufgaben ein breites Spektrum praktischer Tätigkeitsbereiche in der ambulanten und stationären klinischen Versorgung hatte. Sie integrierte damit wesentliche Anteile zumindest der empirischen Psychosomatik und der Psychotherapie, wenngleich zu diesen Teildisziplinen gewisse Abgrenzungen gesucht wurden (Geyer 1985, Rösler & Szewczyk 1987, Szewczyk 1988).

Die Medizinische Psychologie beschrieb aber nicht wie die Psychosomatik bestimmte Syndrome; ebenso waren Methodik, Indikation und Evaluation psychotherapeutischer Interventionen nicht ihr Gegenstand. Psychosomatik und Psychotherapie waren selbständige Fachdisziplinen, die jedoch in vielfältiger Weise von den empirischen und klinischen Ergebnissen der Medizinischen Psychologie profitierten.

Forschung und Praxis der Medizinischen Psychologie wurden in der ehemaligen DDR mangels ausreichender Institutionalisierung überwiegend von den in irgendeiner Form klinisch tätigen Psychologen und Ärzten betrieben, die sich nebenbei mit entsprechenden Projekten beschäftigten. Nur an einigen Hochschulen existieren wenige hauptamtlich ausschließlich mit der medizinpsychologischen Lehre und Forschung beschäftige Wissenschaftler.

Schwerpunkte in der Forschung des Faches waren u.a. Untersuchungen zu Bewältigungsstrategien (einschließlich Angst und Schmerz) sowie Ermittlung psychosozialer Risikofaktoren bestimmter Erkrankungen, die Erarbeitung von Interventionsmethoden zur Bewältigungsunterstützung oder Operationsvorbereitung u.a.

Trotz der geringen institutionellen Eigenständigkeit des Faches an den Hochschulen und an den Kliniken legten engagierte klinisch tätige Psychologen und Ärzte eine Reihe von empirischen Untersuchungen vor, die internationale Vergleiche nicht scheuen brauchten. Letzteres spiegelte sich in den Programmen der jährlichen Arbeitstagungen und einiger Kongresse mit einschlägiger Thematik wider.

Tiefenpsychologisch orientierte Ansätze waren zumindest nicht erwünscht. Dennoch sind in klinischen Bereichen einige wenige psychoanalytisch orientierte Veröffentlichungen in der ehemaligen DDR erschienen, die psychotherapeutische Themen bearbeiteten und die sich eindeutig zu tiefenpsychologischem Denken bekannten. Die Übergänge zwischen der Medizinischen Psychologie und Psychotherapie, in gewisser Weise auch der Klinischen Psychologie, wurden fließend gesehen, wenngleich eine abgestimmte Abgrenzung durchaus erfolgt war (Kulawik 1984, Hennig 1990). Auch der Terminus "Psychosomatik" ist jahrelang gar nicht, in den letzten Jahren des Bestehens der DDR nur zögerlich verwendet worden, statt dessen ist eher mit dem Begriff "bio-psycho-soziale Einheit" gearbeitet worden. In den letzten Jahren existierte jedoch in der Gesellschaft für Psychotherapie, Psychosomatik und Medizinische Psychologie bereits eine Arbeitsgemeinschaft Psychosomatik und einige fachspezifische psychosomatisch orientierte Arbeitsgruppen, die auf Tagungen und Kongressen zunehmend häufiger auftreten.

2. Einige Besonderheiten im dermatologischen "DDR-Umfeld"

Wie auch die Medizinische Psychologie oder deren Teilgebiete sich teilweise zögerlich entwickelten, so hat in der ehemaligen DDR das psychosomatische Denken erst langsam Einzug in die Dermatologie gehalten. Die Ursachen sind sicher vielgestaltig und nicht direkt mit den bestehenden Verhältnissen zu erklären. In den in der DDR spärlich vorhandenen dermatologischen Lehrbüchern finden sich kaum Hinweise zur Psychosomatik in der Dermatologie.

In Publikationen wird untersucht, ob die DDR, aber auch die Zeit der "Wende", besondere emotionale Strukturen herausbildete. Der allumfassende repressive Apparat hat mit Sicherheit spezielle Denkweisen bewirkt und auch die Zeit danach hat den "Gefühlsstau" in vielen Menschen nicht abbauen helfen (Maaz 1990). Diese speziellen Denkweisen waren "schizophrenoid" zwischen dem, was die Menschen glaubten und dem, was sie offiziell sagten oder taten. Den Psychiatern und Psychologen in der ehemaligen DDR sind diese Auswirkungen auf die Bevölkerung aus ihren Sprechstunden hinlänglich bekannt. Damit meinen wir die Menschen, die dem politischen Druck psychisch nicht gewachsen waren und sich in psychiatrische Behandlung begaben.

Ob es den Typ des DDR-Patienten gab, ist nicht leicht zu beantworten. Sicher haben sich die allenthalben bestehenden Mängel in der wirtschaftlichen Versorgung auf den Patienten im Berliner Regierungskrankenhaus wesentlich weniger als auf den Patienten eines kleinen Ortes in Mecklenburg ausgewirkt. Die vorhandene Behördenangst übertrug sich teilweise auf die medizinischen Einrichtungen; die freie Arztwahl stand oft nur auf dem Papier. Vielleicht waren daher DDR-Patienten besonders dankbar, wenn der Arzt ihnen in der Sprechstunde zuhörte. Vielleicht ist das auch der Grund dafür, warum DDR-Patienten sich leichter vom Arzt führen ließen und meist mit allem einverstanden waren.

Es ist kaum möglich, daraus einen direkten Zusammenhang zur Schwere von Hauterkrankungen in der DDR abzuleiten. Die tägliche dermatologische Praxis war durch die DDR-Verhältnisse viel banaler: es galt Dringlichkeitsbescheinigungen für eine Wohnung, ein Bad, eine Heizung, ein Telefon oder ein Importpräparat auszustellen.

3. Kliniken, die sich mit Psychosomatischer Dermatologie in der ehemaligen DDR befassen

In den Industrieländern schätzt man heute, daß eine erhebliche Anzahl von Krankheiten psychosomatisch ausgelöst, unterhalten oder mit bedingt sind (Achenbach 1986, Schröpl 1987, Whitlock 1980). Giss gibt die Häufigkeit emotionaler Faktoren für die Entstehung von Dermatosen mit 25 bis 50 % an (Giss et al. 1977). Das entspricht auch unseren eigenen Erfahrungen.

In Tabelle 1 findet sich ein Verzeichnis der Kliniken, die psychosomatische Aspekte in der Therapie von Hautkrankheiten berücksichtigen (mit einer Publikationsliste).

Tabelle 1: Verzeichnis der Kliniken

Hautklinik der Universität Leipzig (K. Seikowski)
Therapieform: Gruppenpsychotherapie, Gesprächstherapie, Verhaltenstherapie, Entspannungstherapie
Schwerpunkte: Urtikaria, endogenes Ekzem, Psoriasis vulgaris, Pruritus, Akne
Publikationen: Seikowski et al. 1988; Haustein & Seikowski 1990

Hautklinik der Martin-Luther-Universität Halle (K.-M. Taube, C. Baumgrätner)
Therapieform: Gesprächspsychotherapie, Entspannungstherapie
Schwerpunkte: Psoriasis vulgaris, endogenes Ekzem, Artefakte, Onkologie
Publikationen: Schneider 1991; Erbsmehl 1991

Hautklinik der Medizinischen Akademie "Carl-Gustav Carus" Dresden (A. Scholz, E. Kühn)
Therapieform: Gruppenpsychotherapie
Schwerpunkte: Psoriasis vulgaris, Urtikaria
Publikationen: Scholz 1991; Scholz et al. 1991

Hautklinik der Friedrich-Schiller-Universität Jena, (B. Knopf, C. Schmidt)
Therapieform: Gesprächspsychotherapie
Schwerpunkte: Psoriasis vulgaris, Urtikaria, Zoophobie, endogenes Ekzem
Publikationen: Estel 1988; Foltys 1990

Hautklinik des Maxim-Zetkin-Krankenhauses Nordhausen, (J. Nekwasil, C. Schmidt)
Therapieform: Gruppentherapie, Gesprächspsychotherapie
Schwerpunkte: endogenes Ekzem beim Kind

Von der Konzeption her überwiegt in den Kliniken ein klinisch orientiertes integratives Modell.

In der ehemaligen DDR arbeitete Dr. Seikowski als erster Klinischer Psychologie seit 1983 an der Hautklinik der Universität Leipzig. Das Arbeitsgebiet war zunächst die Andrologie, später aber auch eine breite Palette von Dermatosen, wie Urtikaria, Psoriasis vulgaris, endogenes Ekzem. Es folgte die Universitätshautklinik in Jena, die sich ebenfalls mit einem Klinischen Psychologen besonders Fragen psychosozialer Einflüsse bei der Schuppenflechte zuwandte. Weitere Kliniken sind die Hautklinik der Medizinischen Akademie Dresden, die sich mit den Krankheitsbildern Urtikaria und Psoriasis vulgaris befassen, die Hautklinik des Maxim-Zetkin-Krankenhauses Nordhausen und die Hautklinik der Martin-Luther-Universität Halle.

4. Zur Psychosomatischen Dermatologie in der Hautklinik Halle

Wir begannen vor etwa vier Jahren, uns mit Fragen der Psychosomatik in der Dermatologie zu beschäftigen. Zunächst wollten wir herausfinden, welche psychischen und sozialen Faktoren einen Einfluß auf den Krankheitsverlauf der Psoriasis vulgaris (Schuppenflechte) haben können. Es wurde mit standardisierten Fragebögen gearbeitet und statistisch berechnet. In der Literatur finden sich dazu verschiedene Angaben: Streß, seelische Konflikte, eine besondere Persönlichkeitsstruktur, das Verhalten in der Familie und am Arbeitsplatz (Bosse & Hünecke 1984). Unsere klinische Erfahrung zeigte, daß der Wunsch der Patienten mit Psoriasis vulgaris nach besserer Aufklärung über das Krankheitsbild oder diagnostisches und therapeutisches Vorgehen sehr groß ist. Es fand sich, daß Psoriatiker Medien, Zeitschriften und Bücher oft nutzen, um sich das gewünschte Wissen zu verschaffen (Seikowski et al. 1988). Höher geschätzt ist allerdings das ärztliche Gespräch. Da sich viele Psoriatiker mit ihren Hauterscheinungen nicht gern öffentlich zeigen, wurde häufig der Wunsch nach besonderen Zeiten für den Besuch von Freizeiteinrichtungen (z.B. in öffentlichen Saunen und Bädern) für Hautkranke geäußert (Schneider 1991).

Als weiteres Ergebnis der Untersuchungen sollte das Verhalten eines Psoriatikers in Deutschland Ost und in Deutschland West verglichen werden. Wir stellten uns vor, auf diesem Umweg herauszufinden, wo besonders Schwachstellen des staatlichen Gesundheitssystems und wo Vorteile liegen. Allerdings sind diese Ergebnisse durch die politischen Ereignisse der letzten Zeit weitgehend überholt.

Ein anderer Schwerpunkt war die Untersuchung der psychischen und sozialen Struktur von Kindern und deren Eltern sowie Erwachsenen mit endogenem Ekzem (atopische Dermatitis). Es wurden standardisierte Fragebögen verwendet. Die Antworten der Atopiekinder verglichen wir mit den Antworten einer Kindergruppe mit einer anderen chronischen Erkrankung (Rheumatoidarthritis). Daneben untersuchten wir die Häufigkeit neurotisch-funktioneller Störungen bei diesen Kindern mit Hilfe des Beschwerdefragebogens für Kinder und Kleinkinder, einem Siebtestverfahren nach Höck et al. (1981). Als Ergebnisse lassen sich ableiten, daß ein Trend zu einem Rückgang des Erstmanifestationsalters für Neurodermitis besteht. Die schulischen Schwierigkeiten sind besonders auf die Beschwerden durch den Juckreiz und den gestörten Nachtschlaf zurückzuführen. Eltern mit Atopiekindern fühlen sich besonders belastet durch die häufigen Arztbesuche und die tägliche Pflege ihres hautkranken Kindes. Der Zeitfaktor ist dabei erheblich und beträgt durchschnittlich 2-3 Stunden pro Tag. Gerade bei dieser Patientengruppe ist der Wunsch nach besserer Information über das atopische Ekzem, seine Ursachen und darüber, was man selbst zur Verhütung beitragen kann, besonders groß (Wollschläger 1992).

Bei einer anderen Untersuchungsreihe zur Compliance dermatologischer Patienten in einer ambulanten Praxis fanden sich verschiedene Einflüsse, die die Motivation der Patienten zur Unterstützung ärztlicher Anordnung fördern. Dazu gehören der Bildungsgrad des Patienten, das Lebensalter, ein "angenehmes" externes Therapeutikum sowie die besondere ärztliche Zuwendung an den Patienten. Die verwendete Methode war ein standardisierter Fragebogen sowie eine für den Patienten nicht erkennbare Messung der von ihm verbrauchten Salbenmenge, bezogen auf die Größe des erkrankten Hautareals (Erbsmehl 1991).

Von besonderem Interesse ist dem Autor die pathophysiologische Basis der Verbindung zwischen Psyche und Haut. Aus Anatomie, Pathophysiologie, Pathobiochemie, Neurologie oder Immunologie ist bekannt, daß es eine Reihe von Strukturen (Nervenrezeptoren und -bahnen) und Substraten (biogene Amine, Aminosäuren u.a.) gibt, die diese Verbindung erklären. Die weitere Aufklärung dieser substantiellen Vorgänge könnte nicht nur helfen, Therapieeffekte einer Psychotherapie zu erklären, sondern auch eine verbesserte kausale, medikamentöse Behandlung einzusetzen. Im einzelnen sind verschiedene Messungen an der menschlichen Hautoberfläche vorgesehen: Hauttemperatur (Infrarotmessung), Hautfarbe (Chromameter), Hornschichtfeuchtigkeit (Corneometer), Wasserabdunstung (TEWL mit Evaporimeter) und Hautelastizität (Cutometer). Die Messungen werden an gesunder und erkrankter Haus in Ruhe oder während Entspannungsübungen vorgenommen. Außerdem werden parallel verschiedene paraklinische Werte kontrolliert (Taube 1990).

Erstmalig auf dem Gebiet der ehemaligen DDR wurde am 15.6.1990 in Halle ein Kolloquium, das sich ausschließlich mit Fragen psychosomatischer Dermatologie beschäftigte, abgehalten.

In den letzten Jahren hat sich eine enge interdisziplinäre Zusammenarbeit zwischen der Hautklinik und der Abteilung Klinische Psychologie der Universität Halle entwickelt.

5. Ausblick

Die Psychosomatische Dermatologie in den neuen Bundesländern steht am Anfang. Das Interesse von Patienten und Ärzten läßt vermuten, daß es in den nächsten Jahren zu einer zunehmenden Beschäftigung mit dem Teilgebiet aus Dermatologie und Medizinischer Psychologie kommt. Moderne dermatologische Kliniken und Kureinrichtungen sind ohne die Mitarbeit Klinischer Psychologen kaum noch vorstellbar und entsprechen dem Wunsch vieler Patienten.

Die psychosomatische Dermatologie wird sich in der Zukunft neben den klassischen Dermatosen vielen neuen Problemen zuwenden: Dazu gehört zum Beispiel die Betreuung von Melanom- und anderen Hauttumorpatienten, von AIDS-Patienten oder Untersuchungen zu psychosomatisch beeinflußten Immunphänomenen (Gieler 1986).

II.

PSYCHOMETRISCHE UNTERSUCHUNGSANSÄTZE

Krankheitserleben und Behandlungserwartungen bei Patienten mit Neurodermitis, Psoriasis und Urtikaria

Wolfgang Schneider, Birgit Beisenherz, Volker Wendt und Ulrich Stangier

Zusammenfassung

Untersucht wird die Behandlungserwartung und Psychotherapiemotivation von zwei unterschiedlichen Gruppen mit Hauterkrankungen: 1. eine Gruppe von 43 stationären Patienten mit den Diagnosen Psoriasis, Urtikaria und Neurodermitis und 2. eine unselektierte Stichprobe von 165 Patienten einer dermatologischen Universitätspoliklinik. Verglichen wurden diese Patientengruppen mit einer Stichprobe von stationären Patienten aus psychosomatisch/psychotherapeutischen Kliniken.

Als Untersuchungsinstrumente wurden ein Fragebogen zur Erhebung der Psychotherapiemotivation (FMP) und das Freiburger Persönlichkeitsinventar eingesetzt.

Die Patienten mit Hautkrankheiten zeigen sich in ihrem Krankheitskonzept und ihren Behandlungserwartungen vor allem an organmedizinischen Krankheits- und Behandlungsmodellen orientiert. Demgegenüber erwarten die Patienten mit psychoneurotischen und psychosomatischen Störungen eher Unterstützung von psychotherapeutischen Behandlungsmaßnahmen. In der Diskussion werden die Bedingungsfaktoren der Behandlungserwartungen fokussiert und die Frage der Motivierung der Patienten mit chronischen Hauterkrankungen für eine psychotherapeutische Unterstützung erörtert.

Abstract

In a questionnaire study we compared the therapy expectations of two groups of patients with skin diseases and one group of inpatients (464) with psychoneurotic and psychosomatic disturbances. The first sample of dermatologic patients consisted of 43 patients suffering from urticaria, psoriasis or neurodermitis. The second group of dermatologic patients was an unselected random sample of 165 outpatients of a dermatologic clinic with various dermatologic diseases.

The therapy expectation was measured by a scale which holds 47 items (Cronbach's Alpha = .91) grouped into four subscales.

The results of the study show, that the dermatologic patients have a significantly lower motivation for psychotherapy than typical psychosomatic and psychoneurotic patients. The results for the different groups of patients are discussed with regard to different factors of therapy expectations and to the indication for psychological help for of these groups.

Einleitung

Für psychologische und psychosomatische Ansätze im Bereich dermatologischer Erkrankungen sind unterschiedliche Fragestellungen von Bedeutung. So wurden psychische Faktoren als mögliche Ursachen spezieller dermatologischer Erkrankung diskutiert, es wurden psychische Fehlentwicklungen bei chronischen Hauterkrankungen untersucht und gefragt, inwieweit ihnen eine Bedeutung für den Krankheitsverlauf zukommt; und in den letzten Jahren wurde verstärkt ein Augenmerk auf den Prozeß der Krankheitsverarbeitung gelegt.

Bei Hauterkrankungen wie der chronischen Urticaria (chronica), der Neurodermitis (atopica) und der Psoriasis vulgaris wird von dem Vorliegen einer multifaktoriellen Ätiologie ausgegangen, bei der auch psychische Faktoren eine Rolle spielen können; seelischen Aspekten wird bei diesen Krankheiten jedoch ein wesentlicher Einfluß auf den Krankheitsverlauf (Petzoldt 1988, Schubert & Bahmer 1989) zugeschrieben.

Untersuchungen zum Zusammenhang von Persönlichkeitsfaktoren und verschiedenen Hauterkrankungen haben z.B. für die Neurodermitis Hinweise für vermehrte Ängstlichkeit (z.B. Garrie et al. 1974, Faulstich et al. 1985) und auffällige Neurotizismuswerte (Brown 1967) gezeigt. Für die Psoriasis fanden sich nach Stangier et al. (1987) bei einer Reihe von Untersuchungen zum Stellenwert psychischer Einflußfaktoren auf den Verlauf der Erkrankung widersprüchliche Ergebnisse. Persönlichkeitstests zeigten insgesamt unauffällige Resultate; lediglich eine Vermeidungstendenz zur Äußerung aggressiver Gefühle zeigte sich in Arbeiten von Matussek et al. (1985) und Rojahn und Fritz (1988). Diese erhöhte Aggressionsvermeidung interpretieren Stangier et al. (1987) (u.E.) als eine "Folgeerscheinung der Erkrankung". Auch für Patienten mit Urticaria haben Persönlichkeitstests keine von der Normalpopulation abweichenden Befunde ergeben, es fanden sich jedoch bei diesen Patienten Hinweise auf Defizite in ihrer Ausdrucksmöglichkeit von Emotionen (Graham & Wolf 1950, Lindemayer et al. 1981).

Das psychotherapeutische Angebot für Patienten mit chronischen Erkrankungen zielt, auf dem Hintergrund der oben aufgeführten Überlegungen zum Einfluß von psychosozialen Faktoren auf die hier erörterten Hauterkrankungen, nicht in erster Linie auf die Bearbeitung etwaiger ätiologisch wirksamer psychischer Faktoren beim betroffenen Patienten ab, sondern versucht den Prozeß der Krankheitsverarbeitung des Individuums in einer günstigen Weise zu beeinflussen, auf den Verlauf der Erkrankung einzuwirken und die mit ihr einhergehende psychische Entwicklung des Patienten zu beeinflussen.

Für psychosomatisch/psychotherapeutische Behandlungsansätze bei Patienten mit chronischen Hauterkrankungen ist von Bedeutung, inwieweit die Patienten für derartige Therapie motiviert sind. Bislang ist die Frage der Behandlungserwartungen von Patienten mit chronischen Hauterkrankungen nicht untersucht worden, so wie auch insgesamt die Frage der Behandlungsmotivation in der Medizin und der klinischen Psychologie bisher weitgehend vernachlässigt worden ist (siehe auch Schneider 1990).

Untersuchung und Fragestellung

Im Mittelpunkt unserer Untersuchung stehen das Krankheitserleben und die Behandlungserwartungen von Patienten mit chronifizierten Hautkrankheiten. Dabei interessierten uns besonders etwaige Zusammenhänge zwischen dem Krankheitserleben und der psychischen Verarbeitung der Erkrankung sowie den Erwartungen der Patienten an eine Behandlung. Wir wählten für diese spezielle Fragestellung Patienten der Diagnosengruppen Neurodermitis, Psoriasis vulgaris und Urtikaria aus, da diese Krankheitsbilder in der Regel ein hohes Ausmaß an Chronifizierung aufweisen und bei ihnen der Einfluß psychischer Faktoren für die Entstehung und den Verlauf der Erkrankung immer wieder diskutiert worden ist.

Dabei waren wir insbesondere daran interessiert, inwieweit diese Patienten für psychotherapeutische Maßnahme motiviert sind. Zur Beantwortung dieser Fragestellung wurden die Ergebnisse dieser Patienten in einem Fragebogen zur Messung der Psychotherapiemotivation, mit den Daten von zwei anderen Stichproben verglichen, um Aussagen darüber zu ermöglichen, wie sich diese Gruppe in ihren Behandlungserwartungen von Patienten mit anderen Hauterkrankungen bzw. von Patienten aus psychosomatischen Fachkliniken unterscheidet.

Stichprobencharakterisierung

1. 43 stationäre Patienten der dermatologischen Universitätsklinik zu Lübeck mit den Diagnosen Urticaria, Psoriasis vulgaris und Neurodermitis, wurden im Zeitraum vom Januar 1987 - April 1987 mit dem Fragebogen zur Messung der Psychotherapiemotivation (Schneider et al. 1989) und dem Freiburger Persönlichkeitsfragebogen (Form FPI-R) von Fahrenberg et al. (1984) untersucht.

Die Stichprobe umfaßt sechs Patienten mit einer Neurodermitis, 16 Patienten mit einer Urticaria und 21 Patienten mit einer Psoriasis. Die Gruppe setzte sich aus 25 Männern (58,1%) und 18 Frauen (41,9%) zusammen. Das Durchschnittsalter der Patienten lag bei 37,2 Jahren (s = 14,5).

Erhoben wurde neben den Hauptbeschwerden (dermatologische Erkrankung) auch das Vorliegen von anderen Beschwerden.

Elf Patienten wiesen auf der Grundlage einer Selbsteinschätzung Erkrankungen des Herz-Kreislaufsystems, des Magen-Darmtraktes sowie Erkrankungen des rheumatischen Formkreises auf; drei Patienten gaben psychiatrisch relevante Störungen (zwei Patienten hatten Depressionen und Ängste, ein Patient eine Suchtproblematik) an.

Von 34 Patienten, die Angaben zur Dauer der Erkrankung gemacht haben, litten zehn Patienten (29,4%) weniger als ein Jahr, neun Patienten (26,4%) 1-10 Jahre und 15 der Patienten (44,4%) seit mehr als zehn Jahren unter ihrer Hautkrankheit.

22 Patienten (52,4%) waren wegen dieser Beschwerden bereits mindestens einmal in stationärer Behandlung. Fünf der Patienten gaben an, bereits an einer psychotherapeutischen Behandlung teilgenommen zu haben.

Der Fragebogen wurde den Patienten während ihrer ersten stationären Behandlungswoche vorgegeben.

2. Die zweite Gruppe von Patienten mit Hauterkrankungen setzt sich aus einer anfallenden Stichprobe der Marburger Universitätspoliklinik für Dermatologie zusammen. Untersucht wurden 165 Patienten (Gieler et al. 1988) mit dem Fragebo-

gen zur Psychotherapiemotivation, die in einem Zeitraum von 14 Tagen die Ambulanz aufgesucht haben.

Die Stichprobe setzte sich aus 76 Männer (46,1%) und 89 Frauen (53,9%) zusammen. Das Durchschnittsalter der Patienten betrug 30,3 Jahre (s = 21,2).

Die Patienten wiesen die folgenden Diagnosen auf: Erythem (n = 16, 9,7%), Mykosen (n = 14;8,5%), Warzen (n = 17, 10,3%), Herpes (n = 6, 3,6%), bakterielle Erkrankungen (n = 9, 5,5%), Haarerkrankungen (n = 5, 3,0%), Talgdrüsenerkrankungen (n = 14, 8,5%), endogene Ekzeme (n = 22, 13,3%), Naevuszell-Naevus (n = 9, 5,5%), präkanceröse Erkrankungen (n = 26, 15,8%). 20 (12,1%) Patienten wiesen sonstige bzw. unklare Diagnosen auf.

3. Die Vergleichsgruppe setzt sich aus 464 Patienten zusammen, die sich zum Zeitpunkt der Erhebung in einer stationären Behandlung in verschiedenen psychosomatischen Fachkliniken befanden. Es wurden sowohl verhaltensmedizinisch als auch psychoanalytisch orientiert arbeitende Institutionen einbezogen. Untersucht wurden 215 Männer (46%) und 249 Frauen (54%); das Durchschnittsalter betrug 38,5 Jahre (s = 11,2). Als Hauptbeschwerden wurden angegeben (Mehrfachnennungen waren möglich): Herz- bzw. Kreislaufbeschwerden = 37,7%; Ängste bzw. Depressionen = 37,7%; Erschöpfungsreaktionen = 35,2%; Magen-Darmbeschwerden = 19,2% und Gliederschmerzen = 22,9% (vgl. Schneider et al. 1989).

Meßinstrumente

Das FPI-R (Fahrenberg et al. 1984) umfaßt 12 Subskalen mit 138 Items und erfaßt etwaige psychopathologische Abweichungen im emotionalen Bereich. Für den Test liegen Referenzwerte einer großen Zahl unterschiedlicher klinischer Gruppen vor.

Der Fragebogen zur Messung der Psychotherapiemotivation (FMP) umfaßt vier Subskalen mit 47 Items, die vom Patienten auf einer fünfstufigen Ratingskala beantwortet werden. Die Gesamtskala weist eine Reliabilität von Alpha = .91 und eine befriedigende Validität auf. Faktorenanalytische und clusteranalytische Untersuchungen des Tests finden sich bei Schneider et al. (1989). Hohe Punktwerte auf der Gesamtskala bedeuten, daß der Proband insgesamt hoch für eine Psychotherapie motiviert ist.

Der Fragebogen setzt sich aus den folgenden Subskalen zusammen:
Subskala 1 (Krankheitserleben, 11 Items, Alpha = .76): diese Skala untersucht die Aspekte des Leidensdrucks und des sekundären Krankheitsgewinns; hohe Werte drücken einen hohen Leidensdruck des Patienten aus.

Subskala 2 (Laienätiologie, 8 Items, Alpha = .70): die Items untersuchen die Laienkonzepte der Patienten über die Ursachen der Störung. Berücksichtigt werden auch Kontroll- und Kausalattribuierungen. Hohe Punktwerte auf dieser Skala zeigen an, daß der Proband die Genese der Störung eher in psychosozialen Faktoren begründet sieht, niedrige Werte drücken ein vorrangig somatisches Krankheitskonzept aus.

Subskala 3 (allgemeine Erwartungen und Einstellungen gegenüber Behandlungsformen 8 Items, Alpha = .81): die Skala untersucht, inwieweit die Probanden eher organmedizinische oder psychotherapeutische Behandlungserwartungen aufweisen. Hohe Werte bedeuten, daß der Patient Hilfe vor allem durch eine psychotherapeutische Behandlung erwartet; ein niedriger Score drückt aus, daß eher passive, an der somatischen Medizin ausgerichtete, Behandlungserwartungen vorliegen.

Subskala 4 (Erfahrungen und Einstellungen hinsichtlich Psychotherapie, 20 Items, Alpha =.86): erhoben werden die differenzierten Einstellungen und Erfahrungen bezüglich psychotherapeutischer Behandlungsmodelle. Hohe Punktwerte bedeuten, daß der Patient insgesamt eine positive Einstellung gegenüber psychotherapeutischen Methoden aufweist; sich selbst als aktiven Partner in der Behandlung ansieht und hoch für eine Psychotherapie motiviert ist.

Die Subskala Krankheitserleben (1) des FMP und die verschiedenen Subskalen des FPI untersuchen in der vorliegenden Studie den Aspekt des Krankheitsheitsleben der Patienten; die Subskalen 2-4 des FMP setzen sich demgegenüber mit den Behandlungserwartungen der Patienten auseinander.

Ergebnisse:

Die Berechnung der Gruppenmittelwerte auf signifikante Unterschiede haben wir mit Hilfe der Kritischen Differenzen vorgenommen, die sowohl den Standardmeßfehler, die Stichprobenvarianzen und die Reliabilität berücksichtigen (siehe Lienert 1969, S.454).

Wir haben bei der Berechnung der Kritischen Differenzen die folgenden nach Lienert modifizierten Formeln (1 und 2) verwendet.

Formel 1:

$$\bar{x}_1 - \bar{x}_2 = 1.96 \quad \sqrt{\frac{Se_1^2}{n_1} + \frac{Se_2^2}{n_2}}$$

Formel 2:

$$\bar{x}_1 - \bar{x}_2 = 2.58 \quad \sqrt{\frac{Se_1^2}{n_1} + \frac{Se_2^2}{n_2}}$$

Dabei sind Se_1^2 bzw. Se_2^2 die Varianzen der Standardfehler, bzw. die Stichprobenumfänge zweier zu vergleichender Gruppen.

Die Kritischen Differenzen geben als z-Wert den Unterschied der Mittelwerte zwischen zwei verschiedenen Stichproben an, der mindestens gegeben sein muß, damit davon ausgegangen werden kann, daß sich die Mittelwerte bei gegebenem

Standardfehler einer Skala auf einem bestimmten Signifikanzniveau unterscheiden. Diese Methode bot sich an, weil Stichproben mit deutlich unterschiedlichem Umfang sowie Varianzen miteinander verglichen worden sind.

1. Mittelwerte und Standardabweichungen des FMP in den drei Stichproben sind in der Tabelle 1 aufgeführt

Tabelle 1: Vergleiche der Mittelwerte der Stichproben auf den Subskalen und der Gesamtskala des FMP

	Lübecker Stichprobe n = 43		Marburger Stichprobe n =165		Psychotherapie-Stichprobepatienten n = 464	
	$\bar{x}$	s	$\bar{x}$	s	$\bar{x}$	s
Krankheits-erleben	28,0	6,6	25,1	6,4	33,5	7,0
Laienätiologie	22,6	6,4	25,6	4,4	28,4	5,8
Behandlungs-erwartungen	24,4	5,0	20,1	5,1	29,2	6,1
Psychotherapie-erwartungen	56,8	11,6	53,1	10,2	71,2	11,5
Gesamtskala	130,3	23,2	124,9	15,9	162,5	23,3

	L/M z-Werte	M/P z-Werte	L/P z-Werte
Krankheitserleben	5,2**	26,9**	10,5**
Laienätiologie	5,3**	11,8**	10,5**
Behandlungserwartungen	12,0**	42,8**	13,5**
Psychotherapie-erwartungen	5,1**	50,5**	10,8**
Gesamtskala	4,8**	76,8**	76,8**

** $p < 0.01$

Beide Gruppen von Hautpatienten unterscheiden sich auf der Gesamtskala und allen Subskalen auf dem 1%-Niveau signifikant von den Psychotherapiepatienten; die Unterschiede zwischen den beiden dermatologischen Stichproben sind jedoch ebenfalls jeweils auf einem 1%igem Signifikanzniveau statistisch bedeutsam.

Für die Interpretation der Ergebnisse ist von Bedeutung, inwieweit sich die unterschiedlichen Stichproben hinsichtlich der Alters- und Geschlechtsvariablen unterscheiden.

Tabelle 2: Prüfung der Stichproben auf Altersunterschiede mit dem t-Test

	Lübecker Stichprobe	Marburger Stichprobe	Psychoth.- Pat.Stichpr.	L/M	L/P	M/P
n	43	165	464	df: 95	47	199
$\overline{x}$	37.2	30.3	38.5	t: 2.50	0.57	4.74
s	14.5	21.2	11.2	**	n.s.	***

** p < 0.01
*** p < 0.001

Tabelle 3: Überprüfung der Stichproben auf Geschlechterunterschiede mit dem CHI^2-Test

	Lübecker Stichprobe	Marburger Stichprobe	Psychoth.- Pat.Stichpr.	L/M	L/P	M/P
n	43	165	464	df: 1	1	1
m	25	76	215	Chi^2: 1.99	2.20	0.004
w	18	89	249	n.s.	n.s.	n.s.

Es zeigen sich keine statistisch relevanten Unterschiede zwischen den Gruppen für die Geschlechtervariable; die Stichprobe der Patienten aus der Marburger Poliklinik weist ein statistisch signifikant niedrigeres Durchschnittsalter auf als die beiden anderen Samples.

Auf der Grundlage der bisherigen Ergebnisse weisen die Hautpatienten gegenüber den stationären Psychotherapiepatienten:
- einen niedrigeren Leidensdruck und weniger sekundären Krankheitsgewinn auf (Skala 1 des FMP)
- orientieren sich in ihren Laienkonzepten stärker an organmedizinischen Konzepten (Skala 2 des FMP)
- haben stärker an organmedizinischen Behandlungsansätzen orientierte Behandlungserwartungen (Skala 3 des FMP)
- sind weniger für eine psychotherapeutische Unterstützung motiviert (Skala 4 des FMP)

Werden die Ergebnisse der beiden dermatologischen Stichproben getrennt betrachtet, so zeigt sich, daß die selegierte Lübecker Stichprobe (Urticaria-, Psoriasis- und Neurodermitispatienten):

- eher an einer psychotherapeutischen Hilfestellung Interesse zeigt, als die unselegierte Marburger Stichprobe (Subskalen 3 und 4 und Gesamtskala des
FMP) - einen ausgeprägteren Leidensdruck aufweist als die Marburger polikli-
nischen Patienten (Skala 1 des FMP)
- in ihrem Laienkonzept stärker an organmedizinisch Erklärungsmodellen der
Krankheitsursachen orientiert ist als die unselegierte Hautstichprobe (Skala 2
des FMP)
Zwischen den Lübecker Untergruppen zeigt sich kein signifikanter Unterschied
auf der Gesamtskala.

2. Die Untersuchung der Lübecker Hautpatienten mit dem FPI-R ergab ein insgesamt unauffälliges Ergebnis; es fand sich auf keiner Subskala ein von der Norm
abweichendes Ergebnis unserer Stichprobe.

3. Im folgenden sollen die Korrelationen zwischen den Skalen des FMP und den
Subskalen des FPI-R bei den Lübecker Hautpatienten dargestellt werden. In die
Berechnung wurden nur die Patienten aufgenommen, die in der Skala "Offenheit"
(Skala 10) Stanine-Werte größer als 2 aufwiesen (n=38), da die Autoren von einer
Interpretation der übrigen Subskalen abraten, wenn die Probanden auf dieser
Skala extreme Werte in Richtung auf "Verschlossenheit" oder "mangelnde Selbst-
kritik" aufweisen. Alle in Tabelle 4 aufgeführten Korrelationen sind signifikant.
   Eine inhaltliche Betrachtung der gefundenen Korrelationen läßt erkennen,
- daß alle Subskalen des Psychotherapiefragebogens signifikant negativ mit der
Skala "Lebenszufriedenheit" des FPI-R korrelieren. Patienten, die ihre Lebenszufriedenheit als eher niedrig einstufen, stellen sich in ihren Werten im FMP
als stärker für eine Psychotherapie motiviert dar und umgekehrt.
- Die Skala Erregbarkeit (5) zeigt eine positive Korrelation mit der Gesamtskala
des Psychotherapiemotivationsfragebogens; vom Patienten erlebte höhere Erregbarkeit oder Empfindlichkeit führt eher zu einer höheren Motivation zu einer Psychotherapie.
- Höhere Aggressionswerte (6) der Patienten zeigen einen positiven Zusammenhang zu den Aspekten des Leidensdruck auf, sind häufiger mit psychologischen
Laienerklärungsmodellen verbunden und führen zu einer höheren Bewertung
einer psychotherapeutischen Maßnahme.
- Die Skala "Beanspruchung" (7), die Angespanntheit und Überforderungsge-
fühle repräsentiert, zeigt ebenfalls einen positiven Zusammenhang zur Gesamtskala des FMP und seinen Subskalen, mit Ausnahme der Skala allgemeine
Behandlungserwartungen.
- Hohe Werte auf der FPI-R-Skala "körperliche Beschwerden" (8) korrelieren
mit hohen Werten in den Subskalen 2,3 und 4 des FMP, die eine höhere Aufgeschlossenheit gegenüber einer Psychotherapie anzeigen.
- Die durchgehend hohen Korrelationen zwischen der Skala Emotionalität (12)
des FPI-R und den Subskalen wie der Gesamtskala des FMP zeigen, daß ein
hohes Ausmaß an emotionaler Labilität und Ängstlichkeit mit einer höheren
Motivation zu einer Psychotherapie verbunden ist.

Tabelle 4:
Korrelationen der Skalen des Psychotherapiemotivationsfragebogen mit den FPI-R-Subskalen; 38 Patienten mit den Diagnosen Urtikaria, Psoriasis vulgaris und Neurodermitis (aufgeführt sind nur Korrelationskoeffizienten größer als .3).

FMP:	Gesamt-skala	Skala 1	Skala 2	Skala 3	Skala 4
FPI-R 1 Lebenszufriedenheit	-.57	-.62	-.49	-.44	-.30
FPI-R 5 Erregbarkeit	.35		.35		
FPI-R 6 Aggressivität	.35	.34			.32
FPI-R 7 Beanspruchung	.42	.42	.40		.30
FPI-R 8 körperliche Beschwerden		.36	.40	.39	
FPI-R10 Offenheit	.31			.30	
FPI-R12 Emotionalität	.67	.62	.58	.46	.54

- die positive Korrelation zwischen der Offenheitsskala (10) und der Gesamtskala des FMP zeigt auf, daß Patienten, die im FPI eine offene Antwortstendenz aufweisen, eine höhere Motivation zu einer Psychotherapie aufweisen.

Diskussion

Beide Stichproben von dermatologischen Patienten verstehen ihre Störung im Vergleich zu den Patienten aus den psychosomatischen Fachkliniken als eher organisch verursacht und weisen ein Tendenz auf, die Ursachen der Erkrankung als außerhalb ihrer Kontrolle liegend zu attribuieren. Sie erwarten primär Hilfe von organmedizinischen Behandlungsangeboten und setzen für sich den Stellenwert einer psychotherapeutischen Unterstützung als relativ niedrig an. Sie weisen ebenfalls einen deutlich niedrigeren Leidensdruck auf als die Psychotherapiepatienten.

Das somatisch orientierte Krankheitskonzept und die primär auf eine organmedizinische Therapie ausgerichteten Behandlungserwartungen der dermatologischen Patienten, sind u.E. als ein Ausdruck der sozial dominierenden Krankheitskonzepte und Behandlungsangebote anzusehen (Halder 1977). Nach wie vor haben psychologische oder psychosomatische Vorstellungen über die Entstehung und die Verarbeitung von Krankheiten nur wenig Raum in der Medizin gefunden und sich gegenüber den organmedizinischen Behandlungskonzepten und -angeboten nur wenig durchsetzen können. Der Patient wird so in der Familie und vor allem im Umgang mit den medizinischen Institutionen im Prozeß der Diagnostik und Therapie in seinen ätiologischen Vorstellungen und Erwartungen an eine Behandlung in Richtung auf das organmedizinische Krankheitsmodell sozialisiert und die nach wie vor bestehende Stigmatisierung von psychischen Erkrankungen fördert dabei noch diesen Lernprozeß.

Von Interesse ist in diesem Zusammenhang die Frage, inwieweit die Krankheitskonzepte und die Behandlungserwartungen nicht durch Alters-, Geschlechts- oder auch Schicht- bzw. Bildungsvariablen der Patienten beeinflußt werden, da sich die gesellschaftlichen Wert- und Normorientierungen kontinuierlich verändern, Geschlechterunterschiede aufweisen und sich häufig auch in verschiedenen gesellschaftlichen Schichten unterscheiden.

Die drei von uns untersuchten Patientengruppen wiesen keinen statistisch relevanten Geschlechterunterschied auf, so daß zumindest für diese Gruppen die Geschlechtszugehörigkeit der Patienten die Krankheitskonzepte und die Behandlungserwartungen nicht systematisch zu beeinflussen scheint.

Bezüglich des Einflusses von Altersfaktoren auf die Krankheits- bzw. Behandlungskonzepte, wäre unserer Ansicht nach zu erwarten gewesen, daß jüngere Patienten eher für die Beteiligung von psychischen Faktoren am Krankheitsgeschehen sensibilisiert und für psychotherapeutische Maßnahmen motiviert sind als ältere Patienten.

Unsere Ergebnisse zeigen jedoch, daß die Marburger Patienten ein signifikant niedrigeres Durchschnittsalter aufweisen als die anderen Gruppen, jedoch nicht stärker für psychotherapeutische Maßnahmen motiviert sind als die Lübecker Hautpatienten.

Schicht- bzw. Bildungsvariablen sind in unserer Studie nicht kontrolliert worden. In einer anderen Untersuchung (Schneider et al. 1990) haben diese Faktoren jedoch wider Erwarten keine systematischen Einflüsse auf die Laienätiologie und die Behandlungserwartungen der Patienten gezeigt. Die Patienten mit dermatologischen Erkrankungen bilden so entlang ihrer somatischen Symptome und Beschwerden ein vorrangig organisches Krankheitskonzept ab und erwarten vor allem Hilfe von organmedizinischen Behandlungsmaßnahmen. In diesem Prozeß werden sie von ihrem psycho-sozialen Umfeld (Familie, Bekannte und Arbeitskollegen) sowie von den behandelnden Ärzten unterstützt.

Die gefundenen signifikanten Unterschiede zwischen den beiden dermatologischen Stichproben, nach denen die stationären Lübecker Patienten eher an einer psychotherapeutischen Unterstützung interessiert sind als die ambulanten Patienten der Marburger Hautklinik, sind u.E. als ein Ausdruck der ausgeprägteren Chronifizierung der Krankheitsbilder der Lübecker Patienten zu interpretieren.

Obwohl für die Marburger Stichprobe keine Daten bezüglich der Krankheitsdauer vorliegen, ist es u.E. gerechtfertigt, davon auszugehen, daß die stationären Patienten mit einer Urticaria, Neurodermitis oder Psoriasis im Durchschnitt einen längeren Krankheitsverlauf aufweisen.

Darüber hinaus ist anzunehmen, daß die stationären Patienten eine ausgeprägtere und schwerere Symptomatik aufweisen als die Patienten der Poliklinik und daß diese "Akutheit" der Erkrankung ebenfalls die Behandlungserwartung der Patienten beeinflußt. Der Vergleich zwischen den Patienten mit Urticaria, Psoriasis und Neurodermitis zeigt, daß sich diese Krankheitsgruppen nicht in ihren Behandlungserwartungen unterscheiden.

Die Tatsache, daß die stationären Patienten zwar eine höhere Psychotherapiemotivation aufweisen, jedoch die Genese der Erkrankung stärker organmedizinisch attribuieren, erscheint uns als ein Hinweis dafür, daß sie von der psychologischen Behandlung vor allem eine Hilfestellung bei der Verarbeitung der Erkrankung erwarten. Dieser Wunsch könnte als eine Folge einer stärkeren psychischen Labilisierung infolge der höheren Chronifizierung und der Art und Ausprägung der Symptome darstellen. Für diese Argumentation spricht, daß die Lübecker Patienten im FMP einen signifikant höheren Leidensdruck[1] aufweisen als die Marburger Patienten.

Die Untersuchung unserer Patientengruppe mit dem FPI-R hat keine von der Norm abweichenden Befunde für unsere Patienten in diesem Persönlichkeitstest ergeben. Dieses Ergebnis entspricht den Untersuchungsbefunden von Hünecke und Bosse (1985), die ebenfalls eine Gruppe von Psoriasispatienten mit dem FPI untersucht haben.

In diesem Zusammenhang muß jedoch darauf hingewiesen werden, daß die FPI-Werte u.E. aussagekräftiger für den psychischen Status der Patienten während des Krankheitsverlaufs sind, als daß sie Hinweise für mögliche ätiologisch relevante Faktoren geben könnten. Danach gelingt unseren Patienten eine Verarbeitung der Erkrankung, ohne daß sie gravierende - mit herkömmlichen psychometrischen Verfahren meßbare - psychische Störungen ausbilden würden. Dennoch bleibt anzunehmen, daß über die individuellen Krankheitsverläufe für den einzelnen Patienten immer wieder Phasen besonderer psychischer Belastungen (siehe z.B. Griesemer und Nadelson 1979) auftreten, die sich wiederum auf den Verlauf der dermatologischen Erkrankung auswirken.

Von Interesse sind unsere Ergebnisse zum Zusammenhang zwischen dem Krankheitserleben der Patienten (gemessen mit dem FPI) und ihren Behandlungserwartungen. Es zeigen sich signifikante Korrelationen zwischen einer niedrigen Lebenszufriedenheit, gesteigerter Erregbarkeit, höheren Aggressionswerten, einem Anspannungs- und Überforderungsgefühl, einem größeren Ausmaß an körperlichen Beschwerden sowie einer allgemeinen emotionalen Labilisierung und einem ausgeprägteren Wunsch der Patienten nach einer psychotherapeutischen

---

1   Der Leidensdruck wird im FMP im Sinne einer allgemeinen oder umfassenderen psychischen Beeinträchtigung verstanden.

Unterstützung. D.h., daß Patienten, für die mit ihrer Erkrankung ein höheres Ausmaß an affektiver Verunsicherung und Problemen im psycho-sozialen Bereich verbunden ist, einen Zusammenhang zwischen ihrer psychischen Befindlichkeit und ihrer Hauterkrankung wahrnehmen und sich von einer Psychotherapie Hilfe für den weiteren Krankheitsverlauf und ihrer Krankheitsbewältigung erhoffen. Dieser Zusammenhang wird u.E. vor allem in der Gruppe mit chronischen Hauterkrankungen wirksam. Es erscheint bedeutsam zu fragen, inwieweit die anderen Patienten, die in den psychologischen Testverfahren unauffällige Werte aufweisen, eine Tendenz zu einer angepaßten Selbstbeschreibung aufweisen oder sich durch eine besondere Abwehr psychischer Probleme auszeichnen und so ihre emotionale Labilität nicht wahrnehmen und entsprechend einen geringeren Zugang zu etwaigen Zusammenhängen zwischen ihrer dermatologischen Erkrankung und psycho-sozialen Einflüssen haben.

Brown (1967) und Gieler et al. (1985) haben ebenfalls bei Patienten mit einer Neurodermitis einen Zusammenhang zwischen erhöhten Neurotizismuswerten bzw. Beschränkungen in der psycho-sozialen Kompetenz und einer größeren Aufgeschlossenheit gegenüber psychologischen Verfahren aufzeigen können.

Insgesamt legen unsere Ergebnisse nahe, daß die von uns untersuchten Patienten mit chronischen Hautkrankheiten während ihrer "Patientenkarriere" im Prozeß der ärztlichen Diagnostik und Therapie ihr organisches Krankheitskonzept verfestigt haben und nur ungenügend für mögliche psycho-soziale Faktoren, die einen Einfluß auf die weitere Entwicklung der Erkrankung haben könnten, sensibilisiert worden sind. Entsprechend organisieren sie ihre Behandlungserwartungen vorrangig um organmedizinische Therapiemethoden, auch wenn sie gegenüber den Patienten der Poliklinik "offener" für psychologische Hilfestellungen sind. Auf dieser Grundlage besteht für ein psychosomatisches Behandlungskonzept erst einmal die Notwendigkeit, dem Patienten eine andere Perspektive der Wahrnehmung und Interpretation der Erkrankung und ihres Verlaufes zu vermitteln und gegebenenfalls mit ihm, in einem nächsten Schritt, Ziele und Methoden für eine psychologische Unterstützung zu erarbeiten.

Der Marburger Neurodermitis-Fragebogen (MNF) - Entwicklung eines Fragebogens zur Krankheitsverarbeitung bei Neurodermitis

Ulrich Stangier, Uwe Gieler und Anke Ehlers

Zusammenfassung

Es wird ein Fragebogen vorgestellt, der zur Erfassung von Problemen in der Krankheitsbewältigung von Neurodermitis-Patienten entwickelt wurde. Aus der Forschungsliteratur wurden Fragen abgeleitet, die sich auf die Problembereiche Juckreiz/Kratzen, Beeinträchtigungen in sozialen Interaktionen durch die Sichtbarkeit der Hauterscheinungen, Wahrnehmung von Kontrolle über das Krankheitsgeschehen und Einschränkung des Selbstbildes durch die Hauterscheinungen beziehen.

Ein Itempool von 112 Fragen wurde einer Stichprobe von 290 Neurodermitis-Patienten vorgelegt. Die faktorenanalytische Auswertung legte eine 5-Faktoren-Struktur nahe. Nach den Kriterien Faktorladung, Schwierigkeit, Trennschärfe, Eindeutigkeit der Faktorenzugehörigkeit und inhaltlichen Plausibilität wurden schließlich 42 Items in den Fragebogen aufgenommen. Die Kennwerte für innere Konsistenzen sind zufriedenstellend. Inhaltlich wurden die Dimensionen folgendermaßen interpretiert:
1. Stigmatisierung: subjektive Beeinträchtigung des äußeren Erscheinungsbildes, Angst vor Abwertung, Attraktivitätsverlust;
2. Leidensdruck: Einschränkung emotionsbezogener Krankheitsbewältigung, Erleben von Bedrohung, subjektive Unkontrollierbarkeit der Krankheit;
3. Allgemeine emotionale Belastung: depressive und ängstliche Stimmung;
4. Krankheitsbezogenes Problembewußtsein: Wahrnehmung von problembezogenen Bewältigungsdefiziten;
5. Beeinträchtigung der Lebensqualität: krankheitsbedingten Einschränkungen in Beruf, Familie, Ernährung, finanzielle Belastungen.

Die festgestellten Zusammenhänge zu soziodemographischen Merkmalen, krankheitsbezogenen Variablen und anderen Fragebögen zu krankheitsbezogene Kontrollüberzeugungen, Ängstlichkeit und Depressivität sowie ein zusätzlicher Vergleich mit einer Stichprobe von Psoriasis-Kranken, können als Beleg für die inhaltliche Validität gewertet werden. In der praktischen Anwendung scheint der Fragebogen als wichtige Informationsquelle zur Erfassung unterschiedlicher Aspekte der Krankheitsverarbeitung von Neurodermitis-Kranken geeignet zu sein.

Summary

A standardized questionnaire is presented developed to measure the coping with problems of atopic dermatitis. A pool of 112 items was created and completed by a sample of 290 inpatients and outpatiens with atopic dermatitis. A factor analysis suggested a 5-factor solution. According to formal statistical and theoretical criteria at last 42 items were included in the final questionnaire. Internal consistencies of the resulting scales were satisfying. The dimensions can be interpreted as follows:
1. social stigmatisation: adverse affection of outer appearance, loss of attractivity, fear of social depreciation;
2. restrained emotional coping with the disease: experiencing of being threatened, perceived lack of controllability;
3. general emotional distress: symptoms of depression and anxiety;
4. awareness of restriction in active, problem-related coping: perception of unadaptaive illness behavior;
5. impact on quality of life: adverse effects of the disease upon profession, family, nutrition, financial costs.

Significant correlations of the scales' scores with demographic measures, disease-related variables, other questionnaires as well as an additional comparison with a sample of psoriasis patients support the internal validity of the questionnaire. With regard to its practical application the questionnaire is considered to be appropriate to provide relevant informations about different aspects of coping with atopic dermatitis.

1. Einleitung

In der Vergangenheit konzentrierte sich das Forschungsinteresse bei Neurodermitis vor allem auf die Frage, welche psychologischen Faktoren zur Auslösung der Neurodermitis beitragen. Eine Vielzahl von Fragebogenuntersuchungen zu Persönlichkeitsmerkmalen brachten zumeist inkonsistente Ergebnisse. Zudem blieb dieser Forschungsansatz im Hinblick auf die Interpretierbarkeit (auslösende Faktoren oder Folgeerscheinungen, krankheitsspezifisch oder -unspezifisch) unbefriedigend (Whitlock 1980, Thomä 1980, Münzel 1988).

Mit dem Forschungsgebiet der Krankheitsbewältigung traten in den letzten Jahren stärker die konkreten Folgeprobleme einer körperlichen Erkrankung in den Vordergrund des Interesses. Nicht zuletzt durch diese Entwicklung angeregt, stieg die Zahl psychologischer Behandlungsstudien bei Neurodermitis in den letzten Jahren sprunghaft an (siehe Schubert 1988, Niebel 1990). Das Fehlen geeigneter Meßinstrumente zur Erfassung von typischen Problemen der Krankheitsbewältigung behindert jedoch die Überprüfung diagnostischer und therapeutischer Fragestellungen, da unspezifische Variablen inhaltlich weniger eindeutig interpretierbar sind und ihre Relevanz umstritten ist.

Im folgenden soll der theoretische Hintergrund und die inhaltliche Konzeption eines Fragebogens zur Erfassung spezifischer Probleme in der Krankheitsbewältigung von Neurodermitis-Kranken vorgestellt werden.

Bewältigung chronischer Krankheiten

Chronische Krankheiten sind allgemein mit einer Vielzahl von Problemen verbunden: weitgehende Irreversibilität bzw. Progredienz, Unvorhersagbarkeit des Krankheitsverlaufs, reduzierte körperliche Leistungsfähigkeit, Bedrohung körperlicher Integrität, Abhängigkeit von medizinischen Spezialisten, Hospitalismus und Trennung von Angehörigen, vielfältige Verluste in persönlicher und sozialer Hinsicht (Beutel 1988, S. 225).

Diese Belastungen stellen eine Bedrohung der Handlungsfähigkeit des Kranken dar, denen sich der Kranke durch intrapsychische Reaktionen oder durch aktive Handlungen anzupassen versucht.

Nach dem psychoanalytischen Konzept werden zur Abwehr der Bedrohung intrapsychische Verarbeitungsmechanismen aktiviert, die auf einer "vollständigen oder teilweisen Zurückweisung der Wirklichkeit oder der Bedeutung für das Individuum" beruhen, wie etwa Verleugnung (Gaus & Köhle 1986). Gegen dieses verbreitete Konzept wurde der Einwand erhoben, daß die intrapsychischen, nicht realitätsangemessenen Verarbeitungsmechanismen überdifferenziert und die problembezogenen, auf die äußere Realität gerichteten Anpassungsbestrebungen vernachlässigt würden (Beutel 1988, S. 30f). Ein weiteres Problem besteht in den methodischen Schwierigkeiten, die vorbewußten oder gänzlich unbewußten Abwehrprozesse zu erfassen.

Aus der Streßforschung stammt das Transaktionsmodell von Lazarus (Cohen & Lazarus 1979), das sich auf die Bewältigung von Stressoren allgemein bezieht. Danach umfaßt "coping" (Bewältigung) kognitive und behaviorale Reaktionen, die auf Bewertungsprozessen beruhen:
1. die Bewertung einer realen oder antizipierten Anforderung alsBedrohung des körperlichen oder seelischen Wohlbefindens und
2. die Bewertung eigener Möglichkeiten, die bedrohlichen Anforderungenabzuwenden.

Da auch chronische Krankheiten als Stressoren aufgefaßt werden können, wurde Lazarus' Konzept auf den Umgang mit krankheitsbedingten Belastungen übertragen.

Beutel (1988) stellt heraus, daß Abwehr- und Bewältigungsreaktionen als komplementäre Anpassungsprozesse aufzufassen sind, deren Aktivierung von der Art und Intensität der Bedrohung (als "Situationsmerkmal") und der persönlichen Ressourcen (als "personalem" Merkmal) abhängig ist. In prozeßhaftem Wechsel gehen problembezogene Strategien (zur Veränderung der Bedrohung) mit emotionsbezogenen Bewältigungsstrategien (zur Verringerung der negativen emotionalen und physiologischen Selbstregulation) einher (Florin 1985). Diesen vielseitigen Aspekten wird die umfassende Definition von Muthny (1988a, S. 10) am ehesten gerecht: "Krankheitsverarbeitung ist die Gesamtheit der Prozesse, um bestehende oder erwartete Belastungen im Zusammenhang mit Krankheit emotional, kognitiv oder aktional aufzufangen, auszugleichen oder zu meistern."

Als wichtige kognitive Determinanten der Krankheitsbewältigung werden die Ursachenattribution und die Kontrollüberzeugungen angesehen. Die kognitive Repräsentation von Symptomen, deren Ursachen, Folgen und Verlauf wird nach Nerenz und Leventhal (1983) aus eigenen Erfahrungen und Informationen zu einem subjektiven Krankheitsmodell zusammengefügt. Dieses bestimmt zum einen die Beziehung zwischen Krankheit und Selbstbild (Abspaltung, Bedrohung oder Identifikation mit der bedrohlichen Krankheit), zum anderen die aktiven Problemlöseversuche des Kranken. Nach dem Health-Locus-of-Control-Ansatz (Wallston & Wallston 1981) werden Personen mit internalen Kontrollüberzeugungen, die Gesundheit als vom eigenen Verhalten abhängig sehen, eher aktiv als Personen mit externalen Kontrollüberzeugungen: diese nehmen Krankheit als fremdbestimmt, als entweder von anderen kompetenten Personen oder von Schicksal oder Zufall abhängig wahr.

Psychologische Probleme in der Bewältigung von Neurodermitis

Verarbeitungsstrategien sind sicherlich nicht unabhängig von den unterschiedlichen krankheitsspezifischen Problemen zu sehen, die im wesentlichen von der Besonderheit der Symptomatik abhängen. Während eine Vielzahl von Belastungen schwerwiegender Erkrankungen auf Neurodermitis nur in geringem Maße zutreffen, ergeben sich aus dem intensiven, chronischen Juckreiz und den sichtbaren Hauterscheinungen als sozialem Stigma besondere Probleme, die nicht selten bagatellisiert werden (Stangier et al. 1987).

Demzufolge können in psychologischer Hinsicht folgende Problembereiche differenziert werden:

Als krankheitsspezifische Probleme einzuordnen wären
* der Juckreiz-Kratz-Zirkel;
* Einschränkungen der sozialen Interaktion durch die sichtbaren Hauterscheinungen (soziale Ängste, Umgang mit negativen Reaktionen).

Zu Problemen bei chronischen Krankheiten allgemein, die auch für Neurodermitis-Kranke relevant sein können, zählen:
* mangelnde Kontrolle über das Krankheitsgeschehen;
* Einschränkung eines positiven Selbstbildes (Attraktivität, Abgrenzung von Krankheit und Selbst).

Diese Problembereiche sollen im folgenden Überblick zu Forschungsergebnissen bezüglich Neurodermitis eine Orientierungshilfe geben.

Kontrolle über den Juckreiz-Kratz-Zirkel

Kardinalsymptom der Neurodermitis ist ein extremer, das körperliche Wohlbefinden stark einschränkender Juckreiz, der reflexhaft den Impuls zum Kratzen auslöst. Das Kratzen hemmt, durch die kurzfristige Reizung der Schmerzrezeptoren, den als noch aversiver empfundenen Juckreiz (Stüttgen 1981). Nach einer nur vorübergehenden subjektiven Erleichterung tritt, aufgrund von Entzündungsreaktionen durch die Schädigung des Gewebes, mit Verzögerung noch intensiverer Juckreiz ein, den der Betroffene wiederum durch verstärktes Kratzen zu übertönen versucht. Diesem Teufelskreislauf von sich gegenseitig aufschaukelndem Juckreiz und Kratzen fühlen sich Neurodermitis-Kranke häufig hilflos ausgeliefert. Eine weitere Belastungsquelle besteht in Schuldgefühlen, die beim Betrachten der aufgekratzten, blutigen Hautstellen angesichts des Versagens der Selbstkontrolle eintreten (Bosse und Hünecke 1981).

Die Problematik kann sich noch ausweiten durch die Übertragung der Kratzreaktionen von Juckreiz auf innere oder situative Reize: z.B. diffuse Anspannung und Ärger (Böddeker & Böddeker 1976), den Anblick von Hautveränderungen, Hautsensationen wie Kribbeln, oder, i.S. von Übersprungsverhalten (Bosse & Hünecke 1981), auf Entscheidungskonflikte. Jordan und Whitlock (1972) konnten experimentell belegen, daß Kratzen bei Neurodermitis-Kranken leichter auf "neutrale" Reize konditionierbar ist als bei Hautgesunden.

Diese Generalisierung kann noch zusätzlich verstärkt werden durch die Reaktionen von Bezugspersonen, und zwar sowohl positive Zuwendung (Walton 1960, Allen & Harris 1966) als auch einschränkende, als aversiv erlebte strafende Maßnahmen, die zu einem Erregungsanstieg mit verstärktem Kratzimpuls führen (Ratliff & Stein 1968, Bödekker & Bödekker 1976). Das Kratzen leistet also einen wesentlichen Beitrag zur Chronifizierung und kann im Einzelfall zum primären Problem des Krankheitsgeschehens werden (Bosse und Hünecke 1987).

Einschränkung der sozialen Interaktion durch sichtbare Hauterscheinungen

Sichtbare Hauterscheinungen werden von vielen Betroffenen als "entstellendes Stigma" erlebt, das die Angst auslöst, von anderen abgelehnt zu werden.

Nicht nur akut gerötete, nässende und aufgekratzte Hautstellen, auch die dauerhaften äußerlichen Folgeerscheinungen (v.a. Lichenifikationen) (vergl. auch die Bezeichnung "Stigmata der Neurodermitiker" in der dermatologischen Fachliteratur) können die Entwicklung eines "Entstellungsgefühls" fördern. Neben Sichtbarkeit und morphologischen Aspekten werden auch Persönlichkeitsmerkmale als prädisponierende Faktoren genannt (Hünecke & Bosse 1980). Von großer Bedeutung ist auch das Geschlecht: Kidd und Watt (1967) fanden deutlich höhere Neurotizismus-Werte bei Frauen mit sichtbaren Hauterscheinungen als bei Frauen mit nicht sichtbaren Hauterscheinungen; bei Männern gab es dagegen keine Unterschiede.

Ein chronisch-rezidivierender Krankheitsverlauf mit ständigem Wechsel von positiver Zuwendung und negativer Distanzierung (wechselnder Verstärkerplan) dürfte eine zusätzlich "neurotisierende" Bedingung darstellen (Hünecke 1976). So wurde z.B. bei Neurodermitis-Kranken eine deutlich stärkere psychosoziale Belastung festgestellt als bei Patienten mit Pityriasisrosea (bei vergleichbarem Schweregrad, aber akutem Verlauf; Korth et al. 1988).

Die Angst, von anderen aufgrund der Hauterscheinungen abgewertet oder abgelehnt zu werden, nimmt nicht selten ihren Ausgangspunkt in der realen Erfahrung, in der Öffentlichkeit starker sozialer Abwertung ausgesetzt zu sein. Dieses Phänomen geht nicht nur auf eine ästhetische Ablehnung zurück, sondern auch auf immer noch verbreitete Vorurteile über die Ansteckungsgefahr bei Hautkrankheiten (Hornstein et al 1973). Diese Stigmatisierung zeigt sich seltener in offen ablehnenden Reaktionen, sondern meist in Distanzierung, befangenen oder doppeldeutigen Reaktionen (Mitleid, Behandlungsvorschläge) (Hünecke & Bosse 1980). Sie ist abhängig von der Nähe des sozialen Kontaktes und z.B. im erotisch-sexuellen Kontakt stärker als im Arbeitsbereich (Bosse et al. 1976). Aufgrund dieser Erfahrung generalisieren Betroffene die Erwartung von sozialer Abwertung häufig auf solche Situationen, in denen sie wegen der Hauterscheinungen beobachtet ("angestarrt") oder angesprochen werden oder offene Ablehnung erfahren könnten.

Im Umgang mit erlebter oder antizipierter Ablehnung dürften Rückzug und Vermeidung der aversiven Situation oder aggressive Durchsetzung die häufigsten

Bewältigungsversuche darstellen. Es konnten jedoch in Fragebogenuntersuchungen keine allgemeinen Defizite in sozialen Kompetenzen bei Neurodermitis-Patienten nachgewiesen werden (Gieler et al. 1985, Niebel 1990). Vermutlich beschränken sich die beschriebenen Ängste vor Abwertung bei der Mehrheit der Betroffenen auf Problemsituationen, in denen eine visuelle Exposition der Hauterscheinungen in der Öffentlichkeit (Schwimmbad, Friseur, Sauna) erfolgt.

Wahrnehmung von Kontrolle über das Krankheitsgeschehen

Die Komplexität der Neurodermitis macht es für viele Betroffene schwierig, ein angemessenes Konzept von den Ursachen (Kausalattribution) und Veränderungsmöglichkeiten (Kontrollüberzeugungen) zu entwickeln, nach dem sie handeln könnten. Häufig werden unzulässig vereinfachende Erklärungsmodelle gewählt, etwa i.S. einer Allergie. Dadurch wird das Krankheitsgeschehen jedoch undurchschaubar und unkontrollierbar, der Kranke fühlt sich hilflos und ausgeliefert, phasenweise depressive und ängstliche Verstimmungen können die Folge sein.

Korth et al. (1988) konnten feststellen, daß Neurodermitis im Vergleich zu Pityriasis rosea subjektiv als stärker durch externale Ursachen bedingt, im Verlauf als besser vorhersehbar, aber als ebenso beeinflußbar wahrgenommen wird. Sie interpretieren diese Überzeugungen als den Versuch, sich auf kognitiver Ebene vor einem drohenden Verlust der Kontrolle über das Krankheitsgeschehens zu entlasten. Interessanterweise zeigten Neurodermitis-Kranke einen höheren Informationsstand und gleichzeitig auch ein erhöhtes Informationsbedürfnis bezüglich der Krankheitsursachen. Auch dies kann als Ausdruck eines Bestrebens gewertet werden, aktive, problembezogene Kontrollmöglichkeiten zu erhalten und emotional belastende Kognitionen bezüglich der Erkrankung zu reduzieren.

Aufrechterhaltung eines positiven Selbstbildes

Untersuchungen zu auffälligen Persönlichkeitsmerkmalen wie z.B. Ängstlichkeit, Neurotizismus oder Aggressionsunfähigkeit ergaben höchst widersprüchliche Ergebnisse, die als Beleg dafür gewertet wurden, daß es keine einheitlichen überdauernden Persönlichkeitseigenschaften gibt, die typisch für Neurodermitis sind (Whitlock 1980, Münzel 1988, Gieler et al. 1990). Zudem wurde argumentiert, daß die nachgewiesenen psychischen Beeinträchtigungen (etwa auffällige Persönlichkeitszüge) eher eine Folge der Erkrankung darstellen als ihre Ursache (Tunner & Birbaumer 1986). Die immer wiederkehrenden Veränderungen der sozialen Beziehungen im Krankheitsschub, die subjektiv als Attraktivitätsverlust erlebten Hauterscheinungen und vor allem die permanente Beeinträchtigung des körperlichen Wohlbefindens durch den aversiven Juckreiz können die Anpassungsmöglichkeiten des Kranken phasenweise überfordern. So fand Rechhardt (1975, zit. nach Whitlock 1980, S. 145), daß depressive oder ängstliche

Verstimmungen nach dem Abklingen eines Krankheitsschubes zumeist wieder zu-
rückgehen.

Im ungünstigen Fall können sich die Probleme auch auf verschiedene
Lebensbereiche ausweiten, i.S. eines "total involvement" (Nerenz & Leventhal
1983). Es kann die Gefahr entstehen, daß die negative Einschätzung der Haut, die
sozialen Beeinträchtigungen und der Verlust der Attraktivität in einer generalisierten negativen Bewertung der eigenen Person münden. Besonders ungünstig ist die
ständige gedankliche (und manuelle) Beschäftigung von Neurodermitis-Kranken
mit der Haut (Korth et al. 1988). Die permanente Konzentration auf den negativen Aspekt der kranken, als entstellt erlebten Haut ist nicht nur ein Auslöser für
übermäßig häufiges Kratzen, sondern trägt zu dem Erleben bei, daß das ganze Leben von der Krankheit überschattet wird.

Als Fazit des Literaturüberblicks lassen sich einige Problembereiche
ausdifferenzieren, die unterschiedlichen theoretischen Dimensionen der Krankheitsbewältigung zugeordnet werden können. Diese Problembereiche bildeten den
Ausgangspunkt für die Erstellung eines Fragebogens, der emotionale, kognitive
und Verhaltensaspekte in der Krankheitsverarbeitung erfassen und sich auf die
spezifischen Probleme bei Neurodermitis beziehen sollte. Nicht thematisiert werden sollten dagegen Fragen zum Krankheitskonzept, etwa i.S. einer psychosomatischen Ätiologie, um die eingangs erwähnten Interpretationsschwierigkeiten
(Ursache-Wirkungs-Problem, Verleugnungstendenzen) zu umgehen.

2. Methode

Formulierung von apriori-Skalen und Bildung eines Itempools

Zur Aufstellung eines Itempools wurde teilweise auf andere Fragebögen zurück-
gegriffen, die entweder spezifische Probleme von Hautkranken oder angrenzende
Probleme von anderen körperlich Kranken betreffen. Hierzu zählen u.a. ein Fragebogen zum "Krankheitsgefühl" von Hautkranken (Bosse et al. 1978), ein Fragebogen zur sozialen Bewertung von Hautkranken (Hornstein et al. 1973), ein Hautfragebogen von Brähler et al. (1986), eine Situationsliste aus einem Trainingsprogramm für gesichtsversehrte Krebskranke (Fiegenbaum 1981), ein Fragebogen für
Laryngektomie-Patienten von Pfrang (1987), der Fragebogen zum Körperbild von
Strauß und Appelt (1983), und der Gießener Beschwerdebogen (Brähler & Scheer
1983). Bedauerlicherweise lag zum Zeitpunkt der Fragebogenkonstruktion noch
nicht der "Freiburger Fragebogen zur Krankheitsverarbeitung" von Muthny
(1988b) vor.

Der vollständige Fragebogen umfaßte 112 Aussagen, die auf einer fünfstufigen
Skala (1= überhaupt nicht zutreffend bis 5=sehr stark zutreffend) danach einzuschätzen waren, wie stark sie zutreffen.

Entwicklung einer Vorform

In eine erste Analyse des Itempools gingen 114 vollständigen Fragebögen ein. Die Stichprobe bestand aus 66 weiblichen und 48 männlichen Neurodermitis-Kranken, zum überwiegenden Teil stationäre Patienten. Das Durchschnittsalter betrug 30;5 Jahre (s = 13.8; Spannweite: 17 - 65).

Die Daten dieser Stichprobe wurden einer Faktorenanalyse mit dem SPSSX-Programmpaket (Schubö und Uehlinger, 1986) unterzogen. Eine Hautkomponentenanalyse legte eine 4-Faktorenlösung nahe. Nach Selektion von Items mit geringen Ladungen verblieben 43 Items, die folgenden vier Skalen zugeordnet wurden:

1. "Krankheitsgefühl" (17 Items; Cronbach alpha= .93): Beeinträchtigung des Selbstbildes und der Lebenszufriedenheit durch die Krankheit;
2. "Soziale Probleme" (10 Items; Cronbach alpha= .84): soziale Beeinträchtigungen, Ängste, Erwartung negativer Reaktionen der Umwelt;
3. "Wahrnehmung von Streßbelastung" (9 Items; Cronbach alpha= .83): Beeinträchtigung der körperlichen und seelischen Befindlichkeit;
4. "Bewältigung durch Selbstermutigung" (7 Items; Cronbach alpha= .77): positive subjektive Einschätzung eigener Bewältigungsmöglichkeiten.

Da sich der Fragebogen (mit Ausnahme der vierten Skala) in ersten Analysen auch als änderungssensitiv erwies, wurde er in einer kontrollierten Therapievergleichsstudie als Veränderungsmaß eingesetzt.

Die vierte Skala erschien jedoch inhaltlich problematisch und legte eine Revision nahe. Die durch den vierten Faktor erfaßte Dimension enthielt als einzige Items, die inhaltlich positiv formuliert, aber nicht eindeutig interpretierbar waren, im Hinblick etwa auf Verleugnungs- oder Kompensationstendenzen.

Konstruktion der endgültigen Testfassung

Im Hinblick auf den vergleichsweise begrenzten Stichprobenumfang wurde der Itempool einer erweiterten, heterogeneren und repräsentativeren Stichprobe vorgelegt. Ziel einer erneuten Analyse des Itempools war es, die Itemselektion auf der Grundlage einer Faktorenstruktur, die sich noch enger an den dargestellten theoretischen Rahmen anlehnt, vorzunehmen.

Neben stationären Patienten aus der Nordseeklinik Westerland[1] sowie ambulanten Patienten aus Arztpraxen[2] und der Universitäts-Hautklinik Marburg (diese bildeten die Normstichprobe der Vorform) wurden zusätzlich noch Patienten der Klinik Davos[3] sowie Teilnehmer eines ambulanten Schulungs- und Therapieprogramms der Hautklinik Marburg mit einbezogen. Die Gesamtstichprobe umfaßte

1   Wir möchten besonders herzlich Frau Dipl.-Psych. Ulrike Burging und Herrn Dipl.-Psych. Christian Schulze-Clebow für ihre tatkräftige Unterstützung danken.
2   Wir danken unseren Kollegen herzlich für ihre Mithilfe!
3   Für die Überlassung der Daten sei Herrn Dipl.-Psych. Dr. N. Hermanns und Herrn Prof. Dr. O.B. Scholz herzlich gedankt.

290 Patienten mit der gesicherten Diagnose Neurodermitis, davon 166 Frauen und 124 Männern. Das Durchschnittsalter betrug 27;6 Jahre (s = 10.8; Spannweite = 17-65 J.). Die Krankheitsdauer betrug durchschnittlich 18;0 Jahre (s = 12.2; Spannweite = 0-60 J.).

Zusätzlich wurden Stärke und Ausdehnung des Befalls erfaßt. Für Gesicht, Hals Hände, Arme, Rumpf und Beine wurden von den Patienten jeweils die Stärke des Befalls (0 = kein, 1 = leichter, 2 = starker Befall) eingeschätzt. Der durchschnittliche Befall aller Körperteile betrug x = 0.96 (s = 0.50, Spannweite = 0-2); dies entspricht einem leichten Befall des gesamten Körpers.

Von ursprünglich 112 Items wurden zunächst 16 Items aus folgenden Gründen aus dem Itempool ausgeschieden:
- 10 Items wegen ungünstiger Itemstatistiken (extrem geringe oder hoheMittelwerte, zu geringe Varianz);
- 6 Items aus sematischen Gründen (Redundanz, unklare Formulierung).

Mit den verbleibenden 96 Items wurde eine Hauptkomponentenanalyse berechnet. Der Scree-Test legte eine 3- oder 5-Faktorenlösung nahe; aufgrund inhaltlicher Erwägungen wurde die Gefahr einer "Überfaktorisierung" in Kauf genommen und eine 5-Faktorenlösung bevorzugt, um mit dem Fragebogen auch relevante Teilaspekte differenzieren zu können. Aufgrund der Ergebnisse dieser Faktorenanalyse wurden zusätzlich eliminiert:
- 20 Items wegen geringer Ladungszahlen in den Faktoren (< .45);

Aus den verbleibenden 76, auf den einzelnen Faktoren hoch ladenden Items wurden fünf Skalen gebildet, auf deren Grundlage eine Itemanalyse berechnet wurde. In abschließenden Selektionsschritten wurden weitere 34 Items herausgenommen:
- 22 Items wegen geringem Beitrag zur inneren Konsistenz oder geringerItem-Skalen-Korrelation in der Itemanalyse;
- 12 Items aus inhaltlichen Gründen (unklarer inhaltlicher Bezug zur Dimension, mangelnde Klarheit für Probanden).

Nach Selektion wurden die verbleibenden 42 Items erneut einer Hauptkomponentenanalyse unterzogen, die nach Varimaxrotation die Faktorenstruktur des Itempools mit 96 Items weitgehend replizierte (s. Anhang). Die Ladungen (Item-Faktor-Korrelationen; abgek.: a) der Items auf den fünf Faktoren sind weitgehend zufriedenstellend:
1. Faktor: Varianzaufklärung 26.7%, a = .52 bis .77;
2. Faktor: Varianzaufklärung 7.1%, a = .57 bis .74;
3. Faktor: Varianzaufklärung 5.3%, a = .52 bis .61;
4. Faktor: Varianzaufklärung 3.7%, a = .31 bis .74;
5. Faktor: Varianzaufklärung 4.1%, a = .35 bis .69.

Der erste Faktor klärt bei weitem den größten Anteil der Varianz auf. Inhaltlich spricht dieses Ergebnis dafür, daß Unterschiede in der Krankheitsverarbeitung wesentlich auf eine allgemeine Grunddimension - i.S. eines "G-Faktors" - zurückgeführt werden können, während die anderen Faktoren inhaltlich spezifischere Probleme beschreiben.

Untersuchungen zur Validität und inneren Konsistenz

Um die Gültigkeit des konstruierten Fragebogens zu überprüfen, wurden Korrelationen der ermittelten Skalenwerte mit Kriterienvariablen berechnet, von denen angenommen wurde, daß sie inhaltlich mit den von den Skalen erfaßten Aspekten zusammenhängen. So wurde erwartet, daß bedeutsame Zusammenhänge zum Ausmaß des Befalls, zu Geschlecht, Krankheitsdauer und möglicherweise Alter, nicht jedoch zu Schulbildung bestehen.

Darüber hinaus wurden Teilstichproben der Neurodermitis-Kranken weitere Fragebögen vorgelegt, die für die Bestimmung der inhaltlichen Validität einzelner Skalen von Interesse sind:

(a) Ein Fragebogen zu Kontrollüberzeugungen zu Krankheit und Gesundheit (KKG) von Lohaus und Schmitt (1989) bei 216 Neurodermitis-Kranken. Dieser Fragebogen bezieht sich auf die Überzeugung, bezüglich der eigenen Gesundheit
- selbst Einfluß nehmen zu können (Skala Internalität);
- von bedeutsamen anderen Personen ("powerful others"), v.a. Ärzten, abhängig zu sein (Externalität-P);
- vom Zufall bzw. Schicksal ("chance") abhängig zu sein (Externalität-C).

(b) Das Spielberger State-Trait-Angstinventar von Laux et al. (1981) bei 95 ambulanten Neurodermitis-Kranken (Teilnehmer des BMFT-Projekts: "Therapie und Rückfallprophylaxe bei Endogenem Ekzem", Marburg). Die beiden Subskalen beziehen sich auf situationsabhängige Ängstlichkeit (State) und situationsübergreifende Ängstlichkeit (Trait).

(c) Die CES-D Skala von Hautzinger (1988) bei 95 ambulanten Neurodermitis-Kranken (Teilnehmer des BMFT-Projekts); hierbei handelt es sich um eine reliable, kurze Selbstbeurteilungs-Skala zur Erfassung depressiver Symptome und Stimmungen.

Zusätzlichen Aufschluß über die Validität des Fragebogens sollte der Vergleich mit einer weiteren Untersuchungsstichprobe von 71 stationären Patienten mit Psoriasis vulgaris[4] geben. Überprüft werden sollte, ob sich Unterschiede in der Symptomatik (z.B. weniger ausgeprägter, häufig fehlender Juckreiz bei Psoriasis vulgaris) in den erfaßten Aspekten der Krankheitsbewältigung widerspiegeln. Alter, Krankheitsdauer, Ausmaß des Befalls und Geschlechterverteilung der beiden Stichproben sind Tab. 1 zu entnehmen. Zur Überprüfung auf Gruppenunterschiede hinsichtlich dieser Variablen wurden T-Tests bzw. (bezüglich Geschlechtsverteilung) ein Chi^2-Test berechnet. Die beiden Stichproben unterschieden sich hinsichtlich der Geschlechtsverteilung und Krankheitsdauer nicht; bezüglich Alter und Ausmaß des Befalls bestanden hochsignifikante Unterschiede, die im wesentlichen auf typische Unterschiede im Krankheitsverlauf zurückzuführen sind.

---

4 Wir danken ganz herzlich den Mitarbeitern der Tomesa-Fachklinik Bad Salzschlirf, und Herrn Dipl.-Psych. cand.med. U. Kröckert für die Überlassung der Psoriasis-Daten.

Tabelle 1:
Krankheitsdauer, Befall, Alter und Geschlechtsverteilung der Gesamt-Stichprobe von Neurodermitis-Kranken und Psoriasis-Kranken

		Neurodermitis N=290	Psoriasis N=71	t	df	p
Krankheits-	$\bar{x}$	18.2	18.0	0.12	359	.90
dauer	(s)	(12.1)	(15.2)			
Befall	$\bar{x}$	0.94	1.32	-5.73	359	.001 **
	(s)	(0.5)	(0.6)			
Alter	$\bar{x}$	27.9	46.5	-11.37	359	.001 **
	(s)	(10.9)	(18.5)			
Frauen/Männer		180:130	42:32	Chi^2=0.04	1	.78

** p < 0.01

3. Ergebnisse

Skalenkonstruktion

Die Zuordnung der Items zu den Skalen des Fragebogens erfolgte bis auf drei Ausnahmen aufgrund der höchsten Ladungen auf einem entsprechenden Faktor. Zwei Items, die am höchsten auf dem zweiten Faktor laden, wurden aus inhaltlichen Erwägungen der 4. Skala, und ein Item des ersten Faktors der 5. Skala zugeordnet (s. Anhang).

Die Skalen können inhaltlich folgendermaßen interpretiert werden:
1. Skala: **Stigmatisierung** (10 Items)
Markierungsitem: "Ich habe Angst davor, von Fremden wegen meiner Hauterkrankung abgelehnt zu werden."
Diese Skala thematisiert die subjektiv erlebte Beeinträchtigung der sozialen Beziehungen aufgrund der sichtbaren Hauterscheinungen. Im einzelnen beziehen sich die Fragen auf Ängste davor, aufgrund der Hauterkrankung beobachtet oder angesprochen zu werden, Vermeidungstendenzen, Erwartung negativer Reaktionen der Umwelt auf Hauterscheinungen und Beeinträchtigung der subjektiv erlebten Attraktivität.

2. Skala: **Leidensdruck** (10 Items)
Markierungsitem: "Mein Juckreiz macht mich fertig."
Diese Skala bezieht sich inhaltlich auf die Einschränkung der emotionsbezogenen Krankheitsbewältigung: die Krankheit wird als Bedrohung oder Verlust von Kontrolle, Autonomie und körperlich-seelischem Wohlbefinden erlebt. Insbesondere beziehen sich die Items auf Hilflosigkeits- und Hoffnungslosigkeitsreaktionen, die Einschränkung der allgemeinen Lebenszufriedenheit durch die Erkrankung, die emotionale Belastung durch die subjektive Unkontrollierbarkeit von Juckreiz und Kratzen, und übermäßige gedankliche Aufmerksamkeit für den Hautzustand.

3. Skala: **Allgemeine emotionale Belastung** (10 Items)
Markierungsitem: "Ich fühle mich nervös."
Diese Skala kennzeichnet eine Störung der allgemeinen körperlichen und psychischen Befindlichkeit. Sie enthält Fragen, die auf ängstliche oder depressive Verstimmungen als Reaktion auf eine Überforderung durch Krankheitssymptome und andere Belastungen hinweisen.

4. Skala: **Krankheitsbezogenes Problembewußtsein** (6 Items)
Markierungsitem: "Ich müßte eigentlich mehr über meine Hauterkrankung wissen."
Diese Skala umfaßt Feststellungen, die sich auf die Wahrnehmung von Defiziten hinsichtlich der problembezogenen Krankheitsbewältigung beziehen und auf die Motivation nach Verbesserung des Krankheitsverhaltens hinweisen. Im einzelnen werden die Bereiche Information, Hautpflege, Ernährung, Umgang mit belastungsabhängigem Juckreiz und "unbewußtem" Kratzen angesprochen.

5. Skala: **Einschränkung der Lebensqualität** (6 Items)
Markierungsitem: "Wegen meiner Hauterkrankung kann ich bestimmte Berufe nicht ausüben."
Diese Skala enthält Angaben zu konkreten krankheitsbedingten Einschränkungen in unterschiedlichen Lebensbereichen wie Beruf, Familie, Ernährung, finanzielle Belastungen durch die Erkrankung. Zusätzlich werden problematische soziale Folgen der Erkrankung (Mitbelastung der Familie, übermäßige Rücksichtnahme) angesprochen.

Innere Konsistenzen, Verteilungsform der Skalen und Itemstatistiken

Für die einzelnen Skalen ergaben sich folgende inneren Konsistenzen:
Stigmatisierung: Cronbach Alpha = .88;
Leidensdruck: Cronbach Alpha = .89;
Allgemeine emotionale Belastung: Cronbach Alpha = .82;
Krankheitsbezogenes Problembewußtsein: Cronbach Alpha = .66;
Einschränkung der Lebensqualität: Cronbach Alpha = .65.

Die Werte sind zufriedenstellend, wenn man die eingeschränkte Itemzahl insbesondere der beiden kürzeren Skalen berücksichtigt.

Zur Überprüfung der Skalenwerte auf Abweichung von der Normalverteilung wurden Kolmogorov-Smirnoff-Anpassungs-Tests durchgeführt. Eine signifikante Abweichung von der Normalverteilung wiesen die Skalen **Leidensdruck** ($Z = 1.53$, $p = .02$) und **krankheitsbezogenes Problembewußtsein** ($Z = 1.52$, $p = .02$) auf. Keine signifikante Abweichung von der Normalverteilung ergab sich in den Skalen **Stigmatisierung** ($Z = 1.16$, $p = .14$), **allgemeine emotionale Belastung** ($Z = 1.19$, $p = .12$), **Einschränkung der Lebensqualität** ($Z = 1.18$, $p = .12$).

Aufgrund der Itemanalyse wurden neben der inneren Konsistenzen auch die Item-Trennschärfen (Item-Skalen-Korrelation) errechnet. Die durchschnittlichen Trennschärfen betragen:
Stigmatisierung: $t = .62$ (zwischen .49 und .68);
Leidensdruck: $t = .62$ (zwischen .50 und .80);
allgemeine emotionale Belastung: $t = .50$ (zwischen .44 und .56);
krankheitsbezogenes Problembewußtsein: $t = .39$ (zwischen .31 und .49);
Einschränkung der Lebensqualität: $t = .38$ (zwischen .35 und .42).

Auf der Grundlage der Gesamtstichprobe wurde zusätzlich überprüft, ob die Subskalen untereinander zusammenhängen. Wie Tabelle 2 zeigt, ergaben sich zwischen allen Subskalen mittlere, statistisch hochsignifikante Zusammenhänge. Dies deutet darauf hin, daß die einzelnen Items der Skalen, die aus prinzipiell unabhängigen Faktoren der Hauptkomponentenanalyse gebildet wurden, auch auf anderen

Faktoren beträchtlich laden. Dieses Ergebnis ist jedoch inhaltlich plausibel, wenn man davon ausgeht, daß unterschiedliche Aspekte der Krankheitsbewältigung in einem Zusammenhang stehen.

Tabelle 2: Interkorrelationen der Skalen (N = 290)

	STIGMATI-SIERUNG	LEIDENS-DRUCK	ALLG.EMOT. BELASTUNG	PROBLEM-BEWUSSTSEIN
LEIDENSDRUCK	.65 **	-		
EMOT.BELAST.	.46 **	.54 **	-	
PROBL.BEW.	.21 **	.47 **	.35 **	-
LEB.QUALIT.	.44 **	.43 **	.30 **	.25 **

** p < 0.01

Zusammenhang mit soziodemographischen und krankheitsbezogenen Variablen

Wie Tabelle 3 verdeutlicht, ergeben sich für Frauen in allen Skalen bis auf **Einschränkung der Lebensqualität** signifikant höhere Werte als für Männer. Somit geben die Skalen erwartungsgemäß die in der Literatur häufig berichtete stärkere psychische Belastung von Frauen durch chronische, sichtbare Hauterkrankungen wieder.

Tabelle 3: Vergleich der Mittelwerte in den Subskalen von 166 Frauen und 124 Män nern der Neurodermitis-Stichprobe (N = 290)

Subskalen		Frauen (N=166)	Männer (N=124)	t	df	p
STIGMATI-SIERUNG	x̄ (s)	24.8 (7.9)	22.7 (7.8)	2.23	288	.03*
LEIDENS-DRUCK	x̄ (s)	32.0 (8.0)	27.9 (8.3)	4.26	288	.001**
ALLG.EMOT. BELASTUNG	x̄ (s)	27.8 (6.8)	25.0 (6.9)	3.44	288	.001**
PROBLEM-BEWUSSTSEIN	x̄ (s)	18.0 (3.8)	16.8 (4.1)	2.72	293	.007**
EINSCHRÄNK. LEBENSQUAL.	x (s)	14.8 (4.0)	13.9 (4.2)	1.82	293	.07

* p < 0.05   ** p < 0.01

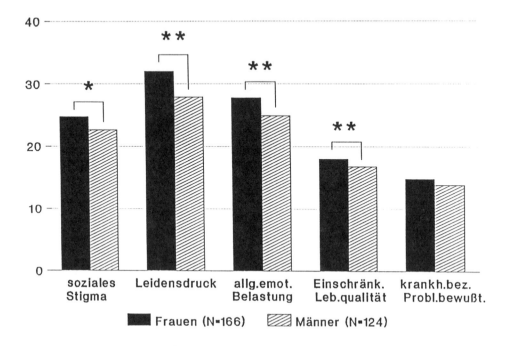

*Abb. 1: Marburger Fragebogen zur Krankheitsverarbeitung bei Neurodermitis:
Geschlechterunterschiede*

Weitere Außenkriterien, die unterschiedliche Bezüge zu den erfaßten Aspekten der Krankheitsbewältigung aufweisen sollten, sind Schweregrad (erfaßt durch die Einschätzung des Befalls), Krankheitsdauer, sowie Alter und Schulbildung (s. Tab. 4).

Erwartungsgemäß ergaben sich hochsignifikante, mittlere Zusammenhänge des Befalls zu allen Skalen in die erwartete Richtung: je ausgeprägter der Befall, umso ungünstiger wurden die verschiedenen Aspekte der Krankheitsbewältigung eingeschätzt. Dieses Ergebnis bestätigt die Gültigkeit der ermittelten Skalen.

Keine Zusammenhänge ergaben sich wider Erwarten zur Krankheitsdauer, und erwartungsgemäß, mit Ausnahme der Skala **krankheitsbezogenes Problembewußtsein**, zum Alter. Demnach sind die Ausprägungen von **Stigmatisierung, Leidensdruck, allgemeine emotionale Belastung** und **Einschränkung der Lebensqualität** unabhängig von der Chronizität und vom Alter. Lediglich das **krankheitsbezogene Problembewußtsein** geht statistisch signifikant mit zunehmendem Alter zurück.

Erwartungsgemäß fallen die Zusammenhänge zur Bildung aus: bei höherer Schulbildung bestehen geringere soziale Probleme und ein erhöhtes krankheitsbezogenes Problembewußtsein. Alle anderen, eher als emotionsbezogen einzuordnenden Aspekte der Krankheitsbewältigung sind bildungsunabhängig.

Tabelle 4:
Korrelation der Skalen mit Alter, Krankheitsdauer, Ausmaß des Befalls und Bildung (N = 290)

	STIGMATI-SIERUNG	LEIDENS-DRUCK	ALLG.EMOT. BELASTUNG	PROBLEM-BEWUSSTSEIN	EINSCHRÄNK. LEBENSQUAL.
Befall	.22**	.36 **	.16 **	.17 **	.25 **
Krankheits-dauer	-.02	-.11	.01	-.07	-.02
Alter	-.05	.08	.03	-.19 **	-.07
Schul-bildung	.04	.09	.13	.14 *	-.14 *

* p < 0.05 ,   ** p < 0.01

Korrelationen mit anderen Fragebögen

Weitere Hinweise auf die Validität sollten aufgrund von Korrelationen zu anderen Fragebögen ergeben, die unterschiedlichen Stichproben vorgelegt wurden (s. Tab. 5).

Erwartungsgemäß zeigte sich ein positiver Zusammenhang der Skala **Leidensdruck** zu internalen und ein negativer Zusammenhang zu externalen Kontrollüberzeugungen bezüglich Krankheit und Gesundheit. Die Ergebnisse stehen im Einklang mit der Hypothese, daß die Attribution der Erkrankungsursachen auf Schicksal oder Zufall und tendenziell auch auf "mächtige Andere" (z.B. Ärzte) als emotionale Entlastung wirkt. Externale gesundheitsbezogene Kontrollüberzeugungen sind erwartungsgemäß auch mit einem geringeren krankheitsbezogenen Problembewußtsein und interessanterweise auch mit einer geringeren subjektiven Einschränkung der Lebensqualität verbunden. Keine Bezüge bestehen zwischen gesundheitsbezogenen Kontrollüberzeugungen und dem Erleben von Stigmatisierung sowie Allgemeine emotionale Belastung. Insgesamt geben die Korrelationen relativ gut die inhaltlich zu erwartenden Zusammenhänge wieder.

Deutlich positive Zusammenhänge zu Trait-Ängstlichkeit und Depressivität weisen die Skalen **Leidensdruck** und **allgemeine emotionale Belastung** auf. Es konnte ebenfalls ein signifikanter Zusammenhang der (situationsabhängigen) State-Ängstlichkeit zur Skala **Stigmatisierung** nachgewiesen werden. Keine Zusammenhänge konnten für die Skalen **Einschränkung der Lebensqualität** und **krankheitsbezogenes Problembewußtsein** festgestellt werden.

Tabelle 5:
Korrelationen der Subskalen mit KKG-Skalen (N=216), CES-Depressions-Skala (N=95), State- und -Trait-Ängstlichkeit (N=95)

	STIGMATI-SIERUNG	LEIDENS-DRUCK	ALLG.EMOT. BELASTUNG	PROBLEM-BEWUSSTSEIN	EINSCHRÄNK. LEBENSQUAL.
KKGI	.06	.19**	-.09	-.07	.01
KKGP	-.12	-.12	-.10	-.17*	-.14*
KKGC	-.13	-.21**	-.02	-.10	-.17*
STATE	-.23*	-.11	.13	.10	.03
TRAIT	.14	.27*	.46**	.15	.01
CES-D	.15	.22*	.38**	.18	.07

$* \ p < 0.05$, $** \ p < 0.01$

Vergleich der Stichproben mit unterschiedlichen Hauterkrankungen

Den Vergleich der Skalen-Mittelwerte zwischen Neurodermitis- und Psoriasiskranken zeigt Tab. 6. Eine multivariate Varianzanalyse mit Gruppenzugehörigkeit als Faktor und den Skalen-Rohwerten als abhängige Variablen ergab insgesamt einen hochsignifikanten Unterschied ($F = 14.3$, $df = 5$, $p = .000$). Die univariaten Vergleich ergaben hochsignifikante Unterschiede bezüglich der Skalen **Stigmatisierung, Leidensdruck** und **allgemeine emotionale Belastung**. Keine Unterschiede bestanden zwischen den Gruppen hinsichtlich **krankheitsbezogenes Problembewußtsein** und **Einschränkung der Lebensqualität**.

4. Zusammenfassung und Diskussion

Der vorgestellte Fragebogen erhebt den Anspruch, unterschiedliche Probleme der Krankheitsbewältigung bei Neurodermitis zu erfassen. Die aufgrund von inhaltlichen Erwägungen und Prinzipien der Testkonstruktion ermittelte Fragebogenform umfaßt fünf Dimensionen, die faktorenanalytisch gewonnen werden konnten.
   Die aus diesen Dimensionen abgeleiteten Skalen beschreiben inhaltlich voneinander abgrenzbare, psychologisch relevante Aspekte: Die Skalen **Stigmatisierung** (Beeinträchtigung der sozialen Interaktion und der Attraktivität), **Leidensdruck** (Einschränkung der emotionsbezogenen Krankheitsbewältigung) und **allgemeine emotionale Belastung** (ängstliche und depressive Verstimmungen) kennzeichnen inhaltlich ungünstige emotionale/kognitive Reaktionen auf die Erkrankung. Demgegenüber bezieht sich die Skala **krankheitsbezogenes Problembewußtsein** auf eine Veränderungsmotivation (Bedürfnis nach Verbesserung der problemorientierten Krankheitsbewältigung).

Tabelle 6: Skalen-Mittelwerte in den Stichproben von Neurodermitis- und Psoriasiskranken

Subskalen		Neurodermitis N=288	Psoriasis N=70	F	df	p
STIGMATI-	$\overline{x}$	24.1	28.2	14.3	1,356	.001**
SIERUNG	(s)	(8.0)	(8.6)			
LEIDENS	$\overline{x}$	30.2	27.7	5.2	1,356	.02 *
DRUCK	(s)	(8.4)	(8.9)			
ALLG.EMOT.	$\overline{x}$	26.7	23.8	10.0	1,356	.002**
BELASTUNG	(s)	(6.9)	(6.7)			
EINSCHRÄNK.	$\overline{x}$	14.4	13.7	1.4	1,356	.25
LEBENSQUAL.	(s)	(4.0)	(4.4)			
PROBLEM-	$\overline{x}$	17.5	16.9	1.3	1,356	.26
BEWUSSTSEIN	(s)	(3.9)	(4.1)			

* p < 0.05 ,   ** p < 0.01

Die Skala **Einschränkung der Lebensqualität** enthält dagegen Fragen zu situativen Anforderungen (v.a. soziale Belastungsfaktoren). Die signifikanten Interkorrelationen der Skalen weisen jedoch darauf hin, daß die Aspekte nicht statistisch unabhängig voneinander sind, was im übrigen auch in theoretischer Hinsicht nicht erwartet wird. Die inneren Konsistenzen sind v.a. für die größeren Skalen zufriedenstellend und sprechen für eine ausreichende Reliabilität.

Die Berechnung von Korrelationen zu den Außenkriterien belegt die Validität der ermittelten Skalen. So weisen diese durchgängig bedeutsame Zusammenhänge zum Ausmaß des körperlichen Befalls auf. Zudem bestehen in allen Skalen (mit Ausnahme von **Einschränkung der Lebensqualität**) signifikante Geschlechterunterschiede.

Demgegenüber erweisen sie sich von der Krankheitsdauer (bis auf **krankheitsbezogenes Problembewußtsein**) und dem Alter als statistisch unabhängig. Auch die Schulbildung korreliert lediglich mit zwei Skalen: bei hoher Schulbildung ist das krankheitsbezogene Problembewußtsein erhöht und sind soziale Probleme verringert.

Die Korrelationen zu Skalen, die ähnliche Aspekte erfassen, erlaubt zusätzliche Rückschlüsse auf die innere Validität. Erwartungsgemäß zeigte sich ein positiver Zusammenhang der Skala **Leidensdruck** zu internalen und ein negativer Zusammenhang zu externalen Kontrollüberzeugungen bezüglich Krankheit und Gesundheit. Die Ergebnisse stehen im Einklang mit der Hypothese, daß die Attribution der Erkrankungsursachen auf Schicksal oder Zufall und tendentiell auch auf "mächtige Andere" (z.B. Ärzte) als emotionale Entlastung wirkt. Statistisch bedeutsame Zusammenhänge zu Trait-Ängstlichkeit und depressive Belastung finden sich bei den Skalen **Leidensdruck** und **allgemeine emotionale Belastung.** Auch dieses Ergebnis stellt eine empirische Bestätigung der von uns gewählten Definition der beiden Faktoren dar.

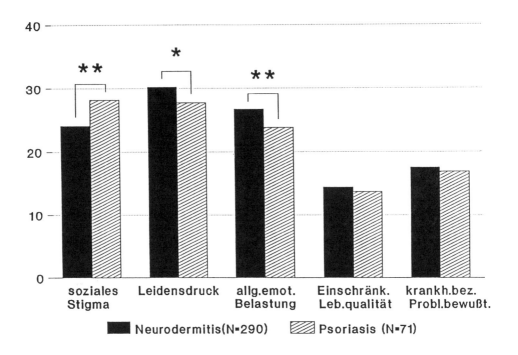

Abbildung 2: Marburger Fragebogen zur Krankheitsverarbeitung bei Neurodermitis: Vergleich von Neurodermitis- und Psoriasis-Kranken

Die signifikanten Unterschiede zwischen der Neurodermitis- und Psoriasis-Stichprobe bezüglich **Stigmatisierung, Leidensdruck** und **allgemeine emotionale Belastung** weisen auf die differentielle Validität des Fragebogens hin. Während sich die Neurodermitis-Stichprobe gegenüber der Psoriasis-Stichprobe durch einen ausgeprägteren Leidensdruck durch die Krankheit und stärkere Allgemeine emotionale Belastung auszeichnet, sticht die Psoriasis-Stichprobe durch ausgeprägteres Erleben von Stigmatisierung heraus. Dieses Ergebnis steht in Einklang mit Forschungstendenzen zum Entstellungsgefühl bei Hauterkrankungen. Die durchgeführten Untersuchungen konzentrieren sich vornehmlich auf Psoriasis und Akne, da bei diesen Krankheitsbildern der Attraktivitätsverlust wohl als stärker einzuschätzen ist als bei Neurodermitis (s. Bosse et al. 1976, Hünecke & Bosse 1980).

Der vorliegende Fragebogen erscheint ausreichend reliabel und valide, um als Meßinstrument bei wissenschaftlichen Fragestellungen eingesetzt werden zu können. Die Ergebnisse mit einer Vorform des Fragebogens, der inhaltlich ähnliche Dimensionen erfaßte wie die Endform, spricht auch für die Tauglichkeit des Fragebogens zur Veränderungsmessung, etwa in Therapieverlaufsstudien. Diese Verwendungsmöglichkeit muß jedoch in weiteren Untersuchungen noch empirisch abgesichert werden.

In der Praxis erscheint es ebenfalls denkbar, mit Hilfe des Fragebogens im Einzelfall Problemschwerpunkte abzuklären, die dann Ansatzpunkte für psychosomatisch-begleitende oder psychotherapeutische Maßnahmen darstellen (s. Stangier, in diesem Buch). Im Hinblick auf die Indikationsstellung zu einer Psychotherapie ist der Fragebogen jedoch nur mit Einschränkung geeignet. Eine angemessene Klärung der Frage, ob eine Psychotherapie notwendig und günstig ist, erscheint nur sinnvoll im Rahmen einer umfassenden Exploration (Deneke et al. 1981) unter Berücksichtigung der Psychotherapiemotivation (Schneider 1989, siehe auch Beitrag in diesem Buch) und des Krankheitskonzeptes (Gieler et al. 1985). In diesem Zusammenhang könnte der vorliegende Fragebogen nicht nur eine unterstützende Informationsquelle darstellen, sondern auch ein Mittel, um diesen Prozeß der Entscheidungsfindung zu fördern.

Anhang

Hauptkomponentenanalyse der Endfassung nach Rotation: Ladungen und Itemkurzbezeichnungen
(zur besseren Übersicht sind nur Ladungszahlen $a_{ij} > .30$ dargestellt)

Items	Faktoren:					
	1	2	3	4	5	
4	.74					Kontakt zu unbekannten Menschen behindert
24	.71					Angst vor Ablehnung von Fremden
2	.68					weniger attraktiv als andere Menschen
6	.66					sexuell gehemmt
1	.62	.31				Aussehen macht Kummer
20	.61	.33				Gefühl, die Leute starren auf Haut
12	.60	.39				unangenehm, andere sehen aufgekratzte Haut
8	.60					Fragen sind unangenehm
17	.56	.30				vermeide Sauna, Schwimmbad wegen Ekel
3	.55	.32				vermeide Situationen

Items	Faktoren: 1	2	3	4	5	
39		.77				Juckreiz macht mich fertig
35	.31	.70				verzweifelt wegen Hauterkrankung
37	.32	.64	.37			häufig niedergeschlagen wegen Krankheit
15		.62				kostet viel Energie, nicht zu kratzen
29		.59				Angst vor weiterer Verschlimmerung
40		.56				Ärger über Kratzen
36	.31	.54				denke an Leben ohne Hautkrankheit
9	.37	.50	.35			fühle mich in Haut nicht wohl
18	.41	.49				möchte bezügl. der Krankheit aufgeben
33		49				stört mich, immer an Salben denken
30			.60			sollte mehr Ärger äußern
38			.60			viele Dinge gehen unter die Haut
42			.59			unkonzentriert
25			.59			Lebensenergie fehlt
19			.57			müde
5	.32		.57			nervös
13			.54			geringe Belastbarkeit
10			.54			rege mich bei Kleinigkeiten auf
41			.52			sollte weniger Stress aufladen
28	.37		.51			einsam
22				.74		müßte mehr über Hauterkrankung wissen
14				.69		könnte Haut sorgfältiger pflegen
16				.60		achte zu wenig auf Ernährung
11		.32		.53		lernen,besser mit Hautkrankheit umgehen
*34		.46		.31		Juckreiz macht Unwohlsein klar
*23		.44		.31		kratze mich häufig, ohne es zu merken
26					.68	kann bestimmte Berufe nicht ausüben
31					.58	Probleme am Arbeitsplatz
7					.56	hohe Kosten
21					.55	störende Einschränkung der Ernährung
32					.41	werde betont rücksichtsvoll behandelt
*27				.34	.31	Familie/Partner wird mitbelastet

* Aufgrund des Inhalts wurden Item 27 dem Faktor 5 und Items 34 und 23 dem Faktor 4 zugeordnet.

Neurodermitis-Persönlichkeit

Nawid Peseschkian

Zusammenfassung

Zusammenhänge zwischen Neurodermitis und Psyche sind schon seit langem bekannt, aber wenig ist über die Bedeutung psycho-sozialer Faktoren geforscht worden.

Von vorliegenden psycho-dynamischen Untersuchungen ausgehend, werden in dieser Studie 64 Neurodermitiker untersucht. Die Versuchsordnung besteht aus der Versuchsgruppe I (64 Neurodermitiker), der Versuchsgruppe II (64 Hautpatienten: Patienten mit diversen Hauterkrankungen mit Ausnahme der Neurodermitis) und der Kontrollgruppe (64 Hautgesunde, die anamnestisch keine Zeichen der Atopie zeigen). Die Patienten wurden bezüglich Alter und Geschlecht parallelisiert. Das Durchschnittsalter beträgt 27 Jahre.

Als Untersuchungsinstrumentarium werden das Interview und zwei Persönlichkeitsfragebögen verwendet: Freiburger Persönlichkeitsinventar (FPI) und Wiesbadener Inventar zur Positiven Psychotherapie und Familientherapie (WIPPF).

Neurodermitiker verzeichnen Life-events, sind sehr körperbezogen, ziehen sich bei Konflikten mehr ihre Phantasie zurück.

Summary

Connections between atopic dermatitis and the psyche have long been known. Little attention, however, has been given to the importance of psycho-social factors.

Employing known psycho-dynamic analyses, 64 atopic dermatitis patients are examined in this study. The test consists of three groups: group I 64 atopic dermatitis patients, group II 64 patients with various skin problems except atopic dermatitis and controls of 64 healthy people whose case history shows no sign of atopy. Age and sex show no differences. The average age is 27.

Main instrument of analysis is a questionnaire specifically designed for this study. Furthermore, the personality tests FPI ("Freiburger Persönlichkeitsinventar") and WIPPF ("Wiesbadener Inventar zur Positiven Psychotherapie und Familientherapie") are applied. Patients with atopic dermatitis tend to have encountered more life-events, are more body-oriented, try to solve probleme through phantasy.

1. Einleitung

Zahlreiche Krankheiten und Krankheitssymptome stehen in einem oft nur wenig bekannten Zusammenhang mit vielfältigen und komplizierten Lebensumständen des modernen Menschen. Waren es früher vor allem Seuchen und Infektionskrankheiten, die die Menschheit geißelten, so sind es heute Erkrankungen, die in engem Zusammenhang mit dem Leben und der Psyche des Menschen, seinen mitmenschlichen Beziehungen und den Umwelteinflüssen stehen.

Seit vielen Jahren wird ein Zusammenhang zwischen Neurodermitis und der Psyche gesucht, kontrovers diskutiert und teilweise auch akzeptiert. Zwar werden in einzelnen Fällen schon seit langem vor allem psychische Faktoren wie Dominanz der Mutter (Payk 1988, Cermak & Slany 1971), emotionale Labilität der Neurodermitiker (Braun-Falco 1984, Koblenzer 1983), aggressive Tendenzen (Schröpl 1984), sexuell nicht gelöste Probleme erwähnt (Panconesi 1984), doch sind wir derzeit von einer Annäherung der o.g. Positionen noch sehr weit entfernt.

Alle Hypothesen zur Entstehung der Neurodermitis, die ausschließlich entweder endogen-konstitutionelle, diverse exogene oder psycho-soziale Faktoren als ursächlich beschuldigen, können heute sicherlich nicht aufrecht erhalten werden.

Neurodermitis constitutionalis ist keine seltene Erkrankung; ihre Inzidenz nimmt stetig zu. Derzeit gibt es schätzungsweise über eine Million Neurodermitiker (diese Zahl bezieht sich auf die ehemalige Bundesrepublik). Aufgrund der steigenden Inzidenz scheint es ratsam, sich noch mehr als bisher mit den psychosomatischen Aspekten dieses Krankheitsbildes auseinanderzusetzen.

2. Methodik

2.1 Patientenkollektiv und Kontrollgruppe

An der Studie nahmen jeweils 64 Patienten bzw. Probanden teil. Im einzelnen handelt es sich um folgende Gruppen:

a. Versuchsgruppe I = Neurodermitiker (64 Patienten)
Personen, die an Neurodermitis constitutionalis litten und deren Diagnose gesichert war.

b. Versuchsgruppe II = Hautpatienten (64 Patienten)
Personen, die an diversen Hauterkrankungen litten, z.B. an Akne, Psoriasis, Urtikaria, Warzen, Melanom, toxischem, allergischem und/oder seborrhoischem Ekzem. Eine Ausnahme stellten die Neurodermitis und Erkrankungen aus dem atopischen Formenkreis dar.

c. Kontrollgruppe = Hautgesunde (64 Probanden)
Hautgesunde, die auch anamnestisch keine Zeichen der Atopie aufwiesen.

2.2 Stichprobe

Als Auswahlkriterien wurden gewählt:

ALTER
* Mindestalter 15 Jahre

* Probanden zwischen
  15 und 70 Jahren
* Durchschnittsalter 27 Jahre

GESCHLECHT
* Das Verhältnis zwischen den
  Geschlechtern ist in allen
  Gruppen mehr oder weniger
  ausgeglichen

2.3 Untersuchungsmethode

Die Untersuchung setzte sich aus drei Bereichen zusammen:

1. Anamnese (dermatologisch/sozio-demographisch)
2. Persönlichkeitsfragebögen - empirisch-quantifizierte Methode -

a. FPI = Freiburger Persönlichkeitsinventar (Fahrenberg et al. 1984)
b. WIPPF = Wiesbadener Inventar zur Positiven Psychotherapie und Familientherapie (Peseschkian 1988)

3. Interview (Fragen zur psycho-sozialen Situation)

3. Fragestellung und Hypothesen

3.1 Bisherige psychosomatische Arbeiten

Psychosomatische Zusammenhänge sind uns überwiegend von inneren Erkrankungen bekannt. Häufig wird in diesem Zusammenhang von den sieben klassischen Krankheitsbildern der Psychosomatik ("holy seven") gesprochen: Ulcus duodeni, Colitis ulcerosa, essentielle Hypertonie, rheumatoide Arthritis, Hyperthyreose, Neurodermitis constitutionalis und Asthma bronchiale.

So mehren sich die Stimmen derjenigen Autoren, die sich der Ansicht anschließen, daß bei jeder Krankheit psychischer und somatischer Art seelische und körperliche Strukturelemente beteiligt sind.

Von den vielen Dermatosen, die zum Teil als psychosomatische Krankheiten bezeichnet wurden, muß nach Ansicht zahlreicher Autoren (Rechenberger 1982, Bosse 1986, Koblenzer 1984) der Neurodermitis eine führende Rolle eingeräumt werden.

Die Ergebnisse vieler Studien deuten auf den o.g. Sachverhalt hin. Sobald es aber um die nähere Aufarbeitung dieser "psychischen Zusammenhänge" geht, wird das Spektrum der Meinungen plötzlich sehr groß und inhomogen.

Beim Literaturstudium der zahlreichen Veröffentlichungen zum Themenkomplex der Neurodermitis, konnten wir die Feststellung von Whitlock (1980) bestätigen, daß "ohne Zweifel viele Autoren fraglos die Annahme akzeptiert haben, daß psychische Faktoren eine wichtige Rollen spielen". Die Pathogenese dieser Krankheit läßt immer noch viele Fragen offen. Hypothesen zu somatischen und psychischen Ursachen sowie einflußnehmenden Faktoren des Krankheitbildes sind damit Tür und Tor geöffnet.

Insgesamt kann man die Fülle an vorhandener Literatur in die folgenden vier Ansätze differenzieren:
1. Persönlichkeitstypus: "Neurodermitiker-Persönlichkeitstyp"
2. Interaktionsmodell: Mutter-Kind-Beziehung

3. Psychodynamischer, psychoanalytischer Ansatz
4. Multifaktorieller Ansatz

Autoren wie Peseschkian (1980) und Hamm (1983) sprechen von einem Aktualkonflikt und messen solchen Ereignissen auf dem Boden chronischer emotionaler Konflikte oder Erlebnisse der früheren Kindheit eine große Bedeutung als auslösende Faktoren für die Manifestation einer Krankheit zu.

Unter Aktualkonflikt(e) fassen wir sowohl positive als auch negative Ereignisse - Streßfaktoren bzw. life-events - zusammen.

Hamm (1983) hat eine Punktskala für die Streßfaktoren erstellt, worin Ereignisse jeglicher Art ihren Niederschlag finden. Wir fragten unsere Probanden nach solchen Aktualkonflikten der letzten fünf Jahre; es ging hierbei um ein rein subjektives Einschätzen der folgenden Themenkomplexe: Todesfall, partnerschaftliche Probleme, Schwierigkeiten mit Arbeit/Schule/Studium, äußere Veränderungen (z.B. Wohnungswechsel), familiäre Probleme (z.B. Probleme mit den Eltern), familiäre Veränderungen (z.B. Hochzeit) und individuelle Schwierigkeiten.

Trotz sozialer und kultureller Unterschiede nennt Peseschkian (1980) vier Bereiche, die allen Menschen zu eigen sind:

KÖRPER - LEISTUNG - KONTAKT - PHANTASIE.

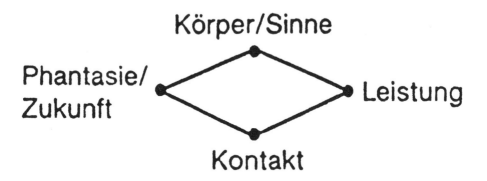

Abb. 1: Die "Qualitäten des Lebens" (4 Bereiche)

Dieses "Vierergespann" ähnelt einer Waage, die immer ein ausgewogenes Verhältnis von je etwa 25 Prozent haben muß, um ein "seelisches Gleichgewicht" zu garantieren. Durch Einseitigkeiten entstehen Konflikte in den defizitären Bereichen.

Unsere Probanden wurden nach ihren subjektiven vier Bereichen und nach ihrer jeweiligen persönlichen Gewichtung gefragt. Sie wurden gebeten, diese vier

Bereiche nach 1. und 2. Priorität für sich persönlich einzustufen (Selbsteinschätzung).

Wenn wir ein Problem haben, uns ärgern, uns belastet oder unverstanden fühlen, in ständiger Anspannung leben oder in unserem Leben keinen Sinn sehen, können wir diese Schwierigkeiten in den folgenden vier Bereichen konflikthaft verarbeiten:

Körper - Leistung - Kontakt - Phantasie

Im weitesten Sinne kann man eine solche Konfliktverarbeitung als "Fluchtreaktion" beschreiben, welche folgende Ausmaße annehmen kann:

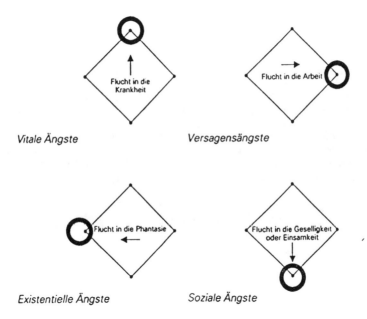

Abb. 2: Konfliktverarbeitung und mögliche "Fluchtreaktionen"

Diese Formen der Konfliktverarbeitung sind relativ weitgefaßte Kategorien, die jeder Mensch mit seinen eigenen Vorstellungen, Wünschen, Emotionen und Spannungen füllt. Diese unterschiedlichen Reaktionsweisen können ihrerseits zu Kommunikationsschwierigkeiten führen. Jeder Mensch entwickelt seine eigenen Präferenzen, wie er auftretende Konflikte verarbeitet. Welche Form der Konfliktverarbeitung bevorzugt wird, hängt im wesentlichen von den Lernerfahrungen der Kindheit ab. Die vier Reaktionsformen werden in den konkreten Lebenssituationen durch typische Konzepte geprägt.

Bei Fragen nach bestimmten Persönlichkeitsmerkmalen eines Menschen stellt sich die schwierige Frage von Ursache und Wirkung: Prädisponieren bestimmte

Eigenschaften zur Neurodermitis constitutionalis oder führt die Neurodermitis im Laufe der Zeit zu spezifischen Veränderungen in den Aktualfähigkeiten eines Menschen?

In der Literatur werden zum Teil kontroverse Meinungen in bezug auf einen "Neurodermitiker-Persönlichkeitstyp" vertreten. Die "Palette des Persönlichkeitstypus" reicht von "emotional-labil" über "asthenisch und Einspännertum" bis zu "Spannungscharakteren".

Wenn man versucht, globale und z.T. nicht näher definierte Begriffe wie "emotionale Labilität", Aggressivität" oder "Egoismus" einem Typus zuzuordnen, kann es leicht passieren, daß Neurodermitiker gewaltsam in eine Kategorie gezwängt werden (Schubladendenken).

3.2 Hypothesen dieser Arbeit

1. Es ist zu vermuten, daß es deutliche Unterschiede in der Auftretenswahrscheinlichkeit von Lebensereignissen (Aktualkonflikt) zwischen den drei Gruppen gibt.
2. Es ist zu vermuten, daß sich in den "4 Qualitäten des Lebens": 'Körper - Leistung - Kontakt - Phantasie' merkliche Unterschiede zwischen den drei Gruppen zeigen (Neurodermitiker neigen eher zu Ungleichgewicht zwischen den vier Bereichen).
3. Es ist zu vermuten, daß große Unterschiede in der "Konfliktverarbeitung" zwischen den drei Gruppen bestehen (Neurodermitiker ziehen sich zurück in die Phantasie und Einsamkeit).
4. Es ist zu vermuten, daß die Ergebnisse der Persönlichkeitsfragebögen FPI und WIPPF in einzelnen Kategorien deutliche Unterschiede zwischen den drei Gruppen zeigen (z.B. Sauberkeit, Ordnung).
5. Es ist zu vermuten, daß es einen "Hautpatienten-Persönlichkeitstyp" im allgemeinen und eine "Neurodermitiker-Persönlichkeit" im Speziellen gibt, die sich beide von der Kontrollgruppe unterscheiden.

4. Ergebnisse

4.1 Hypothese 1:

Es ist zu vermuten, daß deutliche Unterschiede in der Auftretenswahrscheinlichkeit von Lebensereignissen (Aktualkonflikt) zwischen den drei Untersuchungsgruppen bestehen.

So unterschiedlich diese Themenkomplexe auch sein mögen, wie z.B. Todesfall, Beruf, familiäre Probleme und Wohnungswechsel, so einheitlich ist dennoch der Trend der abzuleitenden Ergebnisse:
*   in allen Kategorien haben die Neurodermitiker deutlich mehr (manchmal bis zu doppelt so viel) Ereignisse zu verzeichnen als das Normalkollektiv;
*   es gibt keinen einzigen Bereich, in dem die Neurodermitiker nicht prozentual das Normalkollektiv "übertreffen";

* die Ergebnisse der Versuchsgruppe II (Hautpatienten) liegen interessanterweise immer zwischen denen der Versuchsgruppe I und denen der Kontrollgruppe.

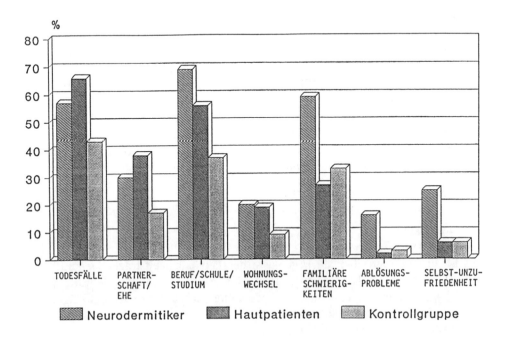

Abb. 3: Aktualkonflikte bei Neurodermitikern, Hautpatienten und Kontrollgruppe

4.2 Hypothese 2

Es ist zu vermuten, daß sich in den "4 Qualitäten des Lebens": 'Körper - Leistung -
Kontakt - Phantasie' merkliche Unterschiede zwischen den drei Gruppen zeigen
(Neurodermitiker neigen eher zum Ungleichgewicht zwischen diesen 4 Bereichen).

   67 % aller befragten Neurodermitiker geben in ihrer Selbsteinschätzung an,
daß der Bereich "Körper" für sie zentralen Stellenwert darstellt und daß sie dies als
"wichtigsten" Aspekt in ihrem Leben ansehen. Bei den Hautpatienten
(Versuchsgruppe II) sind dies 39 % und bei der Kontrollgruppe 33 %.

   Während Neurodermitiker sich vorwiegend und hauptsächlich um ihren
"Körper" kümmern, sehen die Probanden der Versuchsgruppe II den "Körper" und
die "Kontakte" als wichtig an, während die Kontrollgruppe die Bereiche "Körper",
"Kontakt" und "Leistung" als gleichgewichtig für sich selbst einschätzt.

4.3 Hypothese 3

Es ist zu vermuten, daß große Unterschiede in der "Konfliktverarbeitung" zwischen den drei Gruppen existieren. (Jeder Mensch hat vier Möglichkeiten, auf Konflikte zu reagieren)

Bei der Selbsteinschätzung der Probanden aller drei Gruppen läßt sich folgendes festhalten:
Auffallend in der Rubrik "Phantasie" ist der hohe Anteil an Neurodermitikern (42 %) und Hautpatienten (55 %), die bei auftretenden Konflikten eine "Flucht in die Phantasie, Zurückgezogenheit oder Einsamkeit" erleben. Eine "ideale Verteilung" würde einem Anteil von 25 % pro Bereich entsprechen.
Im Vergleich zu den Versuchsgruppen nimmt die Fluchtreaktion in die "Phantasie" bei der Kontrollgruppe mit 32 % einen geringeren Stellenwert ein.

4.4 Hypothese 4

Es ist zu vermuten, daß die Ergebnisse der Persönlichkeitsfragebögen FPI und WIPPF in einzelnen Kategorien deutliche Unterschiede zwischen den drei Gruppen zeigen. Dieser Themenkomplex beschäftigt sich mit den Aktualfähigkeiten. Diese seien definiert als Sozialisationsnormen, die jeder Mensch im Laufe seines Lebens in unterschiedlichem Maße entwickelt.
Die beiden untenstehenden Graphiken zeigen die Ergebnisse der beiden Persönlichkeitsinventare FPI (Freiburger Persönlichkeitsinventar) und WIPPF (Wiesbadener Inventar für Positive Psychotherapie und Familientherapie.
Auffallend, daß Neurodermitis im Vergleich zur Versuchsgruppe II und zur Kontrollgruppe gehemmter, leichter erregbar, aggressiver, lebensunzufriedener, introvertierter, emotionaler, leicht überfordert, körperlich beansprucht waren und sich viel Sorgen um ihre Gesundheit machen.

4.5 Hypothese 5

Es ist zu vermuten, daß es einen "Hautpatienten-Persönlichkeitstyp" und einen "Neurodermitis-Persönlichkeitstyp" im besonderen gibt, die sich beide von der Kontrollgruppe unterscheiden.
Anhand unser Untersuchung (Interview und Persönlichkeitsfragebogen) möchten wir nicht von einem bestimmten "Neurodermitis-Persönlichkeitstyp" sprechen.
Vielmehr verstehen wir unsere Ergebnisse und vor allem die Resultate des Persönlichkeitsfragebogen WIPPF so, daß bei Neurodermitikern "sekundäre Eigenschaften" wie z.B. Sauberkeit, Ordnung oder Pünktlichkeit einen wesentlich höheren Stellenwert einnehmen als "primäre Eigenschaften" (z.B. Glaube, Vertrauen oder Geduld).

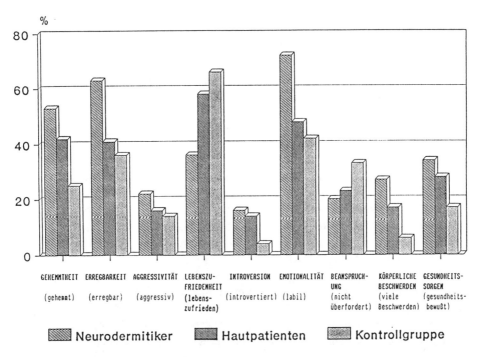

*Abb. 4: Ergebnisse der Sozialisationsnormen (Aktualfähigkeiten) im FPI. Neuro-
dermitiker, Hautpatienten und Kontrollgruppe im Vergleich*

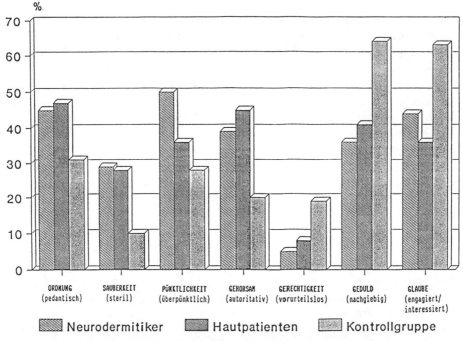

*Abb. 5: Ergebnisse der Sozialisationsnormen (Aktualfähigkeiten) im WIPPF. Neuro-
dermitiker, Hautpatienten und Kontrollgruppe im Vergleich*

Zum Verständnis der primären und sekundären Fähigkeiten sei erklärt, daß
Aktualfähigkeiten (Sozialisationsnormen) sich in zwei Gruppen einteilen lassen:
    Die primären Fähigkeiten betreffen die Liebesfähigkeit. Sie werden von dem
ersten Lebenstag an durch Kontakt zu Bezugspersonen hergestellt. Geduld, Zeit,
Kontakt, Vertrauen, Hoffnung, Zärtlichkeit/Sexualität, Liebe und Glaube zählen
zu ihnen.
    Die sekundären Fähigkeiten beinhalten Wissensvermittlung und damit Er-
kenntnisfähigkeit. In ihnen spiegeln sich die Normen der sozialen Gruppe eines
Individuums wider: Pünktlichkeit, Ordnung, Sauberkeit, Höflichkeit, Ehrlichkeit,
Sparsamkeit, Gerechtigkeit, Fleiß, Zuverlässigkeit, Gewissenhaftigkeit, Gehorsam
und Treue.
    So zeigt die statistische Auswertung, daß z.B. 50 % aller Neurodermitiker in
der Kategorie "Pünktlichkeit" überpünktlich sind, während es bei den Hautpatienten 36 % und bei der Kontrollgruppe 28 % sind (Anmerkung: Pünktlichkeit gehört
zu den sekundären Fähigkeiten).
    Die Kontrollgruppe zeigt im Vergleich zu den beiden Versuchsgruppen we-
sentlich mehr Ausgewogenheit in der Verteilung primärer und sekundärer Fähigkeiten.
    Weiterhin ist festzustellen, daß die statistischen Werte der Hautpatienten meist
zwischen denen der Neurodermitikern und der Kontrollgruppe liegen.

5. Diskussion

5.1 Neurodermitiker haben qualitativ und quantitativ deutlich mehr Aktualkonflikte, life-events und Streßfaktoren zu verzeichnen als Probanden aus den
anderen beiden Untersuchungsgruppen.
    Daß die Neurodermitiker markante prozentuale Anteile in bezug auf den Ak-
tualkonflikt aufweisen, war aus den Ergebnissen zu vermuten. Daß diese Streßfaktoren der vergangenen fünf Jahre trotz aller Verschiedenheit jedoch einiges gemeinsam haben, ist nicht auf dem ersten Blick ersichtlich.
    Alle oben angesprochenen Ereignisse haben im weitesten Sinne mit
"Entwurzelung" zu tun. Entwurzelung kann bedeuten, daß ein Familienmitglied
stirbt, die Ausbildung abgebrochen wird, ein Wohnungswechsel oder Umzug be-
vorsteht, eine Ablösungsproblematik von zu Hause sich abzeichnet oder eine partnerschaftliche Beziehung zu Ende geht.
    Immer ist es ein entscheidender Einschnitt im Leben des Betreffenden, welcher
"gemeistert" werden will. Immer wieder sind die Betroffenen gefordert, Bindungen
und emotionale Beziehungen zu den betreffenden Personen oder Dingen aufzugeben, eine neue Vertrauensbasis aufzubauen, emotional die Situation zu bewältigen
und nicht zuletzt sich zu fragen, inwieweit sie maßgeblich am "Scheitern der Situation" beteiligt sind.

Dies erfordert ein hohes Maß an Selbstreflektion, Selbstkritik und Optimismus; es ist offensichtlich, daß die diesbezügliche Bereitschaft umgekehrt proportional ist zur Anzahl solcher Aktualkonflikte.

5.2 Bezüglich der Verteilung von Energien auf die "4-Bereiche" können wir feststellen, daß die Neurodermitiker im Vergleich zu den anderen beiden Untersuchungsgruppen wesentlich unausgeglichener sind. Sie konzentrieren ihre Gedanken, Energien und Kräfte vorwiegend auf nur einen Bereich, ihren "Körper" (1. und 2. Priorität, während die Hautpatienten in zwei Bereichen ("Körper und Kontakt") und die Kontrollgruppe sogar in drei Bereichen ("Körper, Leistung und Kontakt") ihre Energien verteilen.

Insgesamt ist der 4. Bereich "Phantasie/Zukunft" bei allen drei Untersuchungsgruppen relativ defizitär besetzt. Nach der Methode der 'Positiven Psychotherapie' (Peseschkian 1980) ist man nicht unausgeglichen, weil man sich zu viel auf einen Bereich konzentriert, sondern weil die anderen Bereiche zu kurz kommen. Wenn jemand also einen Großteil seiner Energien in einem Bereich einsetzt (bei den Neurodermitikern der "Körper"), ist die Gefahr viel größer, schneller oder leichter unausgeglichen zu sein.

Da die Neurodermitiker den Körper und sowie alles damit Zusammenhängende in den Vordergrund stellen, gleichzeitig jedoch in den anderen Bereichen Defizite aufweisen, geraten sie in einen Circulus vitiosus. Ein Entrinnen ist sehr schwer möglich. Neurodermitiker tendieren oft dazu, sich aus Angst vor den "unerlebten Bereichen" (Bereiche, die sie weniger intensiv erfahren haben) noch mehr mit ihrem Körper zu beschäftigen, was ihnen wohlvertraut ist. Damit halten sie den oben angesprochenen Teufelskreis weiterhin aufrecht oder verstärken ihn sogar noch.

5.3 Das oben genannte Ergebnis zeigt, daß Neurodermitiker und Hautpatienten beim Versuch, ihre Konflikte zu lösen, besonders den Bereich "Phantasie" besetzen. Er stellt für sie eigentlich einen "defizitären Bereich" dar, denn die wenigsten dieser Gruppe haben in ihrem Alltag damit zu tun (siehe Hypothese 2).

Vielleicht suchen Neurodermitiker und Hautpatienten unbewußt gerade in diesen Bereichen Ausgleich, da sie hier Defizite aufweisen. Durch Rückzug und Alleinsein ist es möglich, daß sie sich in ihre Phantasie "hineinsteigern", mit ihren Problemen alleine bleiben und sich ungewollt wieder verstärkt auf ihren Körper und letztlich ihre Hautkrankheit beziehen. Hier schließt sich wieder ein Teufelskreis, aus dem ein Entrinnen kaum vorstellbar ist.

Im Gegensatz zu den beiden Versuchsgruppen sucht die Kontrollgruppe Konfliktlösungen im Bereich "Kontakt". Dieser Bereich ist ihnen vertraut. Die Probanden aus der Kontrollgruppe suchen diesen Bereich in der Hoffnung, mit Hilfe anderer Menschen, Freunden und Bekannter ihre Probleme lösen zu können oder sie wenigstens zu vermindern. Neurodermitiker hingegen ziehen sich eher zurück und wollen alleine gelassen werden. Das dürfte ein Grund sein, warum Neurodermitiker aus dem o.g. Teufelskreis kaum ausbrechen können.

So können wir von einer unterschiedlichen Konfliktverarbeitung unter den Untersuchungsgruppen ausgehen. In diesem Sinne sprechen auch Ott und Schönberger (1986) bei Neurodermitikern von "der Unfähigkeit zu aktiver Konfliktlösung, Konfliktneutralität oder Zeitaufschub der Problemlösung".

5.4 Trotz Berücksichtigung der Unterschiede im Aufbau beider Persönlichkeitsfragebögen FPI und WIPPF sowie der Spannweite und Interpretationsmöglichkeiten der Ergebnisse ist es doch erstaunlich, daß sich immer wieder ein bestimmtes Verhaltensmuster bei den Neurodermitikern herauskristallisiert.
Wiederholt zeichnet sich ein Trend in den Ergebnissen ab:
1. Die Ergebnisse der Neurodermitiker neigen ausnahmslos in allen Kategorien zu Extremen: sie sind z.B. sehr "steril" (Sauberkeit), pedantisch (Ordnung), überpünktlich (Pünktlichkeit). Im übertragenen Sinne heißt dies, daß sie eine Eigenschaft entweder extrem überbetonen oder extrem vernachlässigen.
2. Die Ergebnisse der Kontrollgruppe zeigen eher Ausgewogenheit, sind durchschnittlicher und viel seltener extrem.
3. Die Ergebnisse der Hautpatienten beanspruchen in fast allen Kategorien eine "Mittelposition" zwischen den Neurodermitiker und der Kontrollgruppe.

Unsere Ergebnisse stimmen auch mit Untersuchungen anderer
Autoren überein, die von "leistungsbezogenen Bereichen" sprechen (Ring & Palos 1987). So stellen auch Cermak und Slany (1971) eindrucksvoll heraus, daß Atopikermütter auf die Frage, was diese als wichtigste Aufgabe innerhalb der Familie ansähen, promt antworteten: Sauberkeit, Reinlichkeit und Ordnung.

5.5 Wir fanden in unseren Untersuchungen heraus, daß es tatsächlich einen Unterschied gibt zwischen dem Persönlichkeitstyp eines Neurodermitikers, eines Hautpatienten und eines Probanden der Kontrollgruppe:
Bei Neurodermitikern sind sekundäre Fähigkeiten wie Sauberkeit, Ordnung und Pünktlichkeit stärker ausgeprägt als primäre Fähigkeiten wie Glaube, Geduld und Vertrauen. Dies mag daran liegen, daß dementsprechende Eigenschaften im Elternhaus mehr Wertschätzung erfuhren als andere.
Unsere Ergebnisse finden Bestätigung bei Scheer (1981), der behauptet, daß "diese Persönlichkeitsstruktur sich in einer körperfeindlichen Umgebung entwickelt, in der dem Kind gegenüber Werte wie Ordnung und Sauberkeit höher geschätzt werden als warme, liebevolle Zuwendung".

6. Fazit

Die Hypothese 1, daß es nämlich deutliche Unterschiede in der Auftretenswahrscheinlichkeit von Lebensereignissen (Aktualkonflikt) zwischen den drei Untersuchungsgruppen gibt, kann bestätigt werden.
Die Hypothese 2, es sei zu vermuten, daß sich in den "4 Qualitäten des Lebens" merkliche Unterschiede zwischen den drei Gruppen zeigen, kann bestätigt werden.

Die Hypothese 3, es sei zu vermuten, daß Unterschiede in der "Konfliktverarbeitung" zwischen den drei Untersuchungsgruppen existieren, kann bestätigt werden.

Die Hypothese 4, daß die Ergebnisse der Persönlichkeitsfragebögen FPI und WIPPF deutliche Unterschiede in einzelnen Aktualfähigkeiten der drei Gruppen zeigen, kann bestätigt werden.

Eine besondere Stellung bei den Neurodermitikern nehmen ein
im WIPPF:
Ordnung, Sauberkeit, Pünktlichkeit, Gehorsam, Geduld, Gerechtigkeit, Glaube.
im FPI:
Gehemmtheit, Erregbarkeit, Aggressivität, körperliche Beschwerden und Gesundheitssorgen, Lebenszufriedenheit, Extraversion, Emotionalität, Beanspruchung.

Die Hypothese 4 konnte für die folgenden Kategorien nicht bestätigt werden:
im WIPPF:
Höflichkeit, Offenheit/Ehrlichkeit, Fleiß/Leistung, Zuverlässigkeit, Treue, Sparsamkeit, Zeit, Kontakt, Vertrauen, Hoffnung, Zärtlichkeit/Sex, Liebe.
im FPI:
Soziale Orientierung, Leistungsorientierung, Offenheit.

Die Hypothese 5, daß es einen "Hautpatienten-Persönlichkeitstyp" und eine "Neurodermitiker-Persönlichkeitstyp" im klassischen Sinne gibt, kann nicht bestätigt werden.

Es finden sich jedoch unterschiedliche Gewichtungen zwischen primären und sekundären Eigenschaften der Sozialisationsnormen.

7. Schlußbetrachtung

Die Ergebnisse dieser Arbeit weisen darauf hin, daß ein relevanter Zusammenhang zwischen den beklagten Beschwerden (Hautbefund), den Bedingungen der Frühgenese (Grundkonflikt), der psychosozialen Belastungssituation Aktualkonflikt) und der inneren Konfliktdynamik (4 Qualitäten des Lebens und Konfliktverarbeitung) besteht.

Neben einer genetischen Disposition kann wohl auch von einer psychischen Disposition ausgegangen werden. Abhängig davon, wie ein Patient als Kind seine Umgebung wahrnahm, welche Sozialisationsnormen ihm anerzogen wurden und welche Gewichtung diese zu Hause erfuhren, entwickelten sich seine Fähigkeiten und Eigenschaften in unterschiedlicher Ausprägung.

Der Hautbefund "Atopie" bedeutet für den betroffenen Patienten eine erhebliche Einschränkung seiner Lebensqualität, die durch die Chronizität des Krankheitsverlaufs potenziert wird. Trifft nun ein aktuelles Ereignis (life-event) den prädisponierten Menschen, dessen psychosomatisches Gleichgewicht instabil und dessen Konfliktverarbeitungsmodus unausgewogen ist, so kann ein solches life-event als traumatisches Ereignis wirken.

Diese kumulativ wirkenden Faktoren verstärken den ohnehin bestehenden Leidensdruck und bewirken eine zusätzliche Verschiebung des inneren Gleichgewichts. Neben den subjektiven Beschwerden spielt die Erlebnisverarbeitung eine zentrale Rolle.

Der oft bestehende Leidensdruck ist nicht alleine aus dem somatischen Geschehen erklärbar. Es ist daher anzunehmen, daß sich ein wiederholendes "Mikrotrauma" durch psychische Konflikte überlagert und derart verstärkt wird, daß sich das Symptombild der Hautveränderung entwickelt und unterhalten wird. Für die Entwicklung der Symptomatik spielen die oben erwähnten kumulativ wirkenden Faktoren eine entscheidende Rolle und erhalten eine charakteristische Symbolfunktion für den Patienten. "Somit symbolisiert und somatisiert dieser die für ihn unbewußten Prozesse, weil er sie psychisch nicht verarbeiten kann" (Bosse & Gieler 1987).

In diesem Zusammenhang spricht Russel (1975) davon, daß "worldshaking events tend to have little emotional effect on the individual's skin, whereas difficulties in personal relationships are significant".

III.

EXPERIMENTELLE FORSCHUNGSSTRATEGIEN

Emotionale Befindlichkeit und chronische Urticaria - eine zeitreihen-analytische Studie

Friedrich A. Bahmer und Marion Kisling

Zusammenfassung

Bei 21 Patienten mit chronischer Urticaria wurden die vom Patienten in etwa sechsstündigen Inter-vallen über einen Zeitraum von drei Wochen selbst beurteilten Parameter "Stimmung" und "Schweregrad der Urticaria" mittels Zeitreihenanalyse untersucht. Nach Identifikation eines geeigne-ten ARIMA-Modells wurden die Residuen beider Zeitreihen kreuzkorreliert, um Aufschluß über lead/lag Strukturen zu bekommen. Für etwa zwei Drittel des Untersuchungskollektivs ließen sich si-gnifikante Korrelationen zwischen den beiden Variablen berechnen. Dabei ergaben sich unterschied-liche Konstellationen, wobei einerseits einer Zunahme der Hautveränderungen sowohl eine Verände-rung der Stimmung in positiver oder negativer Richtung vorausging, andererseits eine Besserung oder Verschlechterung der Stimmung erst nach Zunahme der Hautveränderungen zu verzeichnen war. Bei etwa einem Drittel ließen sich keine signifikanten Korrelationen zwischen den beiden Parametern finden. Die Ergebnisse lassen den Schluß zu, daß zeitreihenanalytische Methoden für die Analyse des Verlaufs und möglicher Einflußfaktoren bei der Analyse chronischer Hauterkrankungen wie der Urticaria von Wert sein könnten.

Summary

A time series analysis was performed in 21 patients with chronic urticaria to study a possible relation-ship between the variables "mood" and "severity" of the urticarial skin lesions. Both variables were assessed daily by the patient himself in regular intervals of about 6 hours for a three week period. After identification of the appropriate ARIMA-model, a cross-correlation between the residuals of both time series was performed. It could be shown that in about two thirds of the patients, an in-crease in the intensity of the skin lesions was preceded by a positive or negative change in their mood, or that the aggravation of the skin lesions was followed by a shift in mood, either in a negative or in a positive direction. Within the remaining patients, no clear correlation could be found between mood and intensity of the skin changes. Our analysis indicates the usefullness of time series analysis for chronic skin diseases such urticaria.

Einleitung

Bei der im dermatologischen Krankengut sehr häufigen Urticaria ("Nesselsucht") bilden sich flüchtige Quaddeln an der Haut, begleitet von einem charakteristischen Juckreiz, dem sogenannten "Reibejucken" (Czarnetzki 1986). Nach Schröpl (1986) sind etwa 10 % aller Menschen mindestens einmal im Leben von einer Urticaria betroffen. Nicht selten kommt es gleichzeitig zu einer Schwellung an den Schleim-häuten, dem sogenannten Quincke-Ödem (Champion et al. 1969). Im Kindesalter ist die Geschlechterverteilung bei dieser Erkrankung in etwa ausgeglichen, im Erwachsenenalter sollen Frauen bevorzugt betroffen sein (Illig 1980).

Die Krankheitsdauer ist äußerst variabel, sie liegt zwischen einem Tag und mehreren Jahrzehnten. Bei etwa 90 % der Betroffenen verschwindet die Urticaria innerhalb einiger Wochen. Trotzdem ist die Zahl der Patienten, die an der chronischen Form der Urticaria leiden, sehr groß. Bei dieser sind die Quaddelschübe von kurzen bis sehr langen erscheinungsfreien Intervallen unterbrochen (Champion et al. 1969; Illig 1980). Diese Verlaufsform wird auch als akut intermittierende Urticaria bezeichnet (Illig 1980).

Den Quaddelschüben liegt eine Freisetzung vasoaktiver Substanzen (u.a. Histamin) zugrunde, ganz unabhängig von der Art der Auslösung des Schubes. Da zahlreiche, außerordentlich verschiedene Stimuli für die Freisetzung dieser Mediatoren diskutiert werden, liegt die Vermutung nahe, daß die Schwelle für deren Freisetzung generell und stimulusunabhängig erniedrigt ist (Czarnetzki 1986).

Als häufigere auslösende Faktoren kommen Intoleranzphänome, z.B. gegenüber den in zahlreichen Lebensmitteln enthaltenen Konservierungsmitteln, physikalische Faktoren, wie Kälte, Wärme und Druck, sowie (seltener) Allergien vom Soforttyp in Betracht (Illig 1980). In etwa der Hälfte der Fälle läßt sich jedoch keiner dieser Faktoren nachweisen (Lindemayr et al. 1981). Außer diesen physikalisch-chemischen Faktoren spielen psychische Mechanismen für die Triggerung und den Verlauf der Urticaria eine bedeutsame Rolle, auch wenn diese von verschiedenen Autoren eher gering geschätzt werden (Illig 1980; Czarnetzki 1988).

In Tabelle 1 findet sich eine, bei dem Umfang der Literatur zum Thema notwendigerweise kursorische, Darstellung möglicher psychologisch relevanter Faktoren für die Entstehung und Unterhaltung der Urticaria. Im Vordergrund stehen dabei die Persönlichkeitsstruktur dieser Patienten und die Bedeutung von Streßfaktoren bzw. emotionaler Belastungen (Kisling 1991).

Einschränkend ist allerdings festzustellen, daß es sich bei der großen Mehrzahl der Arbeiten zu diesem Thema um kasuistische oder katamnestische Studien handelt, was eine Interpretation der Ergebnisse schwierig macht. Aufgrund des individuell äußerst variablen Verlaufs der Urticaria sind die üblichen gruppenstatistischen Verfahren wie z.B. Varianzanalyse mit Meßwertwiederholung nicht immer aussagekräftig. Diese setzt u.a. voraus, daß die zu verschiedenen Zeitpunkten erhobenen Messungen gleichförmig miteinander korrelieren. Zudem verwischt die Analyse stark unterschiedlicher Verlaufsformen individuelle Besonderheiten (Schmitz 1989). Ergänzend bieten sich hier Zeitreihenanalysen an, bei denen die Zeitdimension stärker berücksichtigt wird (Gottman 1981). Sie scheinen besonders geeignet, einen Überblick über individuelle Verläufe zu erhalten, außerdem können sie auch als Basis für Querschnittsuntersuchungen dienen.

Eine leicht verständliche Einführung in die Zeitreihenanalyse, besonders in die der ARIMA-Modellierung, findet sich bei Bortz (1984). Ausführlich sind Zeitreihenanalysen und die teils sehr konträre Diskussion um das Für und Wider dargestellt bei Gottman (1981), Schmitz (1989) und McDowall et al. (1980).

Tabelle 1: Literaturangaben zum Einfluß verschiedener psychischer Faktoren
und der Persönlichkeitsstruktur auf die chronische Urticaria

Autoren	Ergebnisse
Graham und Wolff (1950)	Emotionale Faktoren, Konfliktsituationen
Wittkower (1953)	Unterdrückte Aggressivität + Exhibitionismus, Masochismus
Rees (1957)	Schwierige Lebensereignisse; Streß
Reinhold (1960)	Streßereignisse; neurotische Symptome
Shoemaker (1963)	unbewußte Konflikte; zwanghafte, hysterische, ängstlich-depressive Persönlichkeiten
Champion et al. (1969)	Konflikte
Rechenberger (1979)	neurotische, depressive Persönlichkeit, Konfliktsituationen
Fava et al. (1980)	Angstzustände; Depressionen; Streß; Unzulänglichkeitsgefühle
Whitlock (1980)	keine einheitliche Persönlichkeitsstruktur
Lindemayr et al. (1981)	Introversion; Nervosität; Gehemmtheit; Konfliktsituationen
Lyketsos et al. (1985)	neurotische Symptome; Angstzustände
Schröpl (1986)	Angespannte Persönlichkeit; Streß
Schunter (1987)	Nervosität; Erregbarkeit; emotionale Labilität; Konfliktsituationen
Di Prima et al. (1989)	Angstzustände; Depressionen; hypoconrische Tendenzen

Ausprägungen einer Variablen, die in gleichen Zeitabständen wiederholt gemessen werden, bilden eine Zeitreihe (ZR). Zur Analyse dieser ZR wurden, vor allem in der Ökometrie, verschiedene Verfahren entwickelt (Box & Jenkins 1976, Gottmann 1981, Mc Dowall et al. 1980, Schlittgen & Streitberg 1989, Schmitz 1989). Aus der enormen Vielfalt der ZR-Methoden haben sich in den Sozialwissenschaften vor allem folgende Modelle bewährt (Bortz 1984):
1. Vorhersagemodelle zur Klärung der Frage, ob die in einer ZR vorhandene(n) Regelmäßigkeit(en) vorhersagbar sind,
2. Interventionsmodelle im Hinblick darauf, inwieweit ein "treatment" bzw. eine "Intervention" eine ZR nachweisbar verändert,
3. Transferfunktionsmodelle für Aussagen darüber, ob Veränderungen in einer ZR auf eine oder mehrere andere ZR zurückzuführen sind.

Zur Modellanpassung hat das von Box und Jenkins (1976) propagierte ARIMA-Modell (Auto-Regressive Integrated Moving Average-Modell) weite Verbreitung gefunden. Diese Art der Modellierung der ZR wurde auch in dieser Untersuchung verwendet.

Ausgehend von einer Pilotstudie an zwei Patienten (Schubert 1988), bei denen sich in einem Fall ein deutlicher Zusammenhang zwischen "Stimmung" und Ausmaß der Quaddeln ergab, haben wir eine prospektive Studie durchgeführt mit dem Ziel, zeitliche Zusammenhänge zwischen der "Stimmung" der Patienten und dem Schweregrad ihrer Urticaria aufzuzeigen. Der Untersuchung lag die Hypothese zugrunde, daß emotionale Faktoren einen Einfluß auf das Ausmaß der Urticaria haben können. Über mögliche zeitliche Zusammenhänge wurde bislang nichts bekannt. Das Intervall zwischen Stimmungsänderung und Änderung der Quaddeln könnte in einem weiten Bereich, zwischen Minuten und Tagen, liegen.

Material

Im Dezember 1987 schrieben wir insgesamt 300 Patienten an, die in den vorausgegangenen drei Jahren wegen einer Urticaria ambulant oder stationär in der Universitäts-Hautklinik Homburg gewesen waren. In dem Schreiben teilten wir lediglich mit, daß eine Untersuchung über mögliche Ursachen dieser Erkrankung geplant sei und wir deshalb um schriftliche oder telefonische Kontaktaufnahme bäten. Eine nähere Beschreibung des geplanten Vorhabens erfolgte in dem Anschreiben nicht. Bis Ende März 1988 antworteten 52 (17,3 %) Patienten. Von diesen waren 13 erscheinungsfrei, neun lehnten nach telefonischer Rücksprache eine Teilnahme ab. Die restlichen 30 Patienten stellten sich für die Untersuchung zur Verfügung. Von diesen waren zum Zeitpunkt der Untersuchung drei erscheinungsfrei, vier gaben die Fragebogen nicht zurück und bei zwei Patienten waren die Fragebogen nicht korrekt ausgefüllt. Schließlich lagen daher von 21 Patienten (7 %) vollständige und verwertbare Unterlagen vor.

Diese kleine Zahl stellt natürlich eine erhebliche Selektion dar. Soweit dies aufgrund der im Rahmen der Studie erhobenen Parameter zu beurteilen ist, unterscheidet sich das Kollektiv aber nicht wesentlich von anderen Urticaria-Kollektiven.

Methode

Da es sich bei den Effloreszenzen der Urticaria um flüchtige Hautveränderungen handelt, erschien ein relativ enges Zeitraster notwendig. Auf dem von uns entworfenen Fragebogen notierten die Patienten deshalb viermal täglich um 6 Uhr, 12 Uhr, 18 Uhr und 24 Uhr den Schweregrad der Hautveränderungen auf einer 11stufigen Skala, die von 0 = keine Quaddeln und kein Juckreiz, bis 10 = großflächige Quaddeln mit starkem Juckreiz reichte. Anhand von Referenzphotos wurde die Beurteilung des Schweregrades mit jedem Patienten geübt. Die emotionale Befindlichkeit wurde auf einer 11stufigen Skala in Anlehnung an die von Hampel (1977) vorgeschlagene Adjektivskala erhoben. Die von uns verwendete Skala (Schubert 1988) reichte von +5 (ausgeglichen, zufrieden) bis -5 (gereizt, nervös).

Die relativ große Spannweite der Skalen erschien uns sinnvoll, um auch Tendenzen erkennen zu können.

Um eine Selektierung psychisch auffälliger Patienten zu vermeiden, wurde bei der Erstvorstellung die revidierte Fassung des Freiburger Persönlichkeitsinventars (FPI, Fahrenberg et al. 1984) ausgefüllt. Mittelwerte und Standardabweichung des gesamten Untersuchungskollektivs lagen im Normbereich.

Statistische Auswertung

Die Auswertung der als Zeitreihe vorliegenden Variablen "Stimmung" und "Schweregrad" der Urticaria erfolgte mittels ARIMA-Modellierung nach Box und Jenkins (1976) mit dem Programmpaket SPSS PC+, Unterprogramm "Trends" (SPSS GmbH, München) auf einem IBM-AT Computer. Die grafische Darstellung der Zeitreihen erfolgte mit dem Programm Quattro Pro (Borland GmbH, München), die Plots der Autokorrelogramme und der partiellen Autokorrelogramme mit dem Statistikpaket CSS (Statsoft, Tulsa, Oklahoma, USA) auf einem IBM PS/2 Computer.

Vor der Bestimmung der Parameter der ZR wurde anhand des Autokorrelogramms die ZR auf Stationarität untersucht. War diese Bedingung nicht erfüllt, wurde die ZR differenziert und damit deterministische Trends ausgeschaltet. Anschließend wurden der autoregressive Anteil (p) und die Anzahl der Gleitmittelkomponenten (q) bestimmt (Bortz 1984, Gottmann 1981, Mac Dowall et al. 1980). Falls periodische Korrelationen auftraten, wurde das ARIMA-Modell zu einem saisonalen (p, d, q) (P, D, Q) ARIMA-Modell erweitert.

Das derart gewonnene ARIMA-Modell wurde erst dann zur Beschreibung der empirischen ZR akzeptiert, wenn folgende Bedingungen erfüllt waren:
1. die Koeffizienten für den autoregressiven (AR-) und den Gleitmittel (MA-) Prozeß waren kleiner als 1 und die Irrtumswahrscheinlichkeit der T-Statistik kleiner als 0,05;
2. die Residuen der Autokorrelationsfunktion (ACF) und der partiellen Autokorrelationsfunktion (PACF) wiesen bei lag 1 und lag 2 keinen signifikanten Wert auf;
3. die Irrtumswahrscheinlichkeit der Q-Statistik war bei lag 16 größer als 0,05. Mit der Q-Statistik wird eine Folge von Autokorrelationen als Gesamtheit einem Signifikanztest unterzogen.

Damit die gesamte ACF nicht wesentlich von einem durch "weißes Rauschen" hervorgerufenen Prozeß abweicht, darf die Q-Statistik der ersten 16 lags nicht signifikant sein. Bei höheren lags könnten signifikante Korrelationen auftreten auch ohne daß ein Prozeß durch "weißes Rauschen" angenommen werden könnte.

Außerdem wurde versucht, möglichst einfache ARIMA-Modelle zu finden (McDowall et al. 1989, Gottman 1981).

In einem zweiten Schritt wurden die Residuen der beiden ZR "Stimmung" und "Schweregrade der Urticaria" kreuzkorreliert. Die Residuen wurden verwendet um zu vermeiden, daß die Kreuzkorrelationen durch den autoregressiven Anteil "künstlich" erhöht werden. Da keine a priori Hypothese über die lead/lag Struktur der ZR vorlag, wurden außerdem die ZR durch ihr eigenes Modell gefiltert. Falls dabei signifikante zeitverschobene Kreuzkorrelationen der solcherart unabhängig "vorgeweißten" Zeitreihen auftraten, wurde die Kriteriumsreihe durch die Prädiktorzeitreihe gefiltert (Catalano et al. 1983). Eine Begründung für dieses relativ radikale Filterverfahren findet sich bei Schubert (1988).

Durch die Analyse dieser zeitverschobenen Kreuzkorrelationen sollten Hinweise auf mögliche Zusammenhänge zwischen Schweregrad der Urticaria und emotionalen Faktoren gewonnen werden.

Ergebnisse

Die im Rahmen einer ausführlichen Anamnese erhobenen Daten bezüglich der Alters- und Geschlechtsverteilung, der Dauer der Erkrankung sowie assoziierter Beschwerden und Erkrankungen finden sich in den Tabellen 2-5.

Tabelle 2: Patientenkollektiv

Geschlecht:	
weiblich	12 (57 %)
männlich	9 (43 %)
Alter:	
10-20 Jahre	1 (5 %)
21-30 Jahre	2 (9 %)
31-40 Jahre	7 (33 %)
41-50 Jahre	5 (24 %)
51-60 Jahre	4 (19 %)
61-70 Jahre	2 (9 %)

Tabelle 3: Anamnestische Angaben

Dauer der Urticaria:	
- 2- 5 Jahre	16/21 (76 %)
- 6-10 Jahre	3/21 (14 %)
- >10 Jahre	2/21 (10 %)
Anzahl der Schübe:	
- täglich	17/21 (81 %)
- 1-2/Woche	4/21 (19 %)
Bevorzugte Tageszeit:	
- Nachmittag, Abend, Nacht	17/21 (81 %)
- keine	4/21 (19 %)

Tabelle 4: Beeinflussung der Urticaria durch physikalisch-chemische Faktoren

- Druck	13/21 (62 %)
- Körperliche Anstrengung	4/21 (19 %)
- Medikamente	4/21 (19 %)
- Kälte	3/21 (14 %)
- Wärme	3/21 (14 %)
- Nahrungsmittel	3/21 (14 %)

Tabelle 5: Assoziierte körperliche Beschwerden und Erkrankungen

- "Oberbauchbeschwerden"	10/21 (48 %)
- Rückenschmerzen	5/21 (24 %)
- "Herzbeschwerden"	5/21 (24 %)
- Schilddrüsenstörungen	5/21 (24 %)
- Kopfschmerzen/Migräne	4/21 (19 %)
- Schlafstörungen	4/21 (19 %)
- gynäkologische Beschwerden	4/12 (33 %)

Tabelle 6 enthält die Identifikation des jeweiligen ARIMA-Modells. In allen Fällen ließen sich relativ einfache Modelle finden, allerdings häufig mit saisonalem Anteil. Diese saisonalen Komponenten fanden sich vor allem bei lag 4 und dem Vielfachen davon. Dies könnte als Tagesperiodik interpretiert werden, da ja vier Schweregradbestimmunge pro Tag erfolgten.

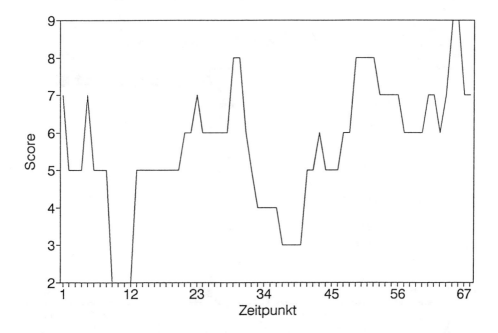

Abb. 1a: Original Zeitreihe "Schweregrad der Urticaria" (Pat. 6; Arima 0,1,0)

Eine typische ZR (ARIMA 0,1,0) ist in Abb. 1a dargestellt, ihre Autokorrelationen (ACF)- und partielle Autokorrelationsfunktion (PACF) in Abb. 1b,c und, nach einmaliger Differenzierung zur Erfüllung der Stationaritätsbedingung, in Abb. 1d,e.

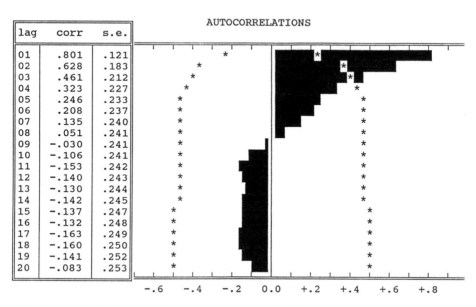

Abb. 1b: ACF der Original-ZR mit langsamen Abfall über mehrere lags

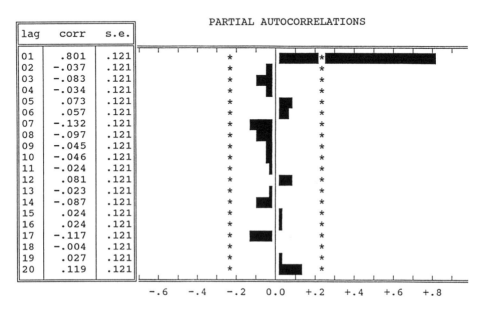

Abb. 1c: PACF der Original-ZR mit hohem spike bei lag1

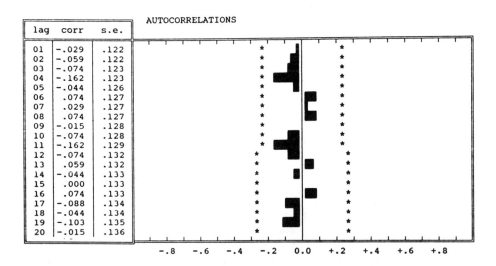

Abb. 1d: ACF der einmal differenzierten ZR aus 1a mit Werten innerhalb der Konfidenzintervalle

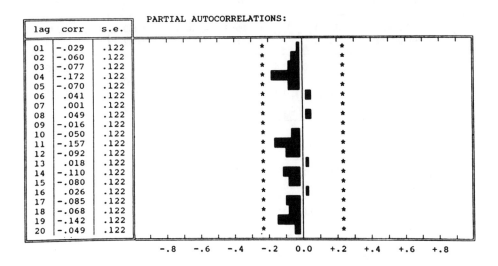

Abb. 1e: PACF der einmal differenzierten ZR aus 1a mit Werten innerhalb der Konfidenzintervalle

Die Kreuzkorrelationen der unabhängig voneinander gefilterten Residuen beider ZR finden sich in Tabelle 7. Hier zeigt es sich, daß bei acht von 21 (38 %) Patienten Stimmungsschankungen mit unterschiedlicher Latenz einer Zunahme der Urticaria vorausgehen. Dabei folgt bei der Hälfte dieser acht Patienten eine Zunahme der Urticaria einer Verschlechterung der Stimmungslage, bei der anderen Hälfte dagegen bessert sich zuerst die Stimmung und dann verschlechtert sich erst die Urticaria. Die eher geringfügigen Korrelationen sind möglicherweise auch eine Folge der radikalen Filterung.

Tabelle 6: ARIMA-Modellidentifikation für Stimmung und Schweregrad der Urticaria bei Patient 1-21

Patient	Zeitreihe	ARIMA-Modell	Parameter	Prob.T-Stat.	Prob. Q-Stat. (bei lag 16)
01	Schweregrad	(1,1,0) (1,1,0) 4	AR 1 = -0,31 SAR 1 = -0,53	0,007 0,000	0,326
	Stimmung	(1,0,0) (1,0,0) 4	AR 1 = 0,57 SAR 1 = -0,30	0,000 0,004	0,909
02	Schweregrad	(1,0,0) (1,0,0) 6	AR 1 = 0,72 SAR 1 = -0,39	0,000 0,000	0,356
	Stimmung	(1,0,0)	AR 1 = 0,49	0,000	0,927
03	Schweregrad	(1,0,0)	AR 1 = 0,88	0,000	0,710
	Stimmung	(1,1,0)	AR 1 = -0,31	0,005	0,900
04	Schweregrad	(0,0,1)	MA 1 = -0,54	0,000	0,303
	Stimmung	(1,0,0)	AR 1 = 0,33	0,002	0,494
05	Schweregrad	(0,0,1) (0,1,1) 4	MA 1 = -0,36 SMA 1 = 0,76	0,000 0,000	0,509
	Stimmung	(0,0,1) (0,1,1) 4	MA 1 = -0,27 SMA 1 = 0,51	0,021 0,000	0,371
06	Schweregrad	(0,1,0)			0,874
	Stimmung	(1,0,0)	AR 1 = 0,78	0,000	0,809
07	Schweregrad	(0,0,0) (0,1,1) 4	SMA 1 = 0,86	0,000	0,880
	Stimmung	(0,1,1)	MA 1 = 0,79	0,000	0,908
08	Schweregrad	(0,01,1) (0,1,1) 4	MA 1 = -0,59 SMA 1 = 0,69	0,000 0,000	0,837
	Stimmung	(1,0,0) (1,1,0) 4	AR 1 = 0,53 SAR 1 = -5,14	0,000 0,000	0,699

Patient	Zeitreihe	ARIMA-Modell	Parameter	Prob.T-Stat.	Prob. Q-Stat. (bei lag 16)
09	Schweregrad	(1,0,0)	AR 1 = 0,65	0,000	0,519
	Stimmung	(1,0,0) (1,0,0) 12	AR 1 = 0,60	0,000	0,609
			SAR 1 = 0,39	0,000	
10	Schweregrad	(0,0,0) (1,1,0) 2	SAR 1 = -0,79	0,000	0,866
	Stimmung	(1,0,0) (1,1,0) 4	AR 1 = 0,42	0,000	0,813
			SAR 1 = -0,29	0,009	
11	Schweregrad	(1,0,0,) (1,0,0) 4	AR 1 = 0,57	0,000	0,436
			SAR 1 = 0,25	0,031	
	Stimmung	(1,0,0) (1,0,0) 4	AR 1 = 0,64	0,000	0,847
			SAR 1 = 0,31	0,007	
12	Schweregrad	(1,0,0) (1,0,0) 4	AR 1 = 0,57	0,000	0,297
			SAR 1 = 0,33	0,004	
	Stimmung	(1,1,0) (1,0,0) 4	AR 1 = -0,44	0,000	0,692
			SAR 1 = -0,36	0,001	
13	Schweregrad	(1,0,0) (0,1,1) 6	AR 1 = 0,22	0,042	0,448
			SMA 1 = 0,96	0,013	
	Stimmung	(1,0,0) (1,0,0) 8	AR 1 = 0,42	0,000	0,832
			SAR 1 = 0,30	0,006	
14	Schweregrad	(0,0,1) (0,1,1,) 4	MA 1 = -0,27	0,010	0,811
			SMA 1 = 0,97	0,000	
	Stimmung	(0,0,1)	MA 1 = -0,33	0,002	0,478
15	Schweregrad	(1,0,0) (1,0,0) 16	AR 1 = 0,55	0,000	0,642
			SAR 1 = 0,38	0,000	
	Stimmung	(0,0,1)	MA 1 = -0,26	0,016	0,923
16	Schweregrad	(0,0,1) (0,1,1) 4	MA 1 = -0,35	0,002	0,757
			SMA 1 = 0,95	0,000	
	Stimmung	(1,0,0)	AR 1 = 0,46	0,000	0,954
17	Schweregrad	(1,0,0) (1,0,0) 8	AR 1 = 0,72	0,000	0,283
			SAR 1 = -0,25	0,020	
	Stimmung	(0,10,0) (0,0,1) 8	SMA 1 = 0,64	0,000	0,360
18	Schweregrad	(0,0,0)			
	Stimmung	(1,0,0)	AR 1 = 0,47	0,000	0,301
19	Schweregrad	(1,0,0)	AR 1 = 0,45	0,000	0,533
	Stimmung	(1,0,0)	AR 1 = 0,53	0,000	0,567
20	Schweregrad	(0,0,0)			
	Stimmung	(1,0,0)	AR 1 = 0,51	0,000	0,909
21	Schweregrad	(1,0,0) (1,1,0) 4	AR 1 = 0,56	0,000	0,631
			SAR 1 = -0,43	0,000	
	Stimmung	(0,1,1) (0,1,1) 4	MA 1 = 0,53	0,000	0,536
			SMA 1 = 0,97	0,001	

Bei sechs von 21 (29 %) Patienten änderte sich die Stimmung erst, nachdem die urticariellen Hautveränderungen zugenommen hatten. Auch hier findet sich bei der Hälfte dieser sechs Patienten eine Besserung der Stimmung, bei der anderen Hälfte eine Verschlechterung der Stimmung. Bei immerhin sieben von 21 (33 %) der Patienten ließ sich keine signifikante Korrelation zwischen dem "Schweregrad der Urticaria" und der "Stimmung" finden.

Bei der Kreuzkorrelation der durch das Modell der Input-ZR gefilterten Residuen (Tab. 7) ging bei drei von 21 (14 %) der Patienten eine Verschlechterung der Stimmung, bei ebenfalls drei eine Besserung der Stimmung dem Urticariaschub voraus. Weitere drei Patienten zeigten bei dieser Analyse eine Zunahme der Urticaria, gefolgt von einer Verbesserung der Stimmungslage. Bei ebenfalls drei Patienten folgte dem Urticariaschub eine Verschlechterung der Stimmung. Mit diesem Modell zeigten acht von 21 (38%) der Patienten keine signifikante Korrelation zwischen dem "Schweregrad" der Urticaria und der Stimmung.

Tabelle 7: Kreuzkorrelationen

Patient	Kreuzkorrelation der unabhängig voneinander gefilterten Residuen			Kreuzkorrelation der durch das Modell der Input–Zeitreihe gefilterten Residuen		
	Input	Korrelation	lag	Input	Korrelation	lag
01	***	***	***	***	***	***
02	Schweregrad	+ 0,270	6	Schweregrad	+ 0,268	6
03	***	***	***	***	***	***
04	Stimmung	– 0,203	4	Stimmung	– 0,226	4
05	***	***	***	***	***	***
06	Schweregrad	– 0,185	2	***	***	***
07	Stimmung	+ 0,245	4	Stimmung	+ 0,347	4
08	***	***	***	***	***	***
09	***	***	***	***	***	***
10	***	***	***	***	***	***
11	Stimmung	+ 0,238	7	Stimmung	+ 0,238	7
12	***	***	***	***	***	***
13	Stimmung	+ 0,227	5	Schweregrad	+ 0,259	6
14	Stimmung	– 0,270	1	Stimmung	– 0,300	1
15	Stimmung	– 0,294	5	Stimmung	– 0,337	5
16	Stimmung	– 0,250	3	Schweregrad	– 0,175	4
17	Schweregrad	+ 0,266	4	Schweregrad	+ 0,274	4
18	Stimmung	+ 0,215	2	Stimmung	+ 0,210	2
19	Schweregrad	– 0,274	6	Schweregrad	– 0,274	6
20	Schweregrad	+ 0,237	3	Schweregrad	+ 0,200	4
21	Schweregrad	– 0,398	1	Schweregrad	– 0,471	1
*** = Signifikanzgrenzen nicht überschritten						

Diskussion

Die von uns untersuchte Stichprobe von 21 Urticariapatienten unterscheidet sich, soweit dies zu beurteilen ist, hinsichtlich Alter, Geschlechtsverteilung, Sozialstatus, assoziierter Beschwerden, Verlauf der Urticaria und möglicher auslösender physikalischer Faktoren nicht wesentlich von denen neuerer Studien (Lindemayr et al. 1981, Wallenstein & Kersten 1984). Wie in diesen Studien klagten auch unsere Urticaria-Patienten häufig über psychosomatische Störungen wie rezidivierende Kopfschmerzen, chronische Gastritis, Magen-Darmbeschwerden und Beschwerden im gynäkologischen Bereich.

Die Quaddelschübe treten bevorzugt am späten Nachmittag oder am Abend auf. Ob dies auf Streßereignisse zurückzuführen ist, läßt sich nicht beantworten. Diese wurden zwar im Fragebogen mit erhoben, eine Auswertung mittels Transferfunktionsmodellen war wegen der nicht ausreichend k nicht möglich.

Aus psychologischer Sicht stehen bei den von uns untersuchten männlichen Patienten berufliche Probleme wie übergroße Arbeitsbelastung und Spannungen mit den Vorgesetzten im Vordergrund, wie dies schon von Shoemaker (1963) herausgestellt wurde. Die weiblichen Patienten dagegen wiesen überwiegend Beziehungsprobleme und familiäre Belastungen oder Spannungen auf.

Ein erheblicher Teil unserer Patienten ein Zusammenhang berichtete über verstärkte Streßereignisse und erhöhte emotionale Belastungen vor dem Ausbruch der Urticaria, wie dies in zahlreichen Studien belegt wird (Rees 1957, Reinhold 1960, Rechenberger 1979, Fava et al. 1980, Lyketsos et al. 1985, Schunter 1986).

Mit der von uns für die Modellierung des Krankheitsverlaufes bei der Urticaria und der begleitenden Stimmungsschwankungen eingesetzten Zeitreihenanalyse ließ sich bei einem Teil der Patienten zwischen der Stimmung und dem Schweregrade der Urticaria wahrscheinlich machen, unabhängig davon, ob den Patienten dieser Zusammenhang bewußt war oder nicht. Bei einigen Patienten war, trotz entsprechender anamnestischer Angaben, statistisch kein Zusammenhang zwischen dem Ausmaß der Quaddelschübe und emotionalen Faktoren nachweisbar.

Die Tatsache, daß keine eindeutige Richtung des Zusammenhangs zwischen Ausmaß der Urticaria und emotionaler Befindlichkeit besteht, deutet darauf hin, daß mögliche Abhängigkeiten nur schwach sind bzw. daß andere Faktoren eine Rolle spielen. Solche Zusammenhänge wären mittels multivariater Zeitreihenanalysen in weiteren Studien zu klären. Möglicherweise könnten solche zeitreihenanalytischen Verfahren einen wesentlichen Beitrag für die Untersuchung chronischer Erkrankungen wie der Urticaria leisten.

Neurodermitis und Asthma - ARIMA-Impact-Analyse eines stationären Therapieverlaufs

Burkhard Brosig, Jörg Kupfer und Elmar Brähler

Zusammenfassung

Dargestellt wird die Behandlung eines 28jährigen Patienten mit Neurodermitis und Asthma in einem stationären, analytisch-psychosomatischen Setting. Psychometrische (GBB, MSF) und physiologische (Peak airway flow) Meßdaten ergänzen die klinische Beschreibung. Mittels P-Faktoren-Analyse und anschließender Item-Analyse wurden individuelle Dimensionen von Körpererleben und Stimmungen herausgearbeitet und mit den Leitsymptomen Hautbeschwerden und Atembeschwerden in Beziehung gesetzt. Mittels ARIMA-Impact-Analyse konnten wesentliche strukturierende Elemente des Therapieverlaufes (Wochenendentlassung, Verlust und Wiederkehr der Therapeutin) zufallskritisch überprüft werden. Individuelle Muster psychosomatischen Reagierens konnten so aufgefunden und beschrieben werden. Die Daten stützen die Annahme, daß das Erleben von Verlust wichtiger Übertragungsfiguren psychosomatische Regressionen auslöst.

Summary

We present the case of a 28 years old patient with atopic dermatitis and asthma, whom we treated in a psychoanalytically oriented ward setting. Clinical data were paralleled by psychometrical (GBB, MSF) and physiological (peak airway flow) measures. Individual dimensions of body experience and moods were obtained by p-factor analyses and subsequent item analyses and correlated with skin- and asthma symptomatology.
Performing ARIMA-Impact-Analysis, some process-elements (weekend leaves, loss and return of the female therapist) could be tested for their significant influence on the therapeutic structure. That enabled us to isolate and describe individual pattersn of psychosomatic response.
Our data support that psychosomatic regression can be triggered by the loss of significant transference objects.

1. Neurodermitis - eine "klassische" psychosomatische Erkrankung

Die Neurodermitis (Synonym: atopische Dermatitis) stellt eine durch Juckreiz und Ekzem, später durch Lichenifizierung charakterisierte, chronisch-rezidivierende Hauterkrankung dar. Erste Hauterscheinungen treten meist bereits im Säuglingsalter in Form des sogenannten "Milchschorfes" auf. Eine genetische Disposition zur allergischen Diathese (Atopie) wird angegeben. In belasteten Familien tritt, neben der Neurodermitis, die allergische Rhinitis sowie Asthma bronchiale gehäuft, teils kombiniert auf.

Seelische Teilfaktoren der Erkrankung wurden von Dermatologen früh erkannt (eine Übersicht gibt Gieler 1989). Erfahrene Hautärzte beschrieben Exazerbationen der Erkrankung, die durch eine Vielzahl von "Stressoren" hervorgerufen werden können: Klimawechsel, Verlust des Arbeitsplatzes, familiäre Störungen etc.

Welche psychodynamische Funktion diese "Stressoren" beim betroffenen Individuum haben, versuchten Hautärzte und Psychosomatiker näher zu klären. Gerade an der Neurodermitis lassen sich die evolutionären Entwicklungsstufen psychosomatischer Theoriebildung ideal studieren: Alexander (1950) interpretierte *triebdynamisch* die entstehenden Hautaffektionen als körperlicher Ausdruck von schuldhaft erlebtem Exhibitionismus, was durch masochistisches, autoaggressives Agieren (Kratzen) abgewehrt wird. Dabei kommt dem Kratzen des Neurodermitikers aber gleichzeitig auch eine triebbefriedigende Bedeutung zu, indem es das Verlangen nach liebender, körperlicher Zuwendung durch Hautstimulation ausdrückt.

Kratzen und Juckreiz finden auch bei Schur (1955) Erwähnung, der die Neurodermitis *ich-psychologisch* zu erklären sucht: In einer Regression des Ichs (Resomatisierung) kommt dem Symptom des Juckreizes Signalcharakter zu: Es steht für "Angst", die das Ich aufgrund seiner unzureichenden affektiven Symbolisierungsfähigkeit nicht ausdrücken kann. Der Juckreiz des Neurodermitikers stellt damit eine kreative, allerdings somatisierte, Ich-Leistung dar (vgl. auch Overbeck 1984).

Spitz (1954) und Marty (1958) untersuchten die *Objektbeziehungen* der Atopiker bzw. Neurodermitiker. Gemeinsam ist allen objektpsychologisch ausgerichteten Beobachtungen, sowohl beim Neurodermitis-kranken Kind als auch beim erwachsenen Atopiker, daß eine erhöhte Empfindlichkeit in Bezug auf real erlebte oder symbolisch vermittelte Verluste besteht. Fehlende Liebe, Aufmerksamkeit oder Objektferne wird als "Verlust von Hautkontakt" verstanden und mit Juckreiz und Kratzen beantwortet. Gleichzeitig, darauf weist besonders Marty hin, neigen Patienten mit atopischen Erkrankungen zu unabgegrenzten, verschmelzenden Beziehungen, die für Individualität, Abgrenzung und Differenzierung wenig Raum läßt. Wirsching und Stierlin (1982) trugen Beobachtungen aus *familienpsychosomatischer* Sicht vor. Atopie-Familien wiesen häufig den Typ der "gebundenen" Familie auf.

Welche psychophysiologischen Prozesse sind in der Pathogenese der Neurodermitis von Bedeutung? Eine ganze Reihe von Veränderungen physiologischer und immunologischer Hautreaktionen wurden bei der Neurodermitis festgestellt (vgl. auch Gieler 1989). Neben "endogenen" genetischen Faktoren spielen immunologisch-erworbene, sowie klimatische und psychophysiologische Einflüsse bei der Pathogenese von atopischen Erkrankungen eine Rolle. Neben einer erhöhten sympathischen Aktivierung mit Engstellung der Hautgefäße, besonders an den Händen und Füßen, finden sich beim Atopiker extreme Zustände der parasympathischen Aktivierung (Vagotonie) mit weitgestellten Hautgefäßen und bronchialer Hypersekretion (vgl. Hanifin 1986, Weiner 1987). Psychophysiologisch besteht also ein "Konflikt" zwischen extremer vagotoner und sympathikotoner Reaktionslage, die beim Neurodermitiker neben dem sog. weißen Dermographismus auch extremes Schwitzen hervorruft.

Es ist nicht geklärt, ob die Dysbalance zwischen vegetativem sympathischen und parasympathischen Nervensystem oder die hyperergische Komponente mit gestörter humoraler und zellulärer Immunität die führende Rolle in der pathogenetischen Kette der Atopie-Entstehung spielt. Ebenso unsicher ist, ob die bei vielen Atopikern nachweisbare Überproduktion von Immunglubolin E Ursache oder lediglich Epiphänomen hyperergischen Geschehens ist. Weiterhin bleibt nach wie vor ungeklärt, an welcher Stelle der pathogenetischen Kaskade atopischer Erkrankungen seelische Einflüsse wirksam werden. Immerhin gilt inzwischen die Verschlimmerung von Neurodermitis und Asthma durch "Streß" allgemein als anerkannt. Welche individuelle Bedeutung aber "Streß" für den Einzelnen hat, ob spezifische Konflikte in der Lage sind, atopische Erkrankungen auszulösen (Befürworter: Alexander 1950, Kritiker: Thomä 1980) bleibt ungeklärt. Im hier vorgelegten Fallbericht soll versucht werden, spezifische, jedoch individuell geprägte Muster psychosomatischen Reagierens zu beschreiben. Die einzelfallorientierte, zeitreihenanalytische Vorgehensweise trägt dabei vielfach geäußerten Forderungen Rechnung, neben differenzierter kasuistischer Beschreibung auch vergleichbares, quantifiziertes Datenmaterial aus dem psychotherapeutischen Prozeß vorzulegen und zufallskritisch zu überprüfen.

2. Methodik

Es wird in der Literatur immer wieder beklagt, daß sehr wenig darüber bekannt ist, welche Prozesse *in* der Psychotherapie psychosomatischer Erkrankungen wirksam sind. Empirische Untersuchungen, die über narrative Falldarstellungen hinausgehen, sind rar, insbesondere was psychoanalytisch orientierte psychosomatische Therapieverläufe betrifft. Gefordert wurde deshalb in den letzten Jahren eine "Renaissance" der Einzelfallstudie, die, gestützt auf psychometrisches und psychophysiologisches Datenmaterial, eine größere Transparenz des psychotherapeutischen Prozesses erlaubt (vgl. hierzu Grawe 1988, aber auch Reiser 1989).

Inspiriert wurde die geforderte "neue Kultur" der Einzelfallforschung durch Innovationen auf methodologisch-statistischem Gebiet (Box & Jenkins 1976), insbesondere durch die Einführung ökonometrischer Methoden (ARIMA-Modelle) in die klinische Psychologie. Die Arbeit von Schubert (1989), der psychosoziale Faktoren bei Hauterkrankungen untersuchte, ohne jedoch durchgearbeitete Kasuistiken vorzulegen, knüpft hier an. Auch Schmitz (1987), der einen Überblick über Zeitreihenanalyse in der Psychologie gibt und einzelne psychosomatische Störungsbilder exemplarisch beschreibt, sowie Strauß (1986), der einzelfallstatistische Analysen von Selbstbeurteilungen in der Psychogynäkologie vorstellt, verwenden zeitreihenanalytische Methoden.

Luborsky (1953) setzte die von Cattell (Zusammenfassung: 1966) entwickelte P-Faktoren-Analyse innerhalb eines psychoanalytischen Settings ein. Dieses Verfahren verfügt aber nicht über die Möglichkeit zur Kontrolle der serialen Abhängigkeit (Autokorrelation).

Wie in den Berichten von Blalock (1961), Chassall (1960, 1970) sowie auch bei Hersen und Barlow (1976) erwähnt wird, provoziert die Einzelfall-Methodologie besondere erkenntnistheoretische Probleme, da hier individuelle Spezifität und interindividuelle Vergleichbarkeit und Hypothesenprüfung miteinander verbunden werden müssen. Allgemein anerkannt ist ein Vorgehen, das von allgemeineren Hypothesen ausgeht und mittels iterativen Suchstrategien, sehr nahe am klinischen Material bleibend, Hypothesen überprüft, die aus diesem klinischen Material gewonnen wurden. Hierbei wird Forderungen von Klinikern Rechnung getragen, "starre" experimentelle Designs vermeiden zu wollen. Gleichzeitig wird versucht, beobachtete, quasi-experimentelle Interventionen für den Beobachtungszeitraum zufallskritisch zu überprüfen.

Stationärer Rahmen

Der beschriebene Patient wurde über 122 Tage (18 Wochen) stationär behandelt. Die somatisch- atopische Grunderkrankung mit Neurodermitis und Asthma wurde dermatologisch und internistisch konsiliarisch betreut, die medizinische Therapie beinhaltete cortisonhaltige Salben und Dosier-Aerosole (Sympathicomimetika, Korticoide, etc.) sowie schleimlösende und bronchialerweiternde Mittel. Die Dosierung der Asthma-Medikation blieb über den Therapieverlauf hin konstant. Die analytisch ausgerichtete Psychotherapie beinhaltete Gruppentherapie (2., 4. u. 5. Wochentag), Visiten am Bett (1. u. 3. Wochentag) sowie Einzelgespräche mit der Bezugsschwester nach Bedarf des Patienten. Von Samstagmittag bis Sonntagnachmittag (6. u. 7.Wochentag) erfolgte regelmäßig die Entlassung nach Hause.

Einzelheiten des stationären therapeutischen Settings wurden von Woidera und Brosig (1991 a,b) anhand anderer stationärer Therapieprozesse eingehend erläutert.

Datenerhebung

Im täglichen Zeitraster wurden vom Patienten der Gießener-Beschwerdebogen (GBB, Brähler & Scheer 1983) sowie der mehrdimensionale Stimmungsfragebogen (MSF, Hecheltjen & Mertesdorf 1973) ausgefüllt. Zur Evaluierung der bronchialen Obstruktion und zur Kontrolle der internistischen Therapie wurde der sogenannte "Peak-airway-flow" mit dem "Vitalograph" morgens (8.00 Uhr) und abends (20.00 Uhr) ermittelt. Niedrige Atemfluß-Werte (Peak-airway-flow-Werte) deuten auf eine vermehrte bronchiale Obstruktion und somit auf vermehrte Asthma-Beschwerden hin.

Datenauswertung

Die Fragebogendaten, die im täglichen Zeitraster erhoben wurden, wurden zur Dimensionsreduzierung zunächst einer P-Faktorenanalyse unterzogen (vgl. Cattell 1966). Zur weiteren Absicherung der gefundenen individuellen Dimensionen des Körper- und Stimmungserlebens wurden die P-Faktoren einer Item-Analyse unterzogen und so individuelle Skalen gebildet. Diese Skalen wurden dann, zur Kontrolle der serialen Abhängigkeit zeitreihenanalytisch nach der ARIMA-Methodologie ausgewertet (eine besonders gute Übersicht gibt, neben den oben erwähnten Autoren, das Werk von McCleary und Hay (1980), wo insbesondere die Interventionsanalyse umfassend dargestellt wird).

3. Kasuistik

Der bei Therapiebeginn 28 Jahre alte Mann wurde internistisch und dermatologisch wegen eines exogen allergischen Asthma bronchiale und wegen einer Neurodermitis behandelt. Allergologische Hauttests ergaben Reaktionen auf Gräser, Kräuter, Bäume, Federn, Pilze, Roggen, Hausstaub-Milben und weitere Allergene. Im RAST zeigte der Patient Reaktionen gegen Beifuß und Candida.

Die Lungenfunktion war herabgesetzt, in der Blutgasanalyse und bei weiteren laborchemischen Werten wurden aber keine pathologischen Auffälligkeiten festgestellt. Die somatische Therapie schloß schon vor stationärer Aufnahme die Anwendung systemisch und extern gegebener Cortikoide ein.

Im ersten *psychoanalytischen Interview*, acht Monate vor der stationären Aufnahme, besprach der Patient die ambivalenten Gefühle seiner Partnerin gegenüber: er habe die Freundin nie "richtig" geliebt, spüre Trennungsimpulse, habe jedoch nicht den Mut, andere Frauen anzusprechen, da er "verklemmt" sei. Das Angebot einer ambulanten Gruppentherapie nimmt er nicht an.

Die Symptomatik bleibt aber weiterhin derart gravierend, daß der ihn behandelnde Internist auf eine psychosomatische Therapie drängt und der Patient, sechs Monate später, erneut zum ambulanten Erstinterview kommt. Hier thematisiert er insbesondere Schwierigkeiten am Arbeitsplatz, die er mit der seit drei Jahren wieder verstärkt auftretenden Neurodermitis in Zusammenhang bringt. Wie sich weiter klärt, wohnt der Patient seit Neuauslösung der Neurodermitis mit der Freundin zusammen in einer Wohnung. Im Gegensatz zum ersten Interview sieht er nun aber keine Verbindung zwischen Hauterkrankung und Partnerbeziehung mehr.

Zur *Biographie*: Der Patient ist fünftes von sechs Kindern. Die *Mutter* wird von ihm als "erdrückend", "zu nahe" geschildert. Sie sei eifersüchtig auf seine Freundin. Es gelinge nur schwer, sich von ihr zu lösen. Der *Vater* gilt als schwach, ohne jedes Durchsetzungsvermögen. Seit einem Jahr beziehe er, 62jährig, vorzeitige Altersrente. Zuvor arbeitete er ungelernt in einem Stahlwerk. Der Patient schildert ihn als "nervös", an Magenbeschwerden leidend.

Zum drei Jahre älteren Bruder besteht eine starke Rivalität. Der Patient neidet ihm seine "Männlichkeit" und Unabhängigkeit.

Der *Patient* selbst, der im Säuglingsalter an Milchschorf litt, entwickelte etwa ab dem 3. Lebensjahr ein Asthma bronchiale, was zu regelmäßigen Kuraufenthalten an der Küste in Kinderheimen führte.

In rückblickender Erinnerung an die Kindheit beschreibt sich der Patient als isoliert, durch seine Hauterkrankung stigmatisiert. Er erinnert sich, daß Asthmaanfälle immer dann auftraten, wenn die Mutter das Haus verlassen wollte.

Schulisch verweigerte er sich, bezeichnete sich als "Rowdy", ging nach dem Volksschulabschluß in eine Werkzeugmacher-Lehre, holte jedoch später auf einer Abendschule den Realschulabschluß nach. Er träumte davon, bildender Künstler zu werden, fühlte sich im Handwerksberuf nicht wohl.

In der *stationären Therapie* wurde seine große Ambivalenz der Lebenspartnerin gegenüber deutlich, was sich somatisch u.a. darin ausdrückte, daß eine Verstärkung der körperlichen Symptomatik mit Atemnot, Juckreiz und Hautbeschwerden immer dann auftrat, wenn der Patient am *Wochenende* von der Station entlassen wurde. Dies galt besonders für die ersten 7 Wochen der Therapie. In der Übertragung zur weiblichen Stationstherapeutin zeigte er in der Anfangsphase (präverbal ausgedrückte) Wünsche nach symbiotischer Verschmelzung. Der männliche Therapeut wurde in dieser Phase als Vater und ödipales drittes Objekt nicht wahrgenommen. Wie Abb. 1 zeigt, kommt es besonders an den Wochenenden (Tage 6, 7, 13, 14 etc.) zu besonders niedrigen Atemfluß-Werten, was einer Verschlimmerung der Asthma-Symptomatik entspricht.

Bedingt durch eine Erkrankung, mußte die Therapeutin in der *8. bis 12. Behandlungswoche* des Patienten die Station verlassen, worauf der Patient mit einer Verschlimmerung der Hautsymptomatik, einer Labilisierung der Atemwegs-Reaktion und der Eruption eines Herpes Simplex im zweiten Trigeminus-Ast links reagierte (9. Behandlungswoche).

Inzwischen war durch Lockerung der Abwehr eine Bearbeitung der Trennungsreaktion möglich geworden, und so konnte dieser einschneidende Parameter therapeutisch genutzt werden. Er vermochte nun mit dem männlichen Therapeuten die hochambivalente Dyade mit der Mutter bearbeiten.

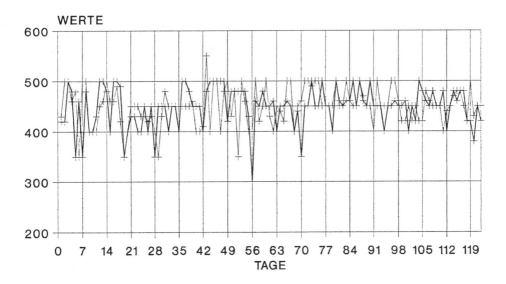

Abb. 1: Peak-airway-flow morgens und abends (dünn = morgens, dick = abends)

Wie in Abb. 2 dokumentiert, zeigen sich in der GBB-P-Skala 2 (Hautbezogene Beschwerden) besonders in der 8. (Tag 49-55), 12. (Tag 77-83) und 17. (Tag 112-118) Woche hohe Beschwerde-Scores. Dies entspricht sehr gut den Verhältnissen, die in der Kasuistik wiedergegeben werden.

Die Trennungsphase (14.-17. Woche) führte erneut zur Auslösung der oben beschriebenen Herpes-simplex Eruption. Parallel dazu kam es zu einer Verschlimmerung der Neurodermitis und so bot sich Gelegenheit, die Ambivalenz mütterlichen Übertragungsfiguren gegenüber zu bearbeiten.

Zum Ende der Behandlung schreibt der Patient: "Mir ist bewußt geworden, daß ich dazu neige, anderen die Verantwortung für mich zuzuschieben. Daß ich versuche, Dinge sachlich abzuklären und dabei ganz meine Gefühle außer acht lasse. Daß ich nicht klar sage, was ich will; daß ich mich nicht abgrenzen kann; daß ich, statt mich verbal zu äußern, den Konflikten aus dem Weg gehe, es in mich hineinfresse und durch die Haut bzw. durch Kratzen und Einsalben den Spannungen freien Lauf lasse."

Zur Nachbetreuung wurde eine ambulante Gruppentherapie begonnen. Weitere Informationen zum Therapieverlauf und deren sozio-psychosomatischer Dimension finden sich bei Brosig (1992). Wichtiges Bildmaterial aus der Gestaltungstherapie wurde bei Brosig et al. (1992) veröffentlicht.

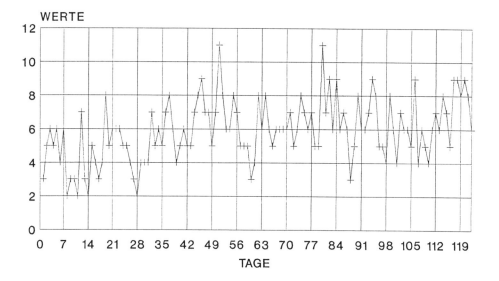

Abb. 2: Verlauf der GBB-Skala 2: Hautbezogene Beschwerden

4. Statistische Analyse

Das oben beschriebene kombinierte Vorgehen mit Faktorenanalyse zur heuristischen Definition individueller Skalen und die nachfolgende Absicherung der Ergebnisse durch die Item-Analyse zeigte folgende Ergebnisse:

Skalenbildung beim GBB

Die Standardskalen des GBB, die für Querschnittsuntersuchungen gewonnen wurden, sind für diesen Einzelfall nicht sinnvoll anzuwenden, zum einen, weil viele Items keine Streuung zeigen, zum anderen, weil die Zusammenhänge der Items über die Zeitmeßpunkte anders sind als bei der Standardlösung. Itemanalysen mit den Standardskalen für den Patienten ergaben völlig unbefriedigende Ergebnisse, teilweise kam es zu negativen Trennschärfen, die internen Konsistenzen waren völlig unbefriedigend.

Das bedeutet, daß wohl die *Standardskalen* des GBB eher stabile Merkmale messen, jedoch nicht so sehr für Veränderungsmessungen geeignet sind. Diese Erfahrung haben wir auch bei anderen Einzelfällen gemacht.

Wir führten daher eine *individuumspezifische* Skalierung durch. 29 der 57 Items des GBB wurden eliminiert, da sie keine Variabilität aufwiesen bzw. seltener als in 10% zumindestens mit 1 angekreuzt wurden. Mit den verbleibenden 28 Items, wurde eine P-Faktorenanalyse durchgeführt, um Ausgangsskalen für die anschließende Itemanalyse zu gewinnen. Bei der anschließend durchgeführten Itemanalyse ergaben sich dann vier Skalen. Bei der Konstruktion der Skalen wurde so vorgegangen, daß darauf geachtet wurde, daß jeweils nur Items zu Skalen zusammengefaßt wurden, wenn die jeweilige korrigierte Trennschärfe zur Skala zur nächsthöheren Trennschärfe zu einer anderen Skala quadriert mindestens .10 betrug ($h_1^2 - h_2^2 > .10$).

Die Ergebnisse der Itemanalyse und Interkorrelation der GBB-Skalen finden sich in den folgenden Tabellen:

Tabelle 1: Ergebnisse der Itemanalyse beim GBB

Skala	n	$\bar{x}$	$\bar{x}/n$	s	r_{12}	α	r_{is}
1	5	2.65	0.53	2.31	0.57	0.74	0.53
2	4	6.73	1.68	2.02	0.51	0.62	0.43
3	3	4.84	1.61	2.23	0.51	0.72	0.55
4	4	6.57	1.64	1.92	0.69	0.74	0.57

n = Anzahl der Items in der Skala

$\bar{x}$ = Mittelwert

$\bar{x}/n$ = In bezug auf die Itemanzahl korrigierter Mittelwert.
s = Standardabweichung
r_{12} = Korrelation der Hälften (Odd-Even-Split-Half)
α = Interne Konsistenz (Cronbach's alpha)
r_{is} = Part-whole korrigierte mittlere Trennschärfe

Im folgenden werden die persönlichen GBB-Skalen im einzelnen vorgestellt. In Klammern befindet sich die Item-Nr.

Zur Skala 1 (Erschöpfung) gehörig sind folgende Items:
  (1)   Schwächegefühl
  (7)   Übermäßiges Schlafbedürfnis
  (29)   Rasche Erschöpfbarkeit
  (32)   Müdigkeit
  (42)   Mattigkeit
Diese Skala entspricht bis auf ein Item der GBB-Standardskala "Erschöpfung".

Die Skala 2 (Abb. 2) enthält folgende Items:
  (5)   Juckreiz
  (22)   Hautveränderungen
  (23)   Aufstoßen
  (30)   Schlafstörungen
Diese Skala läßt sich, sieht man vom Item 23 ab, am besten unter "hautbezogene
Beschwerden" zusammenfassen, auch wenn Item 23 eine magenbezogene Be-
schwerde erfaßt und nicht ganz zum übrigen Beschwerdekomplex paßt. Item 30
(Schlafstörungen) dürfte wohl, durch den nächtlichen Juckreiz bedingt, zu dieser
Skala zählen. Dieses Item findet sich auch bei anderen Neurodermitis-Patienten
mit Juckreiz (5) und Hautveränderungen (22) vergesellschaftet.

Die Skala 3 (sympathische Aktivierung) enthält drei Items
  (2)   Herzklopfen
  (12)   Schwitzen
  (40)   Hitzewallungen
Diese Items reflektieren psychophysiologisch Symptome der "sympathischen Aktivierung".

Zur Skala 4 gehörig sind folgende vier Items:
  (16)   Sehstörungen
  (-24)   Überempfindlichkeit gegen Kälte
  (-49)   Kalte Füße
  (50)   Heißhunger
Diese Items beschreiben im Wesentlichen Symptome der "parasympathischen Aktivierung", was der Skala den Namen gab. Zwei Items laden negativ, eine Besonderheit bei GBB-Verlaufsuntersuchungen. Beide Items mit negativem Vorzeichen
kennzeichnen Symptome des sympathischen Nervensystems, was den bipolaren
Charakter der Skala unterstreicht.
  Tabelle 2 zeigt die Interkorrelationen der GBB-Skalen.

Tabelle 2: Interkorrelation der GBB-Skalen

	2	3	4
1	0.22	0.19	-0.15
2	x	0.05	0.22
3		x	0.09

Die Interkorrelationen sind relativ niedrig gegenüber denen der Standardskalen in Stichproben. D.h. in den untersuchten Fall liegt kein Generalfaktor vor, die Beschwerden sind sehr ausdifferenziert.

Skalenbildung beim MSF

Von den 58 Items des MSF mußten vier eliminiert werden, da keine Varianz vorlag. Über die restlichen 54 Items wurde eine P-Faktorenanalyse zur ersten Gewinnung von Skalen durchgeführt. Die so ermittelten Skalen wurden anhand von Itemanalysen überprüft und verbessert und nach dem gleichen Kriterium wie beim GBB endgültig definiert. Es ergaben sich drei Skalen. Die Tabelle 3 zeigt die Ergebnisse der Itemanalyse.

Tabelle 3: Ergebnisse der Itemanalyse beim MSF

Skala	n	$\bar{x}$	$\bar{x}/n$	s	r_{12}	α	r_{is}
1	24	98.96	4.12	18.39	0.93	0.95	0.67
2	6	18.50	3.10	4.59	0.67	0.83	0.60
3	6	24.21	4.03	5.40	0.86	0.90	0.75

(Abkürzungen siehe Tabelle 1)

Die Skalen-Kennwerte sind insgesamt befriedigend bis hervorragend. Die Ergebnisse im einzelnen:

Die Skala 1 enthält folgende 24 Items:

(-3)	niedergeschlagen	(23)	gut gelaunt	(37)	kraftvoll
(6)	guter Dinge	(-24)	überreizt	(-42)	gelangweilt
(-9)	erschöpft	(25)	aktiv	(-44)	deprimiert
(10)	frisch	(-28)	abgespannt	(-46)	matt
(15)	einsatzbereit	(30)	heiter	(47)	wohlwollend
(-16)	betrübt	(33)	ausgeglichen	(50)	fröhlich
(-17)	schlaff	(-35)	beklommen	(-55)	müde
(19)	klar denkend	(36)	vergnügt	(56)	voller Energie

Man kann diese Skala mit "Grundstimmung" bezeichnen, die Skalenwerte dieser Skala sind hervorragend. Split-half-Reliabilität und die interne Konsistenz sind optimal.

Die Tatsache, daß Items mit positiver und negativer Ladung auftreten, unterstreicht den bipolaren Charakter dieser Stimmungsskala zwischen Hypomanie und Depression.

Die Skala 2 umfaßt 6 Items:

   (1)   sorglos   (-14) unsicher   (29)   unbesorgt
   (-1) aufgeregt   (21)   entspannt   (-38) nervös

Die Skalentestwerte dieser Skala sind gut. Wir können diese Skala mit dem Oberbegriff "Desaktivierung" bezeichnen. Auch sie ist bipolar.

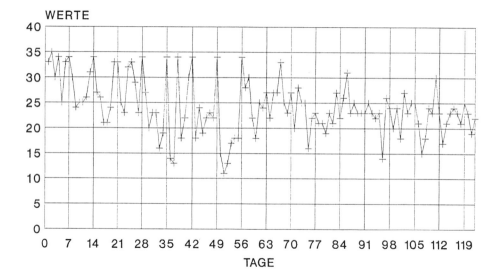

Abb. 3: Verlauf der MSF-Skala 3: Agressive Hemmung

Die dritte Skala (Abb. 3) enthält folgende sechs Items:

   (-7)   ärgerlich   (-27) angriffslustig (-40)   gereizt
   (-20) geladen   (31)   verständnisvoll (-49)   aggressiv

Wir können diese Items als "aggressive Hemmung" zusammenfassen, auch die Skalenwerte sind bei dieser Skala hervorragend. Wiederum finden sich positiv und negativ geladene Items.

    Im Vergleich zu den individuellen GBB-Skalen zeigen die durch MSF gemessenen Stimmungsdimensionen eine höhere Interkorrelation auf.

Tabelle 4: Interkorrelation der MSF-Skalen

	2	3
1	0.39	0.35
2	x	0.41

In der P-Faktorenanalyse wies der Patient, verglichen mit den GBB-Ergebnissen, einen höheren Generalfaktor auf. Somit ist die innere Affekt-Wahrnehmung weniger differenziert.

Die Meßdaten und Ratings in der ARIMA-Impact-Analyse

Aufgrund des klinischen Eindrucks und der in der Kasuistik zusammengefaßten Beschreibung der psychodynamischen Prozesse entschlossen wir uns, im Sinne eines "Pseudoexperiments" drei wesentliche Elemente des Therapieprozesses auf seine Wirksamkeit ("Impact") in Bezug auf die beschriebenen Variablen zufallskritisch zu überprüfen:
1. Der Einfluß der Wochenendentlassung (Sa, So: Tag 6, 7; 13, 14; 20, 21 etc.)
   = Stufe 1
2. Der Einfluß der Erkrankung der Therapeutin (52.-58. Tag) = Stufe 2
3. Die Wiederkehr der Therapeutin (78.-84. Tag) = Stufe 3

Wir haben für die Ereignisse 2 und 3 jeweils nur den Effekt der ersten sieben Tage überprüft. Dies kann nur als Annäherung an den "wirklichen" Einfluß dieser Ereignisse auf den therapeutischen Prozeß gelten. Andererseits ist nicht bekannt, wie lange derartige "Pseudointerventionen" für die Patientenbehandlung bedeutsam sind. Weiterhin wurde der Einfluß der Ereignisse 1-3 nur als einfache Stufeninputs (mit den Werten 0-1) überprüft. Denkbar wären auch kompliziertere Modelle als einfache 0-1 Niveauveränderungen. Doch wollten wir so einfach und parametersparend wie möglich vorgehen.
   Tabelle 5 die ermittelten ARIMA-Parameter im Zusammenhang mit den Interventionsparametern zusammen.
   Kriterium für die ARIMA Modell-Annahme war, daß in den Residuen *keine* signifikanten Autokorrelationen in der Autokorrelationsfunktion ACF und der partiellen Autokorrelationsfunktion PACF in den lags 1-24 auftraten; alle Parameter mußten einen T-Wert über 2.0 aufweisen.
   Der Einfluß des Wochenendes (*Stufe 1*) ist auf fast alle Parameter (mit Ausnahme des Abendwertes des vitalographisch ermittelten peak-flows und der GBB-Skalen 2 "Hautbeschwerden" und 4 "parasympathische Erregung") nachweisbar. An den Tagen des Wochenendes steigt somit der Atemwiderstand, gleichzeitig nimmt die Grundstimmung zu, ebenfalls die Desaktivierung und die aggressive Hem-

mung. Gleichzeitig nehmen die körperlich wahrgenommenen Erschöpfungssymptome und auch die der sympathischen Erregung *ab.*

Tabelle 5: Ergebnisse der ARIMA-Impact-Analysen

Variable	ARIMA-Modell	Intervention
peak airway flow (8.00 Uhr)	noise	Stufe 1 (-)
peak airway flow (20.00 Uhr)	noise	0
GBB Sk 1	AR 1	Stufe 1 (-),3 (+)
GBB Sk 2	AR 1, pos. TRND	0
GBB Sk 3	noise	Stufe 1 (-),3 (+)
GBB Sk 4	AR 1, pos. TRND	Stufe 3 (+)
MSF Sk 1	AR 1, pos. TRND	Stufe 1 (+)
MSF Sk 2	AR 1,7	Stufe 1 (+)
MSF Sk 3	AR 1, neg. TRND	Stufe 1 (+)

```
Stufe 1 = Wochenendentlassung
Stufe 3 = Wiederkehr der Therapeutin
(-)     = negativer Effekt ( T > 2.0 )
(+)     = positiver Effekt ( T > 2.0 )
TRND    = Trend signifikant nachweisbar.
```

Somit gerät der Patient am Wochenende in eine subjektiv zwar als Zustand angenehmer Entspannung wahrgenommene Desaktivierung, muß dabei aber gleichzeitig in Kauf nehmen, daß es zu einem mehr an Asthma-Symptomatik kommt (vgl. Abb. 1).

Der Verlust der Therapeutin (*Stufe 2*), (siehe auch Abb. 1-3) in der *8. Woche* löst zwar Veränderungen im peak-airway-flow (es kommt zu extrem niedrigen Werten) und in der Hautsymptomatik (hohe Extremwerte, Auslösung der latenten Herpes simplex-Infektion) sowie in den Stimmunge (starke Fluktuation) aus, doch sind diese Veränderungen mit der hier angewandten ARIMA-Impact-Methodologie nicht nachweisbar. Die Bedeutung dieses Ereignisses läßt sich also nur klinisch und über die beschriebenen Extremwerte fassen. Grund für die fehlende Nachweisbarkeit dieser Prozesse mag u.a. sein, daß in dieser Phase eine Varianz-Instabilität auftritt, die die weitere Interventionsanalyse beeinflußt. *Stufe 3* wiederum (Rückkehr der Therapeutin) wird durch ein Mehr an Erschöpfung und durch vegetative Aktivierung beider Systeme (GBB, Skala 3 u. 4) beantwortet. Im Bereich der Stimmungen sind wiederum keine wesentlichen Veränderungen nachweisbar, wobei auch hier wieder Varianzinstabilitäten den Nachweis eines Effektes erschweren.

Weiterhin ist festzustellen, daß die GBB-Skalen 2 und 4 (Hautbezogene Beschwerden, Parasympathische Aktivierung) sowie die MSF-Skalen 1 und 3 (Grundstimmung, aggressive Hemmung) im Therapieverlauf Trends aufwiesen. Interpretiert man die über den gesamten Therapieverlauf nachweisbaren Niveauveränderungen (= Trends), so finden wir:

1. Es kommt zu einem Mehr an Hautbeschwerden, was aber durch die ausgeprägten Reaktionen in der 12. und 17. Woche (mit-)bedingt sein dürfte. Auch fanden wir bei anderen sog. alexithymen psychosomatischen Patienten eine Zunahme in den GBB-Scores während des Therapieverlaufs. Dies kann *auch* als Zunahme der Körper-Selbstwahrnehmung interpretiert werden.

2. Der positive Trend in GBB-Skala 4 zeigt eine Zunahme an oralen Symptomen (Heißhunger) und eine Abnahme an sympathischen Symptomen (Kälte-Überempfindlichkeit, kalte Füße, entsprechend einer akralen Vasokonstriktion) an. Hier deutet sich eine Veränderung der (pathologischen) vegetativen Reaktionslage an.

3. Klarer und übersichtlicher stellen sich die Stimmungs-Trends dar. Im Therapieverlauf beschreibt sich der Patient als aktiver, weniger depressiv (MSF-Skala 1) und weniger gehemmt im Aggressions-Bereich (MSF-Skala 3, vgl. auch Abb. 3).

Körperliche Leitsymptome und Stimmungen in den Kreuzkorrelationen

Weiterhin interessierte, inwieweit Stimmungen und Körpersymptome in der Zeitdimension interagieren. Wir untersuchten deshalb die Kreuzkorrelationen für die somatischen Zielvariablen "peak airway flow" und "hautbezogene Beschwerden" mit der MSF-Skala 2 "Aggressive Hemmung". Andere Affekte waren mit diesen Zielvariablen nicht signifikant korreliert.

Hohe Aggressivität (niedrige MSF-Skala 3-Werte) gehen mit guter Lungenfunktion (hohen p.a.f.-Werten) einher, allerdings zu Lasten der Hautbeschwerden, die dann, möglicherweise vermittelt durch Kratz-Artefakte, stärker auftreten.

Dieser Befund trägt der klinischen Beobachtung Rechnung, daß im Therapieverlauf die Asthma-Komponente der Atopie stabilisiert werden konnte (s. Abb. 1), die hautbezogenen Beschwerden jedoch in der Mitte und am Ende, der Entlassungsphase, zunahmen (siehe Abb. 2, siehe aber auch die kasuistische Beschreibung unter 3.) und die Aggression des Patienten ebenfalls deutlicher wurde, verbunden mit einer allgemeinen Aktivierung.

Es entspricht den physiologischen Verhältnissen, daß die Kreuzkorrelationen zwischen Affekt und peak-airway-flow nur am Tag 0 bedeutsame Werte aufwiesen, während zwischen Affekt und Hautsymptomen langsamere zeitliche Veränderungen nachweisbar sind, mit langsam ansteigender, am Tag 0 kulminierender und dann wieder abfallender Kreuzkorrelation. Praktisch bedeutet dies, daß Affekte über längere Zeit Einfluß auf den Hautzustand nehmen (bzw. wohl auch umgekehrt). Der Hautbefund ändert sich ja nicht von einem Tag auf den anderen, während dies bei der Lungenfunktion eher denkbar ist.

Tabelle 6: Körpersymptome und Aggressive Hemmung in der Kreuzkorrelation

Körper- Variable			Tag			Affekt- Variable
	-2	-1	0	+1	+2	
p.a.f. 8.00 h	-0.15	-0.12	-0.31	-0.13	0.00	MSF Sk 3
p.a.f. 20.00 h	-0.19	-0.09	-0.09	-0.13	-0.00	MSF Sk 3
GBB Sk 2	-0.20	-0.25	-0.39	-0.30	-0.27	MSF Sk 3

```
p.a.f.    = peak-airway-flow
GBB Sk 2 = Hautbezogene Beschwerden
MSF Sk 3 = Aggressive Hemmung
```

Die Befunde unterstreichen aber auch die Bedeutung differenzierter Beschreibungen der zeitlichen Dimensionen, so wie sie in den Kreuzkorrelationen faßbar sind.

5. Diskussion

Wie sinnvoll die oben angesprochene Forderung nach einer individualisierten, einzelfallorientierten Betrachtung psychosomatischer Therapieverläufe ist, zeigt die sehr individuelle Skalenbildung des Patienten mit Neurodermitis und Asthma, der, von den Großgruppenlösungen im GBB und MSF erheblich abweichende persönliche Beschreibungen seines Körperbildes und seiner Stimmungen zeigt. Die empirisch nachweisbare dreifaktorielle Lösung der emotionalen Befindlichkeit lehnt sich an das von Becker (1987) beschriebene Grundmodell der deskriptiven Analyse der Affekte an. Verlaufsuntersuchungen mit dem GBB liegen, sieht man von Brosig (1984) ab, bisher nicht vor.

Aber nicht nur Stimmungen und Körperwahrnehmung müssen sehr individuell betrachtet werden, auch der Zeitverlauf der Variablen verhält sich unterschiedlich, was die methodische Komplexität der Einzelfallanalyse unterstreicht. Dies ist der Hintergrund, auf dem Autoren wie McClearly und Hay (1980) zu einem *iterativen*, am klinisch-empirischen Material orientierten Vorgehen bei der Einzelfallanalyse raten. Unsere zunehmende Erfahrung in der Analyse psychotherapeutischer Verläufe zeigt, daß die *inter*individuelle Variationsbreite aller Parameter, also der Stimmungs-, der Körperdimensionen, der physiologischen Meßwerte und deren Zeitstruktur (Autoregression) erheblich ist. Eine Sichtung der Befunde unter differentiellen psychologischen Gesichtspunkten steht noch aus.

Im weiteren möchten wir uns aber auf zwei Elemente des vorgelegten Datenmaterials beschränken, die, aus theoretischen Gründen, interessant sind und besonderer Erklärung bedürfen:

1. Der Effekt der Wochenendentlassung (Stufe 1).
2. Der Effekt der Veränderung des therapeutischen Settings durch die Erkrankung der Therapeutin (Stufe 2, Stufe 3).

Die unter Punkt 1 und 2 angesprochenen Veränderungen können psychodynamisch als Operationalisierungen dessen gelten, was psychoanalytische Autoren wie Bick (1968), Esman (1983), Marty (1958) und vor allem Spitz (1954) über die Labilität Atopie-Kranker in bezug auf Trennungen von wichtigen Objekten geschrieben haben.

Es ist deutlich, daß die unter 1. ausgelösten Prozesse im Datenmaterial klarer hervortreten, während die unter 2. beschriebenen Veränderungen eher in der höheren Gesamtvariation während der mittleren (Durcharbeitungs-)Phase unterzugehen scheinen. Betrachtet man die Wochenendentlassung, so kommt der Patient hier in einen regressiven, desaktivierten Zustand mit sympathischer Desaktivierung, Luftnot und aggressiver Hemmung.

Ob dies mit dem Faktor "Objektverlust" (Therapeuten, Station) oder auf eine Objektannäherung daheim (Freundin, Familie) zurückzuführen ist, bleibt im Dunkeln. Beide Phänomene werden durch die von Marty (1954) beschriebenen Phänomene der allergischen Objektbeziehung abgedeckt.

Weitere Klärung der Frage, ob Objektverlust oder Objektannäherung psychosomatische Regression auslöst, kann aus dem o.b. Wochenend-Geschehen zunächst nicht abgeleitet werden.

Immerhin sprechen klinische Daten (Exazerbation der Hautbeschwerden mit Reaktivierung des Herpes- simplex-Virus im zweiten Trigeminusast bei Trennung von der Therapeutin sowie bei der Trennung von der Station, sowie einige sehr niedrige peak-airway-flow-Meßwerte in der Phase der Stufe 2) dafür, daß das Moment der Trennung bei Auslösung der Beschwerden überwiegt. Auch entspricht dies der Literatur (s. auch Neraal 1988). Pines (1980, S.315) berichtet in diesem Zusammenhang aus der Analyse erwachsener Neurodermitis-Kranker: "Nach einiger Zeit sprachen sie (die inzwischen erwachsen gewordenen Patienten mit neurodermitischen Beschwerden seit der Kindheit, unsere Anmerkung) von unerträglichen Erfahrungen des Objektverlustes (...), die durch Kratzen und Schaben der Haut ausgedrückt wurden" (unsere Übersetzung).

Interessant scheint in bezug auf die Verarbeitung der *Affekte*, daß aggressive "abgrenzende" Gefühle einen protektiven Einfluß auf die Asthma-Symptomatik ausüben, was u.a. von Weiner (1987) in seiner psychophysiologischen Übersicht bestätigt wird: Aggressive Aktivierung vermag, ganz im Gegensatz zu einer tiefen Entspannung, asthmatische Symptome zu kontrollieren.

Wir denken, daß weitere Längsschnitt-orientierte Untersuchungen nötig sind, um die Rolle des Settings, der Objektferne bzw. -Annäherung und der Affekte klären zu können.

Immerhin konnten für diesen Patienten einige (signifikante) *Muster psychosomatischen Simultangeschehens* herausgearbeitet werden.

Psychologische Einflüsse auf die atopische Dermatitis - eine verhaltensmedizinische Sichtweise

Norbert Hermanns und O. Berndt Scholz

Zusammenfassung

Aufgrund des derzeitigen Kenntnisstandes können bei der atopischen Dermatitis weder autonom ablaufende Körperfunktionen noch rein psychogene Momente als primäre Ursache der Erkrankung identifiziert werden. Deshalb wird in der hier entwickelten verhaltensmedizinischen Konzeption die atopische Dermatitis als eine funktionelle Störung aufgefaßt, deren direkte Ursache in einer Störung des koordinierten Zusammenwirkens immunologischer, physiologischer und psychologischer Funktionen besteht. Aus dieser Sichtweise ergibt sich die Notwendigkeit einer differenzierten Analyse des Einflusses psychologischer Faktoren auf die Regulation dieser Funktionszusammenhänge. Aus der Systematisierung psychologischer Einflüsse in prädisponierend, auslösend und chronifizierend wird die Bedeutung aufechterhaltender psychischer Bedingungen und damit einer adäquaten Bewältigung der krankheitsbedingten Anforderungen deutlich. Der Einfluß dieser chronifizierenden psychischen Bedingungen auf das Krankheitsbild ist auf dem Hintergrund psycho-neuro-immunologischer Zusammenhänge plausibel.

Exemplarisch für die konkrete Umsetzung der hier entwickelten verhaltensmedizinischen Konzeption werden die Ergebnisse einer experimentellen Studie zur Analyse kognitiver Wirkfaktoren auf zentrale Symptome dieser Erkrankung dargestellt. Nach den Ergebnissen dieser Untersuchung werden bei einer dramatisierenden Interpretation eines Histaminpricks im Sinne der Attribution dieser Histaminreaktion als unvorhersehbar und unkontrollierbar die Quaddelgröße und Juckreizintensität signifikant größer als bei einer entsprechenden relativierenden Interpretation.

Sowohl psychotherapeutische Hilfen zur Veränderung stabiler ungünstiger Umgangsweisen mit den Erfordernissen der Erkrankung als auch eine Verbesserung der unmittelbaren kognitiven Verarbeitung von Krankheitssymptomen liegen in der Konsequenz der entwickelten verhaltensmedizinischen Sichtweise.

Summary

A behavioral medical perspective of the atopic dermatitis regards this disease as a disturbance in the balance between immunological, physiological and psychological functioning. In this conception the importance of efficient coping mechanism is stressed, because maladaptive coping of illness-related stress is an important condition for the perpetuation of the disease.

In this context an experimental study is presented in which the effect of two cognitive interventions on a histamininduced skin reaction and itching is examined. 30 subjects with atopic dermatits joined the investigation. A dramatic interpretation emphasizing its unpredictability produced significant more itching and a greater wheel size than a more appeasing interpretation.

Einleitung

Bereits in der von Brocq und Jacquet im Jahre 1891 benutzten ursprünglichen Bezeichnung der atopischen Dermatitis als Neurodermitis (zit. in Whitlock 1980) ist die Vermutung eines wesentlichen Beitrages psychologischer Faktoren für das Auftreten der Erkrankung impliziert. Ohne die kontroverse Diskussion über die ätiologische Relevanz psychischer Einflüsse neu aufzurollen, soll in diesem Beitrag eine verhaltensmedizinische Sichtweise der atopischen Dermatitis entwickelt werden, die auf der Grundlage des derzeitigen psychodermatologischen Wissenstandes den Zusammenhang psychologischer bzw. verhaltensmäßiger Komponenten mit dem Erkrankungsverlauf systematisiert. Charakteristisch für eine solche verhaltensmedizinische Perspektive ist neben einer Beschreibung der atopischen Dermatitis als funktioneller Störung und der Darstellung psycho-neuro-immunologischer Wechselwirkungen eine differenzierte Beschreibung psychischer Bedingungen der Erkrankung als prädisponierend, auslösend und aufrechterhaltend. Als Beispiel für eine auf einer solchen verhaltensmedizinischen Konzeption aufbauenden Forschungsstrategie werden die Ergebnisse einer unserer experimentellen Untersuchungen zu kognitiven Wirkfaktoren auf Juckreiz und Hautreagibilität skizziert.

Kennzeichnend für das klinische Erscheinungsbild der atopischen Dermatitis sind ein starker Juckreiz, ekzematöse papulovesikulöse Hautveränderungen mit Verkrustungen sowie pruriginöse Papeln, Knötchen und Lichenifikationen. (Braun-Falco et al. 1984, Rajka 1986).

Mit einer Erkrankungsrate von 3,1-4,3% im Kindes- und 0,7% im Erwachsenenalter (Schöpf & Kapp, 1985) gehört die atopische Dermatitis zu den häufigen Hauterkrankungen. Angaben über den Verlauf der Erkrankung differieren beträchtlich. Vickers (1980) fand nur bei 9% ihres Patientengutes ein Fortbestehen der Erkrankung über einen Zeitraum von 20 Jahren, während Musgrove und Morgan (1976) bei 60% ihrer Patienten eine Persistenz der atopischen Dermatitis über einen vergleichbaren Zeitraum erhoben haben.

Ähnlich uneinheitlich wie die Ergebnisse zur Prognose dieser Erkrankung ist der derzeitige Wissensstand zu ihren Ursachen (Stingl & Hintner 1983). Als ätiologisch bedeutsame Faktoren werden immunologische, neurovegetative, psychische und klimatische Einflüsse genannt (Braun-Falco et al. 1984, Schöpf & Kapp 1985, Stingl & Hintner 1983, Wüthrich 1980). Das individualspezifische Ausmaß, indem diese Faktoren die jeweilige Krankheitsaktivität bestimmen, ist allerdings bis heute unklar.

Aufgrund der zu vermutenden multifaktoriellen Genese der Erkrankung existiert auch keine einheitliche kausale Therapie (Hanifin 1988); die dermatologische Therapie der atopischen Dermatitis ist im wesentlichen symptomorientiert. Je nach Schwere und Ausmaß der Hautveränderungen erfolgt sie lokal durch pflegende oder steroidhaltige Externa bzw. systemisch durch Steroide oder Antihistaminika. Neben diesen als Standardtherapie zu bezeichnenden Interventionen haben sich Klima- und Heliotherapie (Borelli 1981) und in Einzelfällen auch bestimmte Diäten und Psychotherapie (Vogt 1990) als wirksam erwiesen. Die bisherigen Therapieansätze sind bei der Behandlung akuter Krankheitsbilder erfolgreich, sie vermögen jedoch häufig nicht den Gesamtverlauf der Erkrankung langfristig richtungsgebend zu beeinflussen.

Aus dieser kurzen Skizzierung der atopischen Dermatitis wird deutlich, daß sich mit dieser Erkrankung für den Patienten eine - für viele chronische Erkrankungen typische - schwierige Bewältigungsaufgabe stellt. Diese besteht in der *Auseinandersetzung mit Symptomen*, deren Ursache bisher nicht eindeutig geklärt ist, *dem variablen Verlauf der Erkrankung* und *ihrer ungewissen Prognose* bzgl. einer dauerhaften Heilung. Hinzu kommt für den Betroffenen die Notwendigkeit, geeignete Umgangsformen mit dem quälenden Juckreiz und den genannten Hautveränderungen zu etablieren. Letzteres ist deshalb besonders hervorzuheben, weil je nach Lokalisation der Hautveränderungen starke Beeinträchtigungen des Aussehens und damit der persönlichen Attraktivität eintreten können. Dies wiederum kann zu einer Verminderung des Selbstwertgefühls und einer Einschränkung sozialer Kontakte der Betroffenen führen (Bosse 1985).

Aber auch die therapeutische Versorgung sowie die wissenschaftliche Erforschung der atopischen Dermatitis stellt für Behandler und Forscher eine spezielle Herausforderung dar, die in ihrer oben beschriebenen Charakteristik begründet ist.

Während die traditionelle Medizin ihre Erfolge gegen akute Krankheiten durch die Suche nach einer der Symptomatologie entsprechenden organischen Ursache - sei es in Form einer anatomischen Veränderung bzw. bakterieller oder viraler Agenzien - erzielte (Levin & Solomon 1990), erweist sich eine solche Strategie zur Ursachenklärung der atopischen Dermatitis als unzureichend. Angesichts der zu vermutenden multifaktoriellen Pathogenese läßt sich keine einheitliche körperliche Ursache und eine darauf aufbauende kausale Therapie der Erkrankung identifizieren.

Diese Situation und die frühe klinische Beobachtung einer gesteigerten affektiven Angespanntheit von Patienten mit atopischer Dermatitis (Wilson 1867, Brocq & Jacquet 1891; beide zit. in Whitlock 1980) mag in der frühen psychosomatischen Medizin zu der Vermutung kausaler psychologischer Faktoren für das Auftreten der Erkrankung geführt haben. Von Vertretern dieser Forschungsrichtung wurden Grundkonflikte oder Persönlichkeitszüge wie Rivalität, Eifersucht (Stokes et al. 1939), erhöhte Angstgefühle, Abhängigkeits-/Unabhängigkeitskonflikte (Fiske & Obermayer 1954), unterdrückte Feindseligkeit und Schuldgefühle (Alexander et al. 1968) für das Auftreten der Erkrankung mitverantwortlich gemacht.

Methodenkritisch an diesen und ähnlichen Studien (vgl. hierzu Bosse 1985) ist anzumerken, daß die Ergebnisse zumeist auf Interviewerhebungen und klinischen Eindrucksschilderungen basieren sowie ein Nachweis der ätiologischen Relevanz dieser Faktoren bisher nur durch retrospektive Untersuchungen versucht wurde. Solche retrospektiven Studien sind gerade bei Erkrankungen mit unklarer Ätiologie problematisch. Denn es ist damit zu rechnen, daß gerade bei diesen Erkrankungen das Bedürfnis der Betroffenen nach Kausalerklärung ihrer Beschwerden sehr hoch ist. Dies führt möglicherweise bei den Patienten oder ihren Behandlern zu einer Konstruktion bestimmter, in der Realität nicht vorhandener Zusammenhänge oder zu einer Überschätzung der Wirkung spezifischer Einflüssen, die auch bei einem hohem Strukturierungsgrad der Datenerhebung und -auswertung nicht ausreichend kontrolliert werden können (Schubert 1989).

Weder die in der traditionellen Medizin dominierenden Suche nach körperlichen Ursachen noch das die frühe psychosomatische Medizin bestimmende Forschen nach ätiologisch bedeutsamen psychologischen Einflüsse haben also zu einer befriedigenden und empirisch abgesicherten Erklärung der atopischen Dermatitis geführt. Auch lassen sich aus diesen Erklärungsansätzen - von Einzelfällen einmal abgesehen (vgl. hierzu Thomä 1980) - keine einheitlichen kausalen Therapiekonzepte und prognostischen Informationen über den weiteren Verlauf der Erkrankung ableiten.

Für eine der spezifischen Charakteristik der atopischen Dermatitis angemessenen Forschung und therapeutischen Versorgung kann sich deshalb eine neue Betrachtungsweise, die mit der Entwicklung und Konzeptualisierung der *Verhaltensmedizin* zur Verfügung steht, als befruchtend erweisen. Eine solche verhaltensmedizinische Sichtweise beschreibt Wechselwirkungen körperlicher und psychischer Faktoren, insofern sie für die Entstehung, Verlauf und Therapie von Krankheiten bedeutsam sind.

Verhaltensmedizin und atopische Dermatitis

Aufgrund der zu vermutenden multifaktoriellen Genese der Erkrankung einerseits und dem Ungenügen rein somatischer und rein psychologischer Erklärungsansätze andererseits ist es unseres Erachtens nach angemessen, die atopische Dermatitis als eine *funktionelle Erkrankung* zu beschreiben. Nach Hölzl (1988) besteht das Charakteristikum einer funktionellen Erkrankung in einer Störung der Regulation psychologischer und physiologischer Prozesse. Für die atopische Dermatitis bedeutet dies, daß ihre Ursache in einer (vorübergehenden) Regulationsstörung des koordinierten Zusammenwirkens von neurovegetativen, immunologischen und psychophysiologischen Funktionen zu suchen ist. Dies heißt, daß der Grund dieser Erkrankung nicht einseitig auf **eine** gestörte Funktion körperlicher oder psychischer Abläufe reduziert werden kann, sondern in einer gestörten Wechselwirkung der *beteiligten Systeme* zu suchen ist. Da von einem individualspezifischen Beitrag der beteiligten Systeme an der Entstehung der Gesamtsymptomatik auszugehen ist, verhält sich diese Sichtweise integrativ zu den oben - notwendig zu kurz - skizzierten Zugängen der traditionellen und frühen psychosomatischen Medizin. Es sind durchaus Fälle denkbar, in denen nur psychogene Momente oder auch ausschließlich autonom ablaufende Körpervorgänge für das Auftreten der atopischen Dermatits verantwortlich sind. Wie allerdings psycho-neuro-immunologische bzw. psycho-endokrinologische Forschungen (Ferstl & Müller-Ruchholtz 1987, Schubert et al. 1989) nahelegen, ist bei den meisten Patienten von einer gestörten Interaktion vegetativer, psychologischer und immunologischer Funktionen auszugehen, die die Krankheitssymptomatik begründet. Das spezielle Interesse einer verhaltensmedizinischen Analyse der atopischen Dermatitis zielt auf die differenzierte Untersuchung des Einflusses psychologischer Faktoren auf diese Regulationsmechanismen. Des weiteren richtet sich die Verhaltensmedizin aber auch ihr Augenmerk auf die Auswirkungen der Krankheitssymptomatik auf das psychische Befinden und damit wiederum auf die erwähnten Regulationsmechanismen.

Psycho-neuro-immunologische Befunde zur atopischen Dermatitis

Die Psycho-neuro-immunologie beschäftigt sich mit den Wechselwirkungen zwischen Erleben und Verhalten und der Aktivität des Immunsystems (Ferstl & Müller-Ruchholtz 1987). Die folgende Skizzierung psycho-neuro-immunologischer Forschungsergebnisse zur atopischen Dermatitis soll die psychische Beeinflußbarkeit der die Krankheitssymptomatik mitbegründenden Freisetzung vasoaktiver Mediatoren aufzeigen.

Eine Freisetzung von juckreizauslösenden bzw. entzündungsaktiven Mediatorsubstanzen bildet die unmittelbare Ursache für den Juckreiz und die allergisch entzündliche Hautreaktion. (Ring 1981, Stingl & Hintner 1983, Schubert et al. 1988). Die wichtigste Mediatorsubstanz ist, neben den Prostaglandinen und Endopeptidasen, das körpereigene, an Mastzellen gebundene Histamin (Greaves 1987). Die Regulation der Freisetzung dieser Mediatorsubstanz ist einerseits abhängig vom intrazellulären cAMP-Spiegel, andererseits spielen hemmende bzw. aktivierende Prozesse in den Segmenten der Hinterhornwurzel des Rückenmarks für die Ausbreitung des Juckreizes und der entzündlichen Hautreaktion eine Rolle (Greaves 1987, Rajka 1980, Lemberg & Gemse 1982).

Eine erhöhte intrazelluläre cAMP-Konzentration vermindert die Freisetzung von Histamin und anderen Mediatorsubstanzen, während ein erniedrigter cAMP-Spiegel zu einer erhöhten Ausschüttung dieser Substanzen führt. Die intrazelluläre cAMP-Konzentration wird durch Stimulation der cholinergen bzw. α-adrenergen Rezeptoren erniedrigt, während eine Reizung von ß-adrenergen und H2-Rezeptoren eine entsprechende Erhöhung bewirkt. Nach der sog. ß-Blockade-Theorie von Szentivanyi (1968) liegt bei Patienten, die unter einer Atopie leiden, eine konstitutionell bedingte Blockade der ß-Rezeptoren vor. Dies führt zu einer unterschiedlichen Stimulierbarkeit der für eine Erniedrigung bzw. Erhöhung des cAMP-Spiegels mitverantwortlichen Rezeptoren auf α- und ß-adrenerge Stimuli. Eine Verminderung der cAMP-Konzentration mit der Konsequenz einer erhöhten Freisetzung entzündungs- und juckreizaktiver Mediatorsubstanzen ist die Folge. Psychologische Faktoren wie beispielsweise das Erleben von Streß kann auf der Grundlage der beschriebenen ß-Blockade-Theorie durchaus in einer verstärkten Freisetzung juckreizauslösender und entzündungsaktiver Mediatorsubstanzen resultieren. Hierdurch ist ein psychophysiologischer Mechanismus identifiziert, der die häufig berichtete erhöhte Streßabhängigkeit von Krankheitssymptomen (Graham & Wolff 1953, Cormia 1952) bei Patienten mit atopischer Dermatitis erklären könnte (Ring 1981).

Eine weitere Möglichkeit der psychologischen Modulation der Krankheitssymptomatik besteht in einer zentralnervösen Beeinflussung der Ausbreitung eines Juckreizes oder einer Hautreaktion. Kommt es zu einer Läsion der Haut, werden Histamin und andere Mediatorsubstanzen freigesetzt, die wiederum intrakutane Rezeptoren stimulieren. Über afferente Nervenbahnen werden diese Impulse zu den Hinterhörnern des Rückenmarkes geleitet. Dort können durch diesen Impuls weitere Nervenbahnen, die zurück in die der ursprünglichen Läsion benachbarten Peripherie führen, stimuliert werden. Diese efferenten Ner-

venbahnen bewirken in der Peripherie eine weitere Ausschüttung von Mediatorsubstanzen, wodurch sich Juckreiz und Hautreaktion über die ursprüngliche Läsion hinaus ausbreiten können. Diese Impulsausbreitung im Rückenmark unterliegt prinzipiell einer erregenden oder hemmenden Modulation durch absteigende
Nervenbahnen aus dem Cortex (Rajka 1980, Lemberg & Gemse 1982, Greaves
1987). Durch diese Mechanismen könnte der Einfluß auch nicht streßhafter psychischer Bedingungen, wie z.B. bestimmter Emotionen oder Kognitionen, auf die
Krankheitssymptomatik erklärt werden.

Zur Differenzierung psychologischer Einflüsse auf den Krankheitsverlauf der ato-
pischen Dermatitis

Auf dem Hintergrund der skizzierten psycho-neuro-immunologischen Forschungsergebnisse hat eine verhaltensmedizinische Konzeption der atopischen Dermatitis
die Analyse des funktionalen Stellenwertes psychischer Faktoren für Auftreten
und Verlauf der Krankheitssymptomatik zum Ziel. Eine solche differenzierte
Sichtweise stellt nicht nur die Frage, inwieweit psychische Faktoren eine Prädispo-
sition darstellen oder die Symptomatik auslösen, sondern fragt primär nach den
die Erkrankung aufrechterhaltenden bzw. verschlimmernden psychischen Bedingungen.

Prädisponierende und auslösende Bedingungen

Unter prädisponierenden Bedingungen verstehen wir Faktoren, die die atopische
Dermatitis zwar nicht verursachen, aber ihr Auftreten begünstigen. Bei der atopischen Dermatitis können psychophysiologische Reaktionsbesonderheiten zu den
prädisponierenden Bedingungen gezählt werden. Diese umfassen insbesondere das
paradoxe Verhalten der Hauttemperatur, paradoxe Reaktion auf Cholinergika,
weißer Dermographismus (Braun-Falco et al. 1984, Ring 1981, Schöpf & Kapp
1985), eine erhöhte vegetative Streßreagibilität (Faulstich et al. 1985, Schandry &
Münzel 1989) sowie, bei einer Subgruppe von Patienten, eine gewisse Schwierigkeit sich zu entspannen (Schwarzer & Scholz 1990). Neben diesen psychophysiologischen Faktoren ist natürlich noch die allergische Diathese als wesentliche Voraussetzung anzusehen (Szentivanyi 1968, Mc Millan et al. 1985). Bei diesen
prädisponierenden Bedingungen kann von einer starken hereditären Determina-
tion ausgegangen werden.

Als auslösende Bedingung können psychisch bedeutsame Ereignisse betrachtet
werden, die dem ersten Auftreten oder einem erneuten Krankheitsschub der atopischen Dermatitis direkt und unmittelbar vorangehen. Mehrere Forschungsergebnisse deuten auf eine Abhängigkeit des Hautzustandes von sog. kritischen
Lebensereignissen hin. Als solche - mit Verschlimmerungen des Hautzustandes in

Zusammenhang stehende - Ereignisse werden berichtet: Heirat, Verlobung, Berufsantritt, -wechsel, berufliche Überanstrengung, Trennungs- und Verlusterlebnisse, Verlust des Lebenspartners, Partner- und Familienprobleme und Prüfungsstreß (Borelli 1950, Pürschel 1976, Ott et al. 1986, Brown 1967). Bei der Bewertung dieser Ereignisse als Krankheitsauslöser ist allerdings davon auszugehen, daß sie ihre Wirkung um so wahrscheinlicher hervorbringen, je größer das prädispositionelle Potential der Patienten ist. Darüber hinaus basieren diese als auslösende Bedingungen angesprochene Ereignisse auf retrospektive Erhebungen. Viele solcher krankheitsverschlimmernden Ereignisse sind nicht - oder nur um den Preis des Verzichts auf individuelle Entfaltungs- und Lebensmöglichkeiten - vermeidbar, so daß eine Intervention sinnvollerweise nicht in einer Vermeidung solcher schwierigen Lebenssituationen bestehen kann.

Aufrechterhaltende psychische Bedingungen

Unter aufrechterhaltenden oder chronifizierenden Bedingungen der atopischen Dermatitis sollen die psychischen Einflüsse verstanden werden, die eine bestehende klinische Symptomatik (Juckreiz, Hautrötung und Quaddelbildung) weiter verstärken oder in ihrer Dauer verlängern.

Ruft man sich in Erinnerung, daß die atopische Dermatitis aufgrund ihrer Symptomatologie und ihres ungewissen Verlaufs spezifische Bewältigungsanforderungen an den Betroffenen stellt, so sind auch ungünstige Umgangsweisen mit diesen skizzierten Erfordernissen denkbar. Solche ungünstigen Bewältigungsformen können aus Persönlichkeitsbesonderheiten resultieren, die häufig bei Patienten mit atopischer Dermatitis gefunden werden und aus anderer Perspektive als primär krankheitsverursachend interpretiert wurden.

An stabilen psychischen Besonderheiten werden häufig eine erhöhte Ängstlichkeit (Faulstich et al. 1985, Jordan & Whitlock 1972), erhöhter Neurotizismus (Brown 1967), vermehrte Hysterie- und Hypochondrie (Ott et al. 1986), Defizite in der sozialen Kompetenz (Gieler et al. 1985) und Einschränkung des Selbstwertgefühles (Bosse 1985) berichtet. Zieht man in Betracht, daß die atopische Dermatitis bei den meisten Patienten in den ersten Lebensjahren auftritt, in denen der Patient neben den krankheitsbedingten Anforderungen mit wichtigen Entwicklungsaufgaben konfrontiert ist, so lassen sich diese Besonderheiten primär als Ergebnis ungünstiger Bewältigungsstrategien dieser komplexen Erfordernisse verständlich machen. Solche psychischen Besonderheiten beeinflussen - obwohl sie primär als krankheitsreaktiv anzusehen sind - den weiteren Umgang mit der Erkrankung, so daß sich langfristig ungünstige Verarbeitungsmechanismen krankheitsbedingter Anforderungen etablieren.

Aufgrund der geschilderten psycho-neuro-immunologischen Befunde lassen sich wiederum über eine Initialsymptomatik hinausgehende Verschlechterungen denken, die durch eine solche suboptimale Bewältigung dieser Initialsyptomatik direkt oder indirekt verursacht sind. Diese Zusammenhänge können am Beispiel des Juckreizes durch das von Stangier et al. (1987) entworfene Modell veranschaulicht werden.

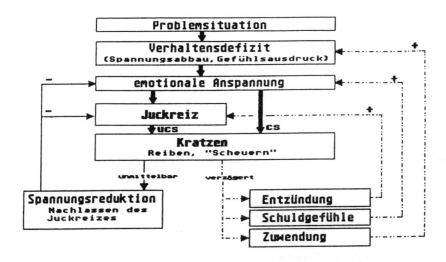

Abbildung 1: Zusammenhang von Juckreiz und Kratzverhalten nach Stangier et al. (1987)

Bei Patienten mit atopischer Dermatitis können Problemsituationen, die mit dem bestehenden Verhaltensrepertoire nicht bewältigt werden, in einer emotionalen Anspannung resultieren. Diese emotionale Anspannung löst entweder den unkonditionierten Stimulus Juckreiz aus oder wirkt selbst als konditionierter Stimulus für das Kratzverhalten. Kurzfristig wird durch das Kratzen eine Reduktion der emotionalen Anspannung und ein Nachlassen des Juckreizes erreicht. Da für die Aufrechterhaltung von Problemverhalten die unmittelbaren Konsequenzen entscheidender sind als die langfristigen, wird das Kratzverhalten nach dem Prinzip der negativen Verstärkung aufrechterhalten. Langfristig führt das Kratzen jedoch zu Entzündungen der Haut, Schuldgefühlen, die Haut wieder aufgekratzt zu haben, und dem Bedürfnis nach Zuwendung anstelle des Erwerbs problemlösender Fähigkeiten. Dies wiederum verstärkt sowohl den Juckreiz (aufgrund der Entzündung), die emotionale Anspannung (aufgrund der Schuldgefühle) und das Verhaltensdefizit (aufgrund des appellativen Verhaltens gegenüber anderen anstelle eines Kompetenzerwerbs).

Zusammenfassend kann festgehalten werden, daß für eine verhaltensmedizinische Konzeption *die aufrechterhaltenden psychischen Faktoren* der atopischen Dermatitis im Vergleich zu den prädisponierenden oder auslösenden Be-

dingungen eine *Schlüsselkategorie darstellen*. Unabhängig von dem individual-
spezifisch zu gewichtenden Beitrag, den die ätiologisch bedeutsamen Faktoren für
das Auftreten der Symptomatik haben, läßt sich durch eine adäquate Bewältigung
dieser Beschwerden der Verlauf dieser Erkrankung positiv beeinflussen. Dort, wo
ungünstige Erlebens- oder Verhaltensdispositionen den weiteren Umgang mit
krankheitsspezifischen Anforderungen negativ beeinflussen, sind deshalb psychotherapeutische Hilfen zur Behandlung dieser Problembereiche geboten (vgl.
hierzu Niebel 1990, Münzel 1988).

Kognitive Wirkfaktoren auf Juckreiz und Hautreagibilität

Am Beispiel der Analyse kognitiver Wirkfaktoren auf Juckreiz und Hautreagibilität soll paradigmatisch eine konkrete Umsetzung dieser hier entwickelten verhaltensmedizinischen Konzeption der atopischen Dermatitis demonstriert werden.

Fragestellung der Untersuchung

Aus der Interozeptionsforschung ist bekannt, daß neben der Auf-
merksamkeitszuwendung auf physiologische Symptome die kognitive Bewertung
dieser Symptome Einfluß auf ihre weitere Ausprägung haben (Pennebaker 1983).
Da die den Juckreiz und die Quaddelbildung begründende Mediatorenfreisetzung
direkt durch psychische Faktoren modulierbar ist, kanneine Beeinflussung des
Verlaufs einer spontan entstehenden Initialsymptomatik durch ihre unmittelbare
kognitive Verarbeitung angenommen werden. Diese Überlegung wurde im Rahmen unserer experimentellen Studie überprüft, indem zwei unterschiedliche kognitive Bewertungen (dramatische versus relativierende Interpretation) einer mittels
Histaminpricks induzierten Hautreaktion vorgegeben wurden. Die Hypothese lau-
tete, daß sowohl der histamininduzierte Juckreiz als auch die Quaddelgröße unter
der dramatischen Bewertung stärker ausgeprägt werden als bei einer relativierenden Deutung. Darüber hinaus wurde auf der subjektiven Ebene eine veränderte
Beschreibung der Juckreizqualität in der Weise erwartet, daß der Juckreiz unter
der dramatischen Interpretation als aversiver, schmerzhafter und affektzentrierter
charakterisiert wird.

Methodik

An der experimentellen Untersuchung nahmen 30 Patienten mit atopischer Dermatitis teil, die das Kriterium der Allergietestfähigkeit realisierten. An drei auf-
einanderfolgenden Tagen wurde jeweils am gleichen Unterarm ein standardisier-

ter Histaminprick gesetzt. Während der erste Untersuchungstag zur Kontrolle der Histaminansprechbarkeit diente, wurden am zweiten und dritten Untersuchungstag den Patienten unterschiedliche Deutungen der Wirkung des Histaminpricks über Tonband eingespielt. Einmal wurde eine dramatische Bewertung der durch den Prick ausgelösten allergischen Reaktionsvorgang gegeben, in der die Unvorhersehbarkeit und Unabänderlichkeit (Kontrollverlust) der Hautreaktion betont wurde. In der relativierenden Interpretation wurde die histamininduzierte Reaktion als vorhersehbar und kontrollierbar charakterisiert. Zur Ausschaltung des Positioneffektes wurden die beiden Instruktionen in randomisierter Reihenfolge dargeboten.

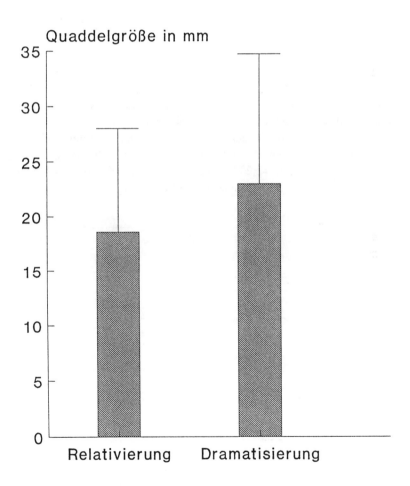

Abb. 2: Darstellung der Quaddelgrößen in mm unter der relativierenden und
      dramatisierenden Deutung.

Als abhängige Variablen dienten Quaddelgröße und Juckreizintensität, sowie
Skalen zur Beschreibung einer aversiven, sensorischen und affektiven Juckreizqualität. Die drei Skalen wurden faktorenanlytisch aus einem von Droge et al.
(1986) generierten Itempool gewonnen. Alle Variablen wurden an jedem Untersuchungstag erhoben; Quaddelgröße und Juckreizqualität jeweils am Ende der
zwanzigminütigen Testphase, die Juckreizintensität wurde während dieser Testphase alle drei Minuten von den Probanden eingeschätzt.

Ergebnisse

Wie die Abbildungen 2 und 3 zeigen, lassen sich sowohl die Juckreizintensität als
auch die Quaddelgrößen durch die unterschiedlichen Bewertungen in der erwarte-
ten Weise beeinflussen.

Eine inferenzstatistische Überprüfung dieser Effekte auf Quaddelgröße ($F=6,7$
bei $df=1/28$; $p < .05$) und Juckreizintensität ($F=9,1$ bei $df=1/28$; $p < .01$) mittels
einer Varianzanalyse für Meßwiederholungen erbrachte für beide Variablen signifikante Unterschiede zugunsten der dramatisierenden Instruktion. Die Meß-
wiederholungseffekte waren jeweils nicht signifikant.

Eine nicht-parametrische Berechnung der Unterschiede in der Juckreizqualität
mittels Wilcoxon-Test zeigte, daß der Juckreiz unter der dramatisierenden Deutung signifikant aversiver ($z=2,23$; $p=.025$) und schmerzhafter ($z=3.06$; $p=.002$)
beschrieben wurde als bei der relativierenden Bewertung.

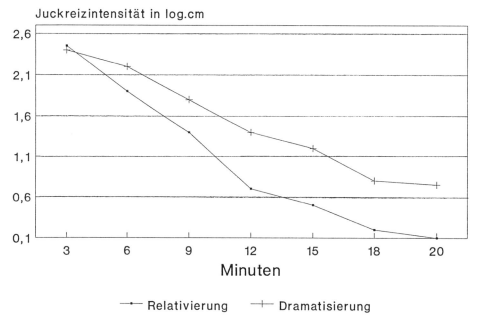

*Abb. 3: Juckreizintensitäten in cm unter der relativierenden und dramatisie-
renden Deutung.*

Eine detaillierte Darstellung der Untersuchung und ihrer weiteren Ergebnisse findet sich bei Hermanns (1991).

Zusammenfassend läßt sich feststellen, daß unter experimentellen Bedingungen ein histamininduzierter Juckreiz und eine Hautreaktion durch unterschiedliche Instruktionen kurzfristig beeinflussbar sind. Obwohl eine Verallgemeinerung dieser Ergebnisse auf die klinische Symptomatik der atopischen Dermatitis nicht ohne weiteres möglich ist, deutet diese Untersuchung darauf hin, daß die unmittelbare kognitive Verarbeitung von Juckreiz und Hautreagibilität - im Sinne einer Attribution dieser Symptome als unkontrollierbar und unvorhersehbar - zu einer Verstärkung der ursprünglichen Symptomatik führt. Eine entgegengesetzte Bewertung dieser Symptomatik scheint zu ihrem schnelleren Abklingen zu führen.

Schlußfolgerung

Für die in dieser Arbeit entwickelten verhaltensmedizinischen Konzeption der atopischen Dermatitis leitet sich aus diesen Ergebnissen die Forderung ab, neben der Korrektur stabiler aufrechterhaltender Bedingungen der atopischen Dermatitis, die sich häufig in den berichteten Persönlichkeitsbesonderheiten und affektiven Verstimmungen äußern, auch nach Möglichkeiten zu suchen, den unmittelbaren Umgang mit der Symptomatik zu optimieren. Letztere könnten in der Entwicklung kognitiver Verarbeitungsstrategien bestehen, die geeignet sind, die Dysregulation immunologischer und psychophysiologischer Funktionen zu vermindern mit dem Ziel, eine initiale Symptomatik positiv zu beeinflussen.

Psychoendokrine und subjektive Reaktionen von Urtikaria-Patienten unter standardisierten Streßbedingungen

Ulrich Stangier, Bernhardt Kolster, Christine Schlicht, Walter Krause, Uwe Gieler

Zusammenfassung

In der Untersuchung wurde der Frage nachgegangen, ob Personen mit chronischer Urtikaria eine erhöhte Streßreagibilität hinsichtlich biochemischer Reaktionen aufweisen. In einer standardisierten Streßsituation wurden bei 15 Patienten mit chronischer Urtikaria facticia und 15 Patienten mit Nagelmykosen als Kontrollgruppe die emotionale Befindlichkeit erhoben und Blutproben entnommen. Psychische Belastung wurde durch eine Aufgabe induziert, auf die eine standardisierte negative Rückmeldung zur Leistung des Teilnehmers gegeben wurde. Die Streßsituation führte zu einem Anstieg der subjektiv erlebten Ängstlichkeit, Depressivität, Aggressivität und Anspannung. Bezüglich der Entzündungsmediatoren konnte in der Streßphase ein signifikanter Anstieg des Prostaglandin D2, ein tendentieller Anstieg der Leukotriene C4/D4/E4 sowie in der Adaptionsphase ein signifikanter Abfall von Serotonin beobachtet werden. Die Histamin-Konzentration nahm tendenziell über die drei Meßzeitpunkte ab. Keine bedeutsamen Veränderungen ergaben sich bezüglich IgE und Cortisol. Urtikaria- und Kontroll-Gruppe unterschieden sich weder bezüglich biochemischer noch subjektiver Veränderungen signifikant voneinander. Personen mit ausgeprägter Vermeidungstendenz im Streßverarbeitungsfragebogen zeigten in der Streßphase einen Anstieg, mit geringer Vermeidungstendenz dagegen einen Abfall der Leukotrien-Konzentration. Die Ergebnisse sprechen gegen eine erhöhte psychoendokrine Streßreagibilität von Patienten mit chronischer Urtikaria. Sie weisen jedoch darauf hin, daß für den Pathomechanismus der Urtikaria relevante Entzündungsmediatoren streßsensitive Parameter darstellen könnten.

Summary

The study investigates the hypothesis that chronic urticaria is associated with an increased reactivity of biochemical responses to stress. 15 patients with chronic urticaria facticia and 15 patients with onychomycoses as control group engaged in the study. In the standardized stress condition the changes in emotional state were assessed and blood samples were drawn. Stress was created by a task and a standardized negative feedback on the performance of the participant. The stress condition caused a significant increase of anxiety, depressive mood, aggressive mood and general tension. With regard to inflammatory mediators a significant increase of prostaglandin D2 and a tendency of leukotrienes C4/D4/E4 to increase could be observed during stress. Serotonin decreased during adaptation and histamine tended to drop continuously. No significant changes were observed concerning IgE and cortisol. A comparison of urticaria patients and control subjects yielded no significant differences in biochemical or subjective reactions. Self-rating of a high tendency to avoid stressful situations was associated with an increase of leukotrienes in contrast to a decrease of persons with low avoidance tendency. The results do not indicate an abnormal psychoendocrine reactivity of patients with chronic urticaria. However they suggest that inflammatory mediators relevant to the pathogenesis of urticaria may be parameters sensitive to stress.

1. Stand der Forschung

Die Urtikaria ist mit einer Lebenszeitprävalenz von über 15% der Bevölkerung eine der häufigsten Hauterkrankungen (Mathews 1974). Charakteristische Symptome sind mit Rötung und intensivem Juckreiz einhergehende Quaddeln aufgrund von subepidermalen Ödemen, die in der Regel abklingen. Der Pathomechanismus beruht im wesentlichen auf einer Aktivierung der Mastzelle durch immunologische Stimuli wie z.B. IgE (Ishizaka et al. 1978) oder nicht-immunologische Stimuli, z.B. cholinerge und adrenerge Substanzen (Shelley und Shelley 1985) oder Neuropeptide wie Substanz P (Foreman 1987). Unter dem modulierenden Einfluß des zyklischen Adenosinmonophosphat (c-AMP) wird die Freisetzung von Mediator-Substanzen aus der Mastzelle angeregt, insbesondere von Histamin (Kaplan, 1981), weiterhin von Leukotrienen (sog. "slow reacting substances of anaphylaxis", Samuelsson 1983) sowie Prostaglandin D2 (Benyon et al. 1989), Serotonin (Ring und O'Connor 1979) und anderen Mediatoren (Übersicht siehe Czarnetzky 1986). Diese Substanzen bewirken eine Vasodilatation, eine erhöhte Gefäßpermeabilität, den Austritt von Plasma aus den Gefäßen in das Hautgewebe und die Auslösung von Juckreiz durch Erregung von Nocirezeptoren. Unter einer Vielzahl von Auslösefaktoren kommen u.a. physikalische Einwirkungen (Kälte, Hitze, Druck), Allergene (Nahrungsmittel, Medikamente) und nicht-allergische Faktoren (z.B. Intoleranz auf Medikamente) in Betracht. In ca. 50-65% der Fälle läßt sich ein Auslösefaktor jedoch nicht identifizieren (Ring 1988, S. 98); man spricht dann von einer chronischen idiopathischen Urtikaria.

Es ist eine weitverbreitete Annahme, daß psychologische Faktoren von großer Bedeutung für die Manifestation und Aufrechterhaltung insbesondere der chronischen Urtikaria sind (Whitlock, 1980; Medansky & Handler 1981). Der Versuch, mit Hilfe von Fragebögen oder klinischen Interviews charakteristische Persönlichkeitsmerkmale wie latente Aggressivität, Ängstlichkeit oder Depressivität zu finden, erbrachte inkonsistente Resultate (Überblick s. Stangier, 1989). Auch in neueren Untersuchungen mit psychometrisch fundierten Testverfahren (Fava et al. 1980, Lindemayer 1981, Sperber et al. 1989, Sheehan-Dare et al. 1990) werden konträre Befunde hinsichtlich auffälliger psychologischer Merkmale von Urtikaria-Patienten berichtet. In einer prospektiv angelegten zeitreihenanalytischen Untersuchung untersuchte Schubert (1988) Zusammenhänge zwischen Hautzustand und emotionaler Belastung. Signifikante Zusammenhänge zwischen täglich erhobener emotionaler Befindlichkeit und Juckreiz sowie anderen störungsspezifischen Parametern konnte lediglich bei einer der beiden teilnehmenden Urtikaria-Patienten nachgewiesen werden. Insgesamt sprechen die Ergebnisse gegen eine pauschale Betrachtung der chronischen Urtikaria i.S. einer psychosomatischen Erkrankung. Es erscheint sinnvoller, differenzierende psychologische Merkmale von Untergruppen mit belastungsabhängiger Pathogenese herauszufinden.

Die Bereitschaft, auf psychische Belastungen mit körperlichen Dysfunktionen zu reagieren, kann einerseits auf eine körperlich begründete Disposition zu einer erhöhten Streßreagibilität zurückgeführt werden. So fanden Arnetz et al. (1985) in einem kontrollierten Laborexperiment bei Psoriasis-Kranken im Vergleich zu einer Kontrollgruppe stärkere endokrine und vegetative Reaktionen. Auch bei Neurodermitis-Kranken konnten Faulstich et al. (1985) und Münzel und Schandry (1990), ebenfalls unter standardisierten experimentellen Bedingungen, ausgeprägtere physiologische Reaktionen feststellen. Die Relevanz der beobachteten Reaktionen muß jedoch in Frage gestellt werden, da der Zusammenhang der gemessenen Parameter zum Pathomechanismus der Krankheit unklar ist.

Andererseits hängt das Risiko einer Krankheitsmanifestation auch von Strategien im Umgang mit psychischen Belastungen ab (McCabe & Schneiderman 1985). Eine häufig zitierte dichotome Dimension zur Einteilung von Bewältigungsreaktionen ist Bedrohung (effort) vs. Verlust der Kontrolle (distress) über die belastende Situation (Birbaumer, 1986). Es konnte experimentell belegt werden, daß die subjektive Wahrnehmung von Kontrollverlust (Hilflosigkeit) mit einer verstärkten Aktivierung des Hypophysen-Nebennierenriden-Systems (u.a. Ausschüttung von Cortisol) verbunden ist; sieht eine Person dagegen aktive Bewältigungsmöglichkeiten (Kampf oder Flucht), so überwiegt eine Stimulierung des sympathisch-adrenomedullären Systems (Adrenalin) (Frankenhaeuser 1980). Demnach könnten ungünstige, nicht auf aktive Bewältigung der belastenden Situation ausgerichtete Verhaltensmuster für eine dauerhafte Aktivierung des endokrinen Systems und zu einer Beeinträchtigung des Immunsystems beitragen und damit das Risiko für die Auslösung oder Aufrechterhaltung einer Erkrankung erhöhen (Levine 1983).

Bisher wurden die psychophysiologischen und psychoendokrinen Mechanismen im Zusammenhang mit psychischen Belastungen bei chronischer Urtikaria wenig erforscht. Graham und Wolf (1950) führten in einer älteren Untersuchung mit 30 Urtikaria-Patienten Streßinterviews durch, in denen nach belastenden Situationen gefragt wurde, die dem Krankheitsausbruch unmittelbar vorausgingen. Bei 29 der 30 Teilnehmer konnten Situationen ermittelt werden, die gekennzeichnet waren durch:
- ungerechtfertigte Kritik nahestehender Personen;
- die Überzeugung, die belastende Situation nicht verändern zu können.

Bei 13 der Teilnehmer wurde parallel zum Interview die Hauttemperatur gemessen. Es konnte ein Anstieg der Hauttemperatur und eine Tonus-Abnahme der dermalen Blutgefäße, bei fünf Patienten sogar eine Auslösung von Quaddeln während des Interviews zu den belastenden Lebenssituationen festgestellt werden.

Black und Mitarbeiter konnten in einer bemerkenswerten, sorgfältig kontrollierten Untersuchungsserie (Black 1963 a,b, Black et al. 1963, Black & Friedman 1965) nachweisen, daß allergische Überempfindlichkeits-Reaktionen durch hypnotische Suggestionen gehemmt werden können. Darüber hinaus gibt es Hinweise, daß die Ausschüttung von Mediatoren, die an den Pathomechanismen allergischer Reaktionen beteiligt sind, unter psychischer Belastung deutlich verändert ist. Experimentelle Studien konnten belegen, daß die Histamin-Konzentration im Plasma beim Menschen und bei Versuchstieren unter Streß (Reimann et al. 1981) ansteigt. In anderen Untersuchungen wurden auch erhöhte Konzentrationen von Prostaglandin E (Mest et al. 1982), Plättchen-aktivierender Faktor (Levine et al. 1985) und Plasmin (Teshima et al., 1974) unter psychischer Belastung beobachtet. Darüber hinaus konnte in tierexperimentellen Studien die Konditionierbarkeit von Mastzellreaktionen bzw. der Histaminausschüttung auf Geschmacksstimuli nachgewiesen werden (Russell et al. 1984, MacQueen et al. 1989).

Zusammenfassend legt die Forschungsliteratur einen Zusammenhang zwischen unterschiedlichen psychologischen Aspekten und der Auslösung oder Aufrechterhaltung der Urtikaria nahe:

(a) eine erhöhte Streßreagibilität: die Bereitschaft, in interpersonellen Belastungssituationen, insbesondere ärgererregenden Situationen mit einer verstärkten Ausschüttung von Entzündungsmediatoren und intensiveren emotionalen Reaktionen zu reagieren;

(b) ungünstige Strategien zur Streßbewältigung: nicht auf eine aktive Bewältigung abzielende Reaktionen auf psychische Belastungssituationen;

(c) erhöhte Ängstlichkeit und Depressivität als situationsunabhängige Persönlichkeitsmerkmale, die mit einer chronischen physiologischen Aktivierung einhergehen.

Ziel der vorliegenden Studie war es, festzustellen, ob sich Urtikaria-Patienten von Kontrollpersonen hinsichtlich dieser Aspekte unterscheiden. Als experimentelle Streßbedingung wurde eine ärgererregende Situation von Malmo et al. (1957), modifiziert nach Traue et al. (1985), gewählt. Diese entspricht in wesentlichen Merkmalen der von Graham und Wolf (1950) beschriebenen, charakteristischen Auslösesituation. Als biochemische Parameter wurden für den Pathomechanismus der Urtikaria relevante Entzündungsmediatoren sowie IgE als immunologische Trigger-Substanz und Cortisol als endokriner Streßparameter gewählt. Als diagnostisches Einschlußkriterium wurde die chronische Form der Urtikaria facticia gewählt, deren Pathomechanismus unbekannt ist. Diese mit einer Prävalenz von 1.5 bis 4% der Bevölkerung relativ häufige Form wird durch Traumatisierung der Haut durch harte Gegenstände oder einen Stoß ausgelöst (Kirby et al. 1971).

2. Methode

Patienten

An der Untersuchung nahmen 15 Patienten mit einer chronischen Urtikaria facticia (Voraussetzung: positiver Dermographismus, Krankheitsdauer mindestens sechs Monate) und 15 Patienten mit Nagelmykosen als Kontrollpersonen teil. Diese Kontrollbedingung wurde aus folgenden Gründen gewählt: 1. Eindeutigkeit der Diagnose; 2. keine Beziehung zum Formenkreis der allergischen oder atopischen Krankheitsbilder; 3. keine Hinweise in der Literatur auf bedeutsame psychosomatische Zusammenhänge. Alle Untersuchungsteilnehmer rekrutierten sich aus der Poliklinik des MZ für Hautkrankheiten der Philipps-Universität Marburg und erhielten eine Vergütung von 40.- DM. Voraussetzung für die Teilnahme war der Ausschluß von anderen gravierenden Erkrankungen (insbes. andere atopische Erkrankungen), von Infekten und Veränderungen des Blutbildes. Die durchschnittliche Erkrankungsdauer lag bei den Urtikaria-Patienten bei 3,0 Jahren, bei den Mykose-Patienten bei 2,3 Jahren. Zwischen beiden Untersuchungsgruppen bestanden hinsichtlich Alter, Geschlecht und Sozialstatus keine signifikanten Unterschiede (s. Tab. 1).

Tab. 1: Alter, Geschlechts- und Berufsgruppenverteilung von Urtikaria-Patienten und Kontrollgruppe

		Urtikaria-Gr. n=15	Kontroll-Gr. n=15	Prüfgröße	df	p
Alter	$\bar{x}$ (s)	43.0 (14.0)	34.9 (11.6)	t = 1.60	28	.12
Geschlecht (weibl.:männl.)		9:6	9:6			
Berufsgruppen *		3:5:3:2:2	7:5:2:1:0	Chi^2 =4.13	4	.46

* Akadem./Stud.: Beamten/Angest.: Handw.: ungel. Arb.: nicht berufstät.

Biochemische Parameter

Die Blutproben wurden durch eine Venenverweilkanüle abgenommen und für die Bestimmung folgender Parameter aufgearbeitet:
- Serotonin im Serum;
- Prostaglandin D2 im Plasma;
- Leukotriene C4/D4/E4 im Plasma;
- Cortisol im Serum;
- IgE im Serum;
- Histamin im Plasma.

Pro Meßzeitpunkt wurden für jeden Parameter nacheinander jeweils 10 ml in Sarstedt K-EDTA-Monovetten entnommen, über Kopf geschwenkt und bei 2°C in einem Eisbad gekühlt. Innerhalb von max. 30 Min. nach der ersten Blutentnahme wurden die gesammelten Blutproben jedes Untersuchungsteilnehmers bei 1000 g und 2°C über 20 Min. zentrifugiert und weiterverarbeitet. Histamin, Prostaglandin D2 und Leukotriene C4/D4/E4 wurden aus den Plasmaüberständen, Serotonin, IgE und Cortisol aus dem Serumüberstand der Monovetten entnommen und aliquotiert und bei -20°C eingefroren.

Die Aufbereitung erfolgte durch folgende Testmethoden:
Serotonin: Radio-Immun-Assay für Serotonin (Firma DDV Diagnostika);
IgE: Enzym-Immuno-Assay (IgE-Prist, Firma Phagezym);
Prostaglandin D2: H3-RIA (PGD2-Assay, Firma Amersham);
Leukotriene: H3-RIA (Leukotriene C4/D4/E4, Firma Amersham);
Cortisol: Fluoreszenz-Polarisations-Immunoassay (Abbott TDx Cortisol Kit);

Histamin[1]: Fluoreszenz-Polarisations-Immunoassay-Methode nach Lorenz (1975).

Fragebögen

1. Der Streßverarbeitungsfragebogen von Janke et al. (1985) erfaßt Strategien im Umgang mit nicht näher spezifizierten Streßsituationen und wird nach 19 Subskalen ausgewertet. Der Fragebogen ist hinsichtlich Reliabilität zufriedenstellend. Die faktorielle Validität ist für die Zusammenfassung einzelner Subskalen zu vier bzw. sechs stabilen Faktoren gegeben. Dagegen wird die Vorhersagevalidität für Reaktionen in Belastungssituationen von den Autoren mit Zurückhaltung beurteilt.
2. Die Selbsturteilungs-Depressions-Skala von Zung (1965) besteht aus 20 Items, die allgemein anerkannte Symptome der Depression beschreiben. Die Halbierungs-Reliabilität ist zufriedenstellend. Die Validität ist nach einer Untersuchung von Schaefer et al. (1985) größer als die anderer gängiger Depressionsskalen (BDI, MMPI).
3. Das Spielberger State-Trait-Angstinventar in der deutschen Bearbeitung von Laux et al. (1985) besteht aus zwei Skalen, die Ängstlichkeit als relativ überdauerndes Persönlichkeitsmerkmal und Angst als vorübergehenden emotionalen Zustand getrennt erfassen sollen. Wir wählten die 20 Items umfassende Trait-Skala aus, deren Reliabilität und Validität empirisch überprüft und als zufriedenstellend eingeschätzt werden kann.
4. Eine Kurzform des Emotionalitätsinventars EMI-S von Ullrich et al. (1977) wurde zur Erfassung der subjektiven Belastung vor/nach Streß verwendet. Dieser Befindlichkeitsfragebogen erlaubt die Erfassung kurzfristig induzierter emotionaler Reaktionen in bezug auf eine definierte Auslösesituation. Die Subskalen wurden faktorenanalytisch gewonnen. Von den insgesamt sieben Subskalen legten wir vier in der Kurzfassung vor, die eine zufriedenstellende innere Konsistenz aufweisen:
- ängstliche Stimmung;
- Aggressivität;
- Erschöpfung;
- Depressivität;

Zur Erfassung der allgemeinen Anspannung wurde eine graphische Methode verwendet: die Untersuchungsteilnehmer sollten auf einer Skala (sog. "Spannungsthermometer") den Grad der momentanen Anspannung eintragen.

---

1   Die Auswertung der Histamin-Werte wurde aufgrund des technisch aufwendigen Verfahrens in Zusammenarbeit mit Prof. Dr. W. Lorenz, Inst. f. Theoretische Chirurgie im Med. Zentrum für Operative Medizin, Klinikum der Philipps-Universität Marburg, durchgeführt. Wir danken Herrn Prof. Lorenz und seinen Mitarbeitern ganz herzlich für ihre Unterstützung.

Versuchsablauf

Alle Versuche sollten zum Auschluß tageszeitlicher Schwankungen zwischen 15 und 18 Uhr durchgeführt werden. 48 Stunden vor Untersuchungsbeginn sollten keine salicylathaltigen Medikamente oder Nahrungsmittel mehr eingenommen werden und die Einnahme folgender Medikamente für bestimmte Zeit vor dem Versuch unterlassen werden: Antihistaminika, Psychopharmaka, ß-Adrenergika, Antibiotika, Glukokortikoide. Einen Tag vor dem Versuch wurde eine medizinische Voruntersuchung mit Blutentnahme durchgeführt; dabei wurde den Untersuchungsteilnehmern auch die Fragebögen (SVF, Zung, STAI) mitgegeben mit der Bitte, diese am nächsten Tag ausgefüllt wieder mitzubringen.

Unmittelbar vor Untersuchungsbeginn wurden die psychologischen Fragebögen ausgegeben und den Teilnehmern noch einmal erklärt, daß die Untersuchung überprüfen wollte, "welchen Einfluß Phantasie auf Körperreaktionen hat". Gleichzeitig würde man eine Videokamera mitlaufen lassen, um den Ablauf aufzuzeichnen.[2]

Danach wurde eine Venenverweilkanüle angelegt, eine erste Blutentnahme durchgeführt und eine fünfzehnminütige Entspannungsphase eingeleitet, in der die Teilnehmer sich eine entspannende Landschaftsszene vorstellen sollten. Gegen Abschluß der Entspannungsphase wurde erneut eine Blutprobe entnommen und die Kurzform des EMI-B sowie das "Spannungsthermometer" zur Globaleinschätzung der Anspannung vorgelegt.

Zu Beginn der Streßphase wurde dem Untersuchungsteilnehmer ein Bild (Tafel 1 des Thematischen Gestaltungstests von Revers und Allesch, 1984) vorgelegt mit der Instruktion, eine Geschichte von ca. 4 Min. Dauer zu erzählen. Diese würde mit Hilfe der Videoaufzeichnungen ausgewertet.

Nach vier Minuten unterbrach der Versuchsleiter den Untersuchungsteilnehmer und bat um eine Einschätzung, wie bedeutsam die Geschichte für ihn persönlich ist. Danach begann der Versuchsleiter, die Geschichte zu kritisieren: "Leider habe ich an Ihrer Geschichte einiges auszusetzen. Mit etwas mehr Phantasie hätte man aus diesem Bild wesentlich mehr machen können. Eine gute Geschichte ruft schon am Anfang Neugier hervor und entwickelt sich dann so, daß bis zum Schluß die Spannung erhalten bleibt. Das war bei Ihnen ja nicht der Fall. Ich nehme nicht an, daß Sie so eine Geschichte z.B. in einer Zeitung gerne lesen wollten!"

Anschließend wurde der Untersuchungsteilnehmer aufgefordert, zu einem zweiten Bild (Tafel 19 des TGT) erneut eine vierminütige Geschichte zu erzählen; er solle sich diesmal mehr anstrengen, damit diese besser werde. Nach Ablauf der vier Minuten wurde der Untersuchungsteilnehmer erneut unterbrochen und um eine Einschätzung der subjektiven Bedeutung der Geschichte gebeten. Danach bemerkte der Versuchsleiter, daß auch die zweite Geschichte nicht besser sei und

---

2   Die Aufzeichnungen wurden im Rahmen einer Diplomarbeit von C. Bruch (Anleitung: Dr. M. Dietrich, Frau Prof. Dr. I. Florin, Fachbereich Psychologie der Philipps-Universität Marburg) hinsichtlich des mimischen Emotionsausdrucks nach dem "Facial Action Coding System" von Ekman und Friesen ausgewertet.

daß er sich frage, woran dies liege. Der Untersuchungsteilnehmer wurde dann gebeten, hierzu eine Stellungnahme abzugeben.

Nach einer dritten Blutentnahme und zweiten Einschätzung der Befindlichkeit wurden dem Untersuchungsteilnehmer die tatsächlichen Ziele der Untersuchung ausführlich dargestellt. Ihm wurde erklärt, daß die Kritik des Versuchsleiters nicht von der Qualität der Geschichte abhing, sondern in jedem Fall gegeben würde, um die Reaktionen auf ungerechtfertigte Kritik zu erfassen. Gleichzeitig wurde besprochen, wie er die Situation erlebt hat und welche Bedeutung der Umgang mit ungerechtfertigter Kritik im Alltag für die Entstehung von Streßreaktionen hat. Die Kritik wurde während der Untersuchung von allen Personen als glaubwürdig erlebt.

```
┌──Zugang legen, 1. Blutentnahme
│
│  15 Min. Baseline: Vorstellung einer entspannenden Szene
│
│
├──2. Blutentnahme, Einschätzung der subjektiven Belastung
│
│  15 Min. Streßphase: Instruktion durch den Untersuchungs-
│                      leiter
│            Präsentation des ersten TGT-Bildes
│            Kritik des Untersuchungsleiters
│            Präsentation des zweiten TGT-Bildes
│            Stellungnahme des Probanden
│
└──3. Blutentnahme, Einschätzung der subjektiven Belastung
```

Abb. 1: Versuchsverlauf

Statistische Auswertung

Die Auswertung erfolgte mit dem Programm MANOVA aus dem Programmpaket Statistical Package for Social Scieces (SPSS/PC+) von Norusis (1986). Berechnet wurden Varianzanalysen mit Meßwiederholung mit den Faktoren Gruppenzugehörigkeit (Urtikaria vs. Kontrollgruppe) und Meßzeitpunkt (Ruhewert, Baseline, nach Streß). Als abhängige Variablen gingen die biochemische Parameter und Befindlichkeitsmaße ein. Die übrigen Fragebögen wurden mit Hilfe einfaktorieller multivariater Varianzanalysen auf Gruppenunterschiede überprüft.

4. Ergebnisse

Veränderungen in den biochemischen Parametern

Von einer multivariaten Varianzanalyse zur Auswertung der biochemischen Parametern wurde abgesehen, da fehlende Werte aufgrund von Laborfehlern zu einem Ausschluß von zu vielen Untersuchungsteilnehmern geführt hätten. Es wurden daher univariate zweifaktorielle Varianzanalysen mit dem Gruppierungsfaktor "Gruppe" und dem Meßwiederholungsfaktor "Zeit" gerechnet. Die Ergebnisse für die verschiedenen Parameter sind in Tab. 2 dargestellt.

Tab. 2: Veränderungen in den biochemischen Parametern bei Urtikaria-Patienten (T1 = Ruhewert, T2 = Baseline, T3 = Streß

		Urtikaria-Gr.			Kontroll-Gr.			Effekt	F	df	p
		T1	T2	T3	T1	T2	T3				
Leuko-triene C4/D4/E4 pg/ml	x s	969.7 403.7	807.9 274.3	971.5 478.6	714.1 439.2	661.0 295.2	770.4 462.4	Zeit 1.63 T1:T2 t=-1.45 T2:T3 t=-1.89 Z.X Gr. 0.23		2.26 2.26	0.21 0.16 0.07 0.79
Prostag-landin D2 pg/ml	x s	147.9 110.3	152.0 105.1	179.7 119.4	189.6 66.6	183.6 186.5	201.9 106.1	Zeit 1.86 T1:T2 t=-0.07 T2:T3 t=-2.21 Z.x Gr. 0.26		2.26 2.26	0.17 0.94 0.04* 0.77
Histamin ng/ml	x s	0.56 0.32	0.48 0.29	0.40 0.23	0.58 0.24	0.51 0.23	0.49 0.25	Zeit 2.37 T1:T2 t=-1.35 T2:T3 t= 1.06 Z.x Gr. 0.23		2.24 2.24	0.10 0.19 0.30 0.79
Serotonin pg/ml	x s	103.1 49.5	92.1 48.0	97.6 45.0	120.2 69.0	93.4 39.2	94.9 40.0	Zeit 3.96 T1:T2 t=-2.21 T2:T3 t=-0.64 Z.x Gr. 1.07		2.27 2.27	0.03* 0.04* 0.53 0.35
IgE kU/l	x s	84.6 80.3	83.8 90.1	89.9 99.3	112.8 125.0	125.0 142.6	115.5 138.8	Zeit 0.80 T1:T2 t= 0.99 T2:T3 t= 0.27 Z.x Gr. 1.19		2.24 2.24	0.56 0.33 0.79 0.31
Cortisol pg/ml	x s	112.1 56.9	115.0 51.8	117.5 49.5	100.2 61.7	87.2 50.0	99.5 54.9)	Zeit 0.30 T1:T2 t=-0.45 T2:T3 t=-1.20 Z.x Gr. 0.34		2.27 2.27	0.74 0.66 0.23 0.71

Wie aus der Tabelle ersichtlich, ergab sich ein signifikanter Zeit-Effekt lediglich bei Serotonin. Bezüglich der Histamin-Konzentration ergab sich ein statistisch nichtsignifikanter Trend zum Abfall über alle Versuchsbedingungen. Die Hypothese, daß sich in den biochemischen Parametern Veränderungen über die verschiedenen Untersuchungsbedingungen nachweisen lassen, kann daher nur für Serotonin bestätigt werden.

Die Berechnung von Kontrasten zwischen Baseline und Streß ergab lediglich bezüglich Prostaglandin D2 signifikante Veränderungen. In den Leukotrienen C4/D4/E4 konnte ein statistisch nicht das Signifikanzniveau erreichender Trend zum Anstieg in der Streßphase beobachtet werden. Im Histamin-Spiegel[3] ergab sich ein abfallender, jedoch nicht signifikanter Trend. Im Serotonin-Spiegel war lediglich eine signifikante Veränderung vom Ruhewert zur Baseline festzustellen (t = -2.21, p = 0.04). Bezüglich Cortisol und IgE gab es keine statistisch bedeutsamen Veränderungen.

Signifikante Gruppen-Unterschiede in den biochemischen Veränderungen konnte für keinen der Parameter nachgewiesen werden (s. Abb. 2-7).

Veränderungen der emotionalen Befindlichkeit

Zur Überprüfung der Veränderungen in den unterschiedlichen Maßen der subjektiven Befindlichkeit wurde eine multivariate zweifaktorielle Varianzanalyse mit dem Gruppierungsfaktor "Gruppe" und dem Meßwiederholungsfaktor "Zeit" berechnet. Ein hochsignifikanter Zeiteffekt (F = 5.23, df = 5,22, p = 0.003) bestätigt die Annahme, daß sich signifikante Veränderungen in den Befindlichkeitsmaßen vor und nach der Streßbedingung nachweisen lassen. In den univariaten Analysen konnte ein signifikanter Anstieg bezüglich Ängstlichkeit, Depressivität, Aggressivität und allgemeine Anspannung festgestellt werden.

Die Abbildungen 2 bis 7 zeigen die Veränderungen bezüglich Leuktoriene C4/D4/E4 i.P., Prostaglandin D2 i.P., Histamin i.P., Serotonin i.S., IgE i.S., Cortisol i.S. bei Urtikaria-Patienten und Kontrollgruppe.

Es konnte jedoch keine signifikante Interaktion mit der Gruppenzugehörigkeit beobachtet werden (F = 0.50, df = 5,22, p = 0.77). Somit bestanden zwischen Urtikaria- und Kontrollgruppe keine signifikanten Unterschiede in den Veränderungen der Befindlichkeit (Tab. 3).

---

3   Nach Diskussion und Empfehlung von Herrn Prof. Dr. Lorenz wurden Werte über 1.40 ng/ml als Ausreißerwerte ausgeschlossen; bei Einbeziehung dieser Werte erreichen die Veränderungen über die Meßzeitpunkte Signifikanzniveau.

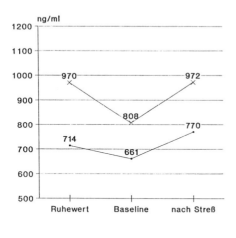

Abb. 2: Leukotriene C4/D4/E

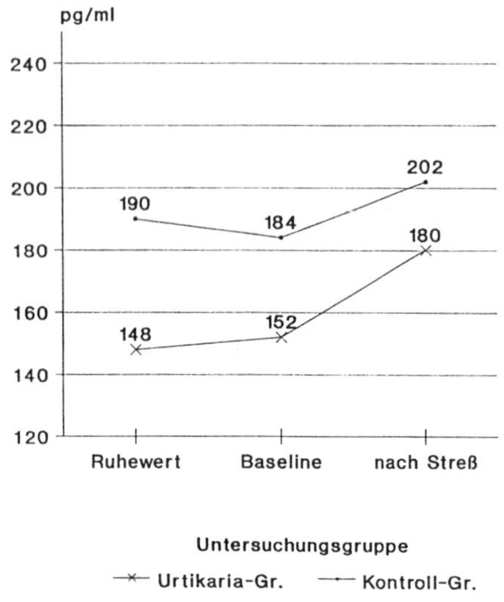

Abb. 3:Prostaglandin D2

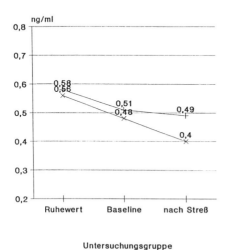

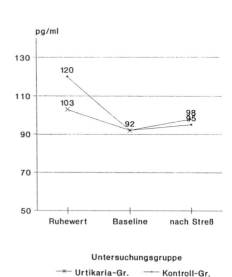

Abb. 4: Histamin

Abb. 5:Serotonin

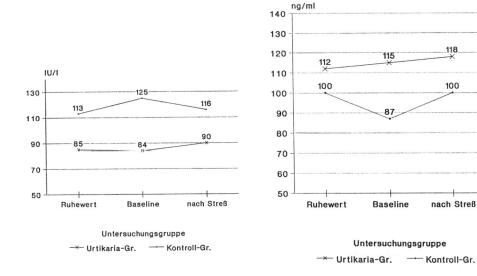

Abb. 6:IgE   Abb. 7: Cortisol

Tab. 3:
Veränderungen in den Befindlichkeitsmaßen vor und nach der Streßbedingung bei Urtikaria-Patienten und Kontrollgruppe (T2 = Baseline; T3 = Streß)

		Urtikaria-Gr. T2	T3	Kontroll-Gr. T2	T3	Effekt	F	df	p
Ängstlichkeit	x̄	24.9	27.6	23.7	27.7	Zeit	16.38	1	0.00*
	s	6.3	7.9	4.7	6.7	Z.x Gr.	0.60	1	0.44
Erschöpfung	x̄	13.0	13.2	15.7	15.9	Zeit	0.20	1	0.66
	s	3.9	4.9	4.3	3.8	Z.x Gr.	0.00	1	1.00
Depressivität	x̄	11.4	12.4	12.7	14.0	Zeit	18.29	1	0.04*
	s	3.6	4.3	3.9	4.3	Z.x Gr.	0.29	1	0.70
Aggressivität	x̄	10.9	12.7	11.5	15.3	Zeit	108.64	1	0.00*
	s	3.1	4.6	3.8	4.6	Z.xGr.	14.00	1	0.19
Spannung	x̄	28.0	34.4	27.7	38.4	Zeit	20.75	1	0.00*
	s	17.1	16.6	21.0	20.0	Z.x Gr.	1.69	1	0.21

Gruppenunterschiede hinsichtlich Streßverarbeitung, Ängstlichkeit und Depressivität

Eine einfaktorielle multivariate Varianzanalyse erbrachte einen signifikanten Gruppenunterschied über alle Subskalen des Streßverarbeitungsbogen (F=3.30, df=18, p=0.03). Univariate F-Tests zeigten signifikante Unterschiede in den Subskalen Bagatellisieren, Herunterspielen und Vermeidung an. Die Mittelwerte für diese drei Skalen sind in Tab. 4 aufgeführt. Alle Skalenmittelwerte beider Gruppen lagen im Bereich einer Standardabweichung von der Standardisierungs- stichprobe von Janke et al. (1985).

Zwischen beiden Untersuchungsgruppen konnten keine signifikanten Unter- schiede festgestellt werden. Die Mittelwerte beider Untersuchungsstichproben la- gen sowohl hinsichtlich der Zung-Depressionsskala als auch der Trait-Ängstlich- keit im Normalbereich.

Tab. 4:
Mittelwerte beider Untersuchungsgruppen in den Subskalen des Streßverarbeitungs- Fragebogens mit signifikanten Unterschieden

Subtest		Urtikaria N = 15	Kontrolle N = 14	F (df = 1,27)	p
Bagatellisieren	$\bar{x}$	14.1	10.6	12.5	.001*
	(s)	2.0	3.2		
Herunterspielen	$\bar{x}$	11.1	8.5	4.5	.04 *
	(s)	3.7	2.9		
Vermeidung	$\bar{x}$	14.9	10.8	4.5	.04 *
	(s)	4.4	5.9		

Die Ergebnisse der Trait-Angst-Skala und der Zung-Skala zeigt Tab. 5.

Tab. 5:
Vergleich beider Untersuchungsgruppen hinsichtlich der Spielberger Trait-Angst-Skala und der Zung-Depressionsskala

		Urtikaria N = 15	Kontrolle N = 13	t	df	p
Trait-Angst	$\bar{x}$	38.6	39.9	-.28	26	.78
	(s)	11.3	12.0			
Zung-Depression	$\bar{x}$	33.9	35.8	-.56	24	.58
	(s)	5.9	10.3			

Zusätzliche Analysen zum Zusammenhang von Streßbewältigung und biochemischen Streßreaktionen

Von Interesse war zudem, ob sich aufgrund von Unterschieden in der Selbstbeurteilung von Streßbewältigungsstrategien auch unterschiedliche biochemische Reaktionen in der Streßsituation feststellen lassen. Aus theoretischer Sicht erschien die Skala Vermeidungstendenz besonders relevant. Aufgrund des Medians der Skala für alle Untersuchungsteilnehmer wurden zwei Gruppen mit hoher vs. geringer Ausprägung der Vermeidungstendenz gebildet. Die so gebildeten Gruppen unterschieden sich hochsignifikant hinsichtlich dieser Variable (Median = 13.0; Unterschied: t = -9.51, df = 18.54, p = 0.000).

Tab. 6 zeigt die Ergebnisse des Vergleichs der biochemischen Parameter von Versuchsteilnehmern mit hoher vs. niedriger Vermeidungstendenz (aus Gründen der Übersichtlichkeit sind die Ergebnisse der Kontrastberechnungen für Ruhewert und Baseline, die alle nicht signifikant waren, nicht aufgeführt):

Tab. 6:
Veränderungen in den biochemischen Parametern bei Teilnehmern mit hoher und geringer Vermeidungstendenz im SVF (T1 = Ruhewert, T2 = Baseline, T3 = nach Streß)

	Vermeidung niedrig N=13 x=7.9 s=3.4			Vermeidung hoch N=12 x=18.2 s=1.8			Effekt	F	df	p
	T1	T2	T3	T1	T2	T3				
Leuko- _ triene x C4/D4/E4 s pg/ml	755.1 378.7	626.2 224.5	582.4 194.6	1022.5 509.5	827.5 230.0	1194.6 534.8	Verm x Z T2:T3	.20 8.11	2,21 1,22	0.82 0.009**
Prostag- _ landin x D2 s	203.3 119.9	193.3 107.4	220.7 131.3	131.3 53.2	163.2 97.5	178.3 109.8	Verm x Z T2:T3	1.02 0.25	2,21 1,22	0.37 0.67
Histamin x ng/ml s	0.62 0.28	0.63 0.31	0.52 0.22	0.55 0.31	0.40 0.17	0.30 0.16	Verm x Z T2:T3	0.86 0.18	2,19 1,20	0.84 0.06
Serotonin x pg/ml s	128.2 66.8	90.9 29.3	102.6 41.0	92.4 58.1	79.8 46.7	86.7 45.6	Verm x Z T2:T3	1.37 0.23	2,21 1,20	0.37 0.68
IgE x kU/l s	126.4 126.1	136.0 145.7	132.4 141.9	79.5 88.1	81.8 101.7	84.8 110.7	Verm x Z T2:T3	0.18 0.18	2,19 1,20	0.43 0.68
Cortisol x pg/ml s	113.9 66.0	104.5 53.4	120.2 59.7	113.5 56.3	109.9 58.0	111.1 46.6	Verm x Z T2:T3	0.20 1.07	2,21 1,23	0.82 0.31

Wie aus Tabelle 6 ersichtlich, ergab sich lediglich bezüglich der Leukotriene ein hochsignifikanter Effekt in die erwartete Richtung: während bei Personen mit geringer Vermeidungstendenz ein kontinuierlicher Abfall des Leukotrien-Spiegels beobachtet werden konnte, zeigten Personen mit ausgeprägter Vermeidungstendenz einen Abfall in der Baseline-Phase und einen signifikanten Wiederanstieg in der Streßphase (siehe auch nachfolgende Abb. 8).

Die Selbsteinschätzung bezüglich Vermeidungstendenzen läßt also Unterschiede in der Leukotrien-Ausschüttung in Streßsituationen vorhersagen. Statistisch nicht signifikant, aber im Trend zeigten Personen mit ausgeprägter Vermeidungstendenz auch eine stärkeren Abfall der Histamin-Konzentration in der Streßphase.

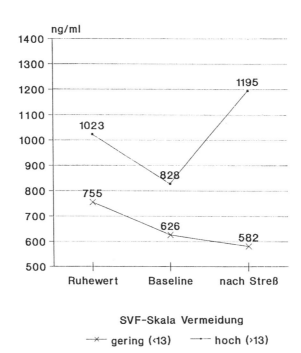

Abbildung 8:
Veränderungen bezüglich Leuktoriene C4/D4/E4 i.P. bei Personen mit hoher und geringer Vermeidungstendenz im Streßverarbeitungsfragebogen

5. Diskussion

Die Ergebnisse in den Befindlichkeitsmaßen zeigen, daß ein deutlicher Anstieg in der Ängstlichkeit, Depressivität, Aggressivität und allgemeinen Anspannung nach der Streßbedingung verzeichnet werden. Sie zeigen an, daß die gewählte experimentelle Bedingung subjektiv als emotionale Belastung erlebt wurde. Hinsichtlich der biochemischen Parameter konnten Veränderungen nach der Streßbedingung vor allem in den Entzündungsmediatoren festgestellt werden. So ergab sich in dieser Untersuchungsphase ein signifikanter Anstieg der Prostaglandin D2-Konzentration und tendentiell auch ein Anstieg der Leukotrien C4/D4/E4-Konzentration. Dies bestätigt die Ergebnisse von Mest et al. (1982), die eine Erhöhung der Prostaglandin E-Konzentration unter Prüfungsstreß beobachten konnten. Für Leukotriene sind nach unserem Kenntnisstand bisher experimentell noch keine Veränderungen unter Streßbedingungen untersucht worden.

Nicht bestätigen konnten wir jedoch Hinweise aus Forschungsarbeiten, daß die Histamin-Konzentration im Serum unter Streß ansteigt (Reimann et al. 1981); tendentiell ergab sich eher ein Abfall der Histamin-Werte über Adaptions- und Streßphase. In der Serotonin-Konzentration gab es einen signifikante Abfall in der Baseline-Phase; die Veränderung nach der Streßbedingung war nicht signifikant.

Insgesamt erwiesen sich also Prostaglandin D2 und tendentiell auch die Leukotriene als streßsensitive Parameter, während Histamin und Serotonin eher gegenläufige Veränderungsmuster i.S. eines Abfalls aufwiesen. Möglicherweise sind die Unterschiede darauf zurückzuführen, daß die biochemischen Regulationsmechanismen unter Streß eine unterschiedliche Wirkung auf den Arachidonsäure-Stoffwechsel und die Ausschüttung von Histamin aus basophilen Leukozyten und von Serotonin aus Thrombozyten haben. Bekannt ist, daß adrenerge und cholinerge Substanzen über die Veränderung der zyklischen Nukleotide die Mediatoren-Ausschüttung aus der Mastzelle beeinflussen können (Soter & Austen 1987, Ring 1988).

Eine weitere Erklärungsmöglichkeit für die unterschiedlichen Reaktionsmuster der Mediatoren könnte darauf zurückzuführen sein, daß die die Ausschüttung der Substanzen mit unterschiedlicher zeitlicher Verzögerung einsetzt und es zu komplexen Interaktionen aufgrund von Gegenregulationsmechanismen kommt (Borysenko & Borysenko 1982, Locke 1982). Das hohe Anfangsniveau der Serotonin-Konzentration weist zudem auf die Möglichkeit hin, daß bei einigen Untersuchungsteilnehmern möglicherweise bereits zu Beginn der Untersuchung ein hohes Anspannungsniveau bestand. Eine Verringerung der Anspannung im weiteren Versuchsverlauf aufgrund von Gewöhnung könnte den gegenläufigen Effekt der Anspannung durch die Streßbedingung überlagert haben.

Festzuhalten bleibt, daß sich Veränderungen in der Konzentration von Prostaglandin D2 und tendentiell auch der Leukotriene nachweisen ließen. Dieses Ergebnis unterstützt die von Ring und O'Connor (1979) geäußerte Vermutung, Streßreaktionen könnten zu einer Instabilität der Membranen von Basophilen im Serum führen. Neben der Vermittlung zentralnervöser Impulse auf Mastzellen durch Endorphine und Substanz P werden auch Hinweise auf direkte anatomische Verbindungen zwischen perpipherem Nervensystem und Gewebs-Mastzellen diskutiert (Bienenstock et al. 1987, MacQueen et al. 1989). Kritisch einzuwenden bleibt, ob ein auf diese Weise ausgelöster Anstieg der Prostaglandin- und Leukotrien-Konzentrationen im Serum tatsächlich Auswirkungen auf die Konzentration der verschiedenen Entzündungsmediatoren in der Epidermis bzw. Corium hat. Eine Reihe von Studien weisen z.B. darauf hin, daß die Ausschüttung von

Histamin aus Basophilen im peripheren Blut bei Patienten mit chronischer Urtikaria reduziert ist, während der Histamin-Gehalt im Hautgewebe erhöht ist (Rosenstreich 1986). Die Ergebnisse zum Zusammenhang zwischen Histamin-Gehalt in der Haut und im Serum sind jedoch widersprüchlich; in einigen Studien wurde keine Korrelation gefunden (Panuphak et al. 1980), in anderen dagegen einen deutlichen Anstieg des Histamin-Gehaltes im Plasma nach Histamin- und Antigen-Präsentation in situ (McBride et al. 1989). In einer älteren Studie konnte man nachweisen, daß experimentelle Stimulation der Haut durch Kratzen bei Urtikaria faciticia mit einem Anstieg der Histamin-Konzentration im Plasma einhergeht (Rose 1941). Man kann daher davon ausgehen, daß lokale und systemische Histamin-Ausschüttung komplexen Regulierungsmechanismen unterliegen, deren Ablauf bei der Urtikaria gestört ist.

Keine Veränderungen konnten in der IgE-Konzentration nachgewiesen werden; dieses Ergebnis entspricht auch der in der Forschungsliteratur vertretenen Meinung, daß Immunglobuline eher langsam und auf chronische psychische Belastungen reagieren (Ursin 1982). Somit konnten Veränderungen unter akuten Streßbedingungen nicht erwartet werden.

Ebenfalls keine signifikanten Veränderungen ergaben sich hinsichtlich des Cortisol-Spiegels. Dieses Ergebnis muß vor dem Hintergrund von Forschungsergebnissen betrachtet werden, die darauf hinweisen, daß man nicht von einem stereotypen endokrinen Reaktionsmuster unter "Streß" ausgehen kann (McCabe & Schneiderman 1985). Die Cortisol-Ausschüttung wird v.a. unter Streßbedingungen stimuliert, die durch Verlust der Kontrolle über die Belastung ("distress") gekennzeichnet sind, eine bloße Bedrohung der Kontrollmöglichkeiten ("effort") geht dagegen mit einer Reduktion der Cortisol-Ausschüttung einher (Frankenhaeuser 1982, Arnetz et al. 1985). Bezieht man diese Befunde auf die vorliegende Untersuchung, so könnte man schlußfolgern, daß die Streßbedingung zwar als belastend, subjektiv jedoch bis zu einem gewissen Grad als kontrollierbar erlebt wurde.

Wider Erwarten konnten weder hinsichtlich der Prostaglandin- und Leukotrien-Konzentrationen noch anderer Laborparameter Unterschiede zwischen den Gruppen gefunden werden. Dieses Ergebnis kann als Hinweis gegen das Vorliegen einer Disposition zur erhöhten psychoendokrinen Streßreagibilität gewertet werden. Allerdings muß auch hier die Einschränkung gemacht werden, daß sich die Ergebnisse auf Serum- bzw. Plasma-Werte beziehen. Es kann keine Aussage darüber gemacht werden, ob sich die Serum-Veränderungen bei Urtikaria-Patienten ungünstig auf Immunreaktionen der Haut auswirken. Rosenstreich (1986) zieht aus einer Reihe von Studien zur Pathophysiologie der Mastzell-Aktivierung bei chornischer Urtikaria die Schlußfolgerung, daß die Haut, möglicherweise aufgrund einer erhöhten "Freisetzfreudigkeit" der Mastzellen ("releasability") oder einer erhöhten Zahl von Mastzellen, eine gesteigerte Empfindlichkeit aufweist.

Auch in den Befindlichkeitsmaßen unterschieden sich Urtikaria-Patienten nicht von der Kontrollgruppe. Dieses Ergebnis spricht gegen die von Graham und Wolf (1950) postulierte krankheitsspezifische Einstellung im Umgang mit ungerechtfertigter Kritik oder hieraus resultierendem Ärger. Allerdings wurde im Gegensatz zu dieser Studie eine standardisierte und nicht eine individuelle Belastungssituation gewählt.

Urtikaria-Patienten und Kontrollpersonen waren sowohl hinsichtlich der emotionalen Belastung durch die Streßbedingung als auch in der Selbstbeurteilung bezüglich allgemeiner Ängstlichkeit, Depressivität und der meisten Streßverarbeitungsstrategien vergleichbar. Es fanden sich jedoch deutlich erhöhte Werte in den SVF-Skalen Bagatellisieren, Herunterspielen, Vermeidung stärkere Vermeidungstendenz in Belastungssituationen, die - faßt man Bagatellisieren und Herunterspielen von Belastungen als eine Form kognitiver Vermeidung auf - insgesamt für eine erhöhte Tendenz zur Vermeidung sprechen. Interessanterweise konnten wir feststellen, daß dieser Unterschied auch im Hinblick auf die biochemischen Streßreaktionen von Bedeutung waren. Während bei Personen mit geringer Vermeidungstendenz ein kontinuierlichen Abfall des Leukotrien-Spiegels beobachtet werden konnte, zeigten Personen mit ausgeprägter Vermeidungstendenz einen Abfall in der Baseline-Phase und einen signifikanten Wiederanstieg in der Streßphase. Dieses Ergebnis stimmt mit gängigen Streßtheorien (Cohen & Lazarus 1979, McCabe & Schneiderman 1985, Florin 1985) überein, die Vermeidungsverhalten eher als eine ungünstige Bewältigungsstrategie ansehen, da sie nicht zu einer aktiven Veränderung der Bedrohung führt und dazu beiträgt, daß die physiologische Aktivierung aufrechterhalten wird. Ob eine ausgeprägte Vermeidenshaltung im Umgang mit Belastungssituationen auch zu einer erhöhten Erkrankheitsrisiko oder zur Chronifizierung der Urtikaria beiträgt, sollte in zukünftigen Studien geklärt werden.

IV.

FALLDARSTELLUNGEN

Falldarstellung:
Verhaltenstherapeutische Problemanalyse bei Neurodermitis[1]

Ulrich Stangier

Zusammenfassung

Das prinzipielle Ziel der Problemanalyse ist die Integration diagnostischer Informationen zu einem Problemverhalten in ein hypothetisches Modell, aus dem Ziele und Strategie therapeutischer Interventionen abgeleitet werden. Die Ausweitung der Verhaltenstherapie auf kognitive und Persönlichkeitsaspekte machte eine differenziertere Betrachtung von Problemverhalten möglich.

Bezogen auf häufige Probleme bei Neurodermitis, werden Grundmodelle für die Analyse psychosomatischer Auslösefaktoren, Krankheitsverarbeitung, Juckreiz und Kratzen, und sozialen Ängsten aufgrund sichtbarer Hauterscheinungen dargestellt. Die Notwendigkeit einer differentiellen Betrachtung der auslösenden und aufrechterhaltenden Faktoren dieser Problemen wird in einer Gegenüberstellung zweier Falldarstellungen veranschaulicht.

Summary

The principal aim of behavioral analysis is the integration of diagnostic informations about problem behaviour in a hypothetical modell which allows the formulation of treatment strategies and goals. The extension of behaviour therapy to cognitive and personality aspects enhanced a more differentiated view of problem behaviour.

Applied to frequent problems in atopic dermatitis, basic models of the analysis of psychosomatic triggers, coping with the disease, itching and scratching, and social fears due to the visible skin lesions are presented. The need for a differential analysis of eliciting and maintaining factors of these problems is illustrated in a comparison of two case presentations.

In den letzten Jahren sind eine Reihe von kontrollierten Untersuchungen zur verhaltenstherapeutischen Behandlung der Neurodermitis, auch in Gruppen, erschienen (Haynes et al. 1979, Melin et al. 1986, Schubert 1988, Kaschel et al. 1989, Cole et al. 1988, Niebel 1990). Dabei wurden mehr oder weniger standardisierte Programme durchgeführt, die sich im wesentlichen auf den Abbau von Kratzen, auf die Vermittlung eines Entspannungstrainings oder auf die Modifikation streßerzeugender Kognitionen oder Verhaltensweisen beschränken. In der Praxis ist die stringente Konzentration verhaltenstherapeutischer Behandlungsansätze auf das Symptomverhalten jedoch unzureichend, da bei einer Untergruppe von Neurodermitispatienten krankheitsbedingte psychosoziale Probleme mit auffälligen Persönlichkeitsmerkmalen einhergehen (Gieler et al. 1990). Von zeitlich und inhaltlich begrenzten verhaltensmedizinischen Behandlungsformen profitieren eher Personen mit stabilen Persönlichkeitsmerkmalen und unauffälligen Streßbewältigungsstrategien (Schubert 1988). Bei einer individualisierten verhaltenstherapeutischen Behandlung von Neurodermitis-Patienten, etwa im stationären Rahmen, ist hingegen auch eine Berücksichtigung individualspezifischer Probleme wie z.B. Defizite in sozialen Kompetenzen, Leistungsängste, Kommunikationsdefizite und Verlustängste notwendig (Schwarz & Höring 1989).

---

1   Ich danke Herrn Dipl.-Psych. Juli für die wertvollen Anregungen im Rahmen der Fallsupervision.

Im vorliegenden Beitrag soll dargestellt werden, wie mögliche Zusammenhänge zwischen Neurodermitis und psychologischen Problemen aus verhaltenstheoretischer Sicht konzipiert werden können. Anschließend sollen Fallbeispiele veranschaulichen, wie aus verhaltenstherapeutischen Problemanalysen therapeutische Interventionen abgeleitet werden können.

Die Bedeutung der Problemanalyse in der Verhaltenstherapie

Die Entwicklung der Verhaltenstherapie ist gekennzeichnet durch eine wachsende Zahl heterogener Methoden, die sich längst nicht mehr durch die Konzentration auf den behavioralen Aspekt auszeichnen. Im Zuge der "kognitiven Wende" wurde das "innere Verhalten", vermittelnde kognitive Verarbeitungsprozesse wie Bewertungen (in formaler Hinsicht als "kognitive Schemata", Beck et al. 1981) und Oberpläne (bezogen auf Denkinhalte, z.B. grundlegende irrationale Überzeugungen, Ellis 1978) einbezogen. Im Rahmen des "Selbstkontroll"-Ansatzes wurden motivationale Bedingungen ("Ziele und Werte", Kanfer & Schefft 1988) stärker berücksichtigt und der Prozeßcharakter von (Verhaltens-)Veränderungen hervorgehoben. In der Praxis wird jedoch nach wie vor an einer Darstellung verhaltenstherapeutischer Interventionen als mehr oder weniger zielorientiert und planbar festgehalten. In der diagnostischen Phase werden Therapieziele und Methoden zu deren Erreichung festgelegt; allerdings müssen diese i.S. eines Feedback-Modells ggf. im weiteren Verlauf der Therapie ergänzt und modifiziert werden.

Zentraler Ausgangspunkt verhaltenstherapeutischen Vorgehens ist die "funktionalen Verhaltensanalyse" (Schulte 1974) bzw. "Problemanalyse" (Bartling et al. 1980). In einer explorativen Anfangsphase wird das Problemverhalten möglichst konkret erfaßt und Hypothesen über den Zusammenhang zu aktuellen, meist situativen Bedingungen aufgestellt. Auch in neueren Publikationen (Reinecker 1987, Hand 1989) wird auf die Notwendigkeit einer Ableitung verhaltenstherapeutischer Interventionen aus einer eingehenden Problemanalyse hingewiesen.

Grundlage der Problemanalyse ist immer noch das klassische SORC-Schema von Kanfer und Phillips (1970), wonach relevante Aspekte durch Symbole signiert werden (S = Stimulus, O = Organismus, R = Reaktion, C = Konsequenz). Kanfer und Scheft (1988) erweiterten die O-Variable in diesem Modell um die Kompente der Selbstregulation (Selbstbeobachtung, -bewertung, verstärkung). Daran anknüpfend, sehen Bartling et al. (1980) zusätzlich eine E-Variable vor, die Erwartungen/Bewertungen des Individuums bezüglich des eigenen Verhaltens, über dessen Konsequenzen und über Erwartungen anderer an einen selbst enthält. In neueren Ansätzen kommen komplexere systemtheoretische Modelle zur Anwendung, die den dynamischen Aspekten von Verhalten und der Interaktion mit Umwelt und biologischen Einflüssen stärker Rechnung tragen (Kanfer & Scheft 1988, S. 46ff.). Diese hat in der Praxis jedoch noch nicht die traditionelle "Signierung" verdrängt.

Die Problemanalyse soll folgende Elemente enthalten:

1. die konkrete Beschreibung des Problemverhaltens ($= R$), differenziert nach Verhaltens- ($= R_{verh}$), kognitiven ($= R_{kogn}$), emotionalen ($= R_{emot}$), und physiologischen ($= R_{phys}$) Aspekten;
2. eine hypothetische Darstellung der Bedingungen, die das Problemverhalten auslösen ($= S$ als aktuelle, intern-kognitive oder extern-situative Bedingungen; $= E$ als Erwartungen/Bewertungen; $= O$ als körperliche Disposition);
3. die Beschreibung der kurz- und langfristigen Auswirkungen auf die soziale Umwelt und Rückwirkungen des Verhaltens auf die Person oder das Verhalten selbst ($= C$; differenziert nach kurzfristigen $= C_{kurzfr}$ und langfristigen $= C_{langfr}$ positiven $= C^+$ und negativen $= C^-$ Konsequenzen; $C^{\not{\,}} =$ Wegfall eines negativen Stimulus).

In der Praxis wird die Problemanalyse jedoch nicht den gesamten Therapieverlauf bestimmen können, sondern lediglich Hypothesen über auslösende Bedingungen und aufrechterhaltende Funktionen des Problemverhaltens liefern. Sie ist eine Grundlage für die Therapieplanung; zusätzlich berücksichtigt werden müssen die Therapiemotivation und die Therapeut-Klient-Beziehung (Kanfer & Schefft 1988, Hand 1989).

In jüngster Zeit wird auch die einseitige Betonung aktueller, situativer Bedingungen und die Vernachlässigung der "trait"-Variable in der Problemanalyse kritisiert (Döring 1988). Juli (1992) weist auf situationsübergreifende, ontogenetisch und phylogenetisch geprägte Reaktionsmuster hin, die Elemente einer "strukturell" determinierten Konfiguration bilden. Diese Verhaltensmerkmale können in organismischen Dispositionen (die O-Variable), Kognitionen (Oberpläne, Schemata; die E-Variable nach Bartling), beobachtbarem Verhalten (z.B. Streßbewältigungsstrategien), physiologischen Reaktionen (individualspezifische Reaktionsmuster) und emotionalen (affektiven) Reaktionen enthalten sein. Am pragmatischsten erscheint eine Berücksichtigung der Persönlichkeitsvariable im Rahmen einer Problemanalyse als Bewertung einer Situation, als verhaltenssteuernden Pläne, oder als Erwartung von Konsequenzen (i.S. einer E-Variable). So ordnen Beck und Mitarbeiter (1990) die im DSM III-R-Schlüssel aufgeführten Persönlichkeitsstörungen charakteristischen kognitiven Schemata zu. Diese äußern sich in Selbstbild, Einstellung zu anderen, Grundüberzeugungen bezüglich Werte und Ziele sowie Strategien zu deren Realisierung.

Im folgenden werden einige grundsätzliche psychologische Probleme bei Neurodermitis aus verhaltenstheoretischer Sicht schematisch dargestellt werden. Dabei soll die traditionelle verhaltensanalytische Darstellung des funktionalen Bedingungsmodells beibehalten werden. Eine Berücksichtigung von Persönlichkeitsvariablen ist dagegen am individuellen Fall sinnvoller und soll in den beiden anschließenden Falldarstellungen veranschaulicht werden.

Problemanalyse bei "psychosomatischen" Störungen

Psychosomatische Störungen werden in der Verhaltensanalyse traditionell als klassisch konditionierte Reaktionen (= CR) aufgefaßt. In einer lerngeschichtlichen Ausgangssituation wird die Krankheitsreaktion durch die Assoziation mit einem ursprünglich "neutralen" Reiz von einem genetisch fixierten, unkonditionierten (= UCS) auf einen gelernten (ursprünglich "neutralen") auslösenden Reiz (= CS) übertragen (generalisiert) (Basler et al. 1979; Juli 1989):

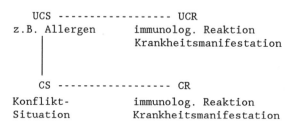

```
    UCS ----------------- UCR
z.B. Allergen      immunolog. Reaktion
|                  Krankheitsmanifestation
|
|
|
    CS ----------------- CR
Konflikt-          immunolog. Reaktion
Situation          Krankheitsmanifestation
```

In diesem Erklärungsansatz werden die zeitlich vorangehenden, auslösenden Bedingungen als die wesentlichen, die Krankheit steuernden Aspekte gesehen. Klassisches Konditionieren wird als eine ontogentisch "frühe" Lernform angesehen, die v.a. bei angeborenen, reflexartigen Reaktionen wie z.B. Ängsten von Bedeutung ist (Schulte 1974, S. 86; Reinecker 1987, S. 131). In kontrollierten Experimenten konnte auch die Konditionierbarkeit von Immunreaktionen wie z.B. die Freisetzung von Histamin (Russell et al. 1984) belegt werden.

Juli (1989, S.36) schlägt vor, das Paradigma der klassischen Konditionierung auch auf affektive Reaktionen zu übertragen, soweit diese mit phylogenetisch geprägten Reaktionsmustern (z.B. Hilflosigkeit, Angst, Kampfbereitschaft) zusammenhängen. Die Auslösung eines phylogenetisch geprägten affektiven und psychophysiologischen Reaktionsmusters könnte eintreten, wenn es einer Person aufgrund einer lerngeschichtlich bedingten, frühen Einschränkung von Bewältigungsstrategien (Ich-Leistungen) nicht gelingt, basale Bedürfnisse (z.B. nach Kontrolle) in interpersonellen Beziehungen zu realisieren (Juli 1987). Solche affektiven Reaktionsmuster gehen mit ausgeprägten physiologischen Aktivierungsmustern einher; als bedeutsam wird in diesem Zusammenhang besonders die Dimension Hilflosigkeit vs. Kontrolle genannt (Birbaumer 1986).

Die physiologischen Dysfunktionen können - ohne zugehörige motorische oder kognitive Verhaltenskomponenten - auf ähnliche Reizsituationen generalisiert werden und zur Auslösung von psychosomatischen Reaktionen beitragen:

```
    UCS ----------------- UCR
Bedrohung          Hilflosigkeit
basaler            Dysregulation
Bedürfnisse
|
|
    CS ----------------- CR
Konflikt-          Dysregulation
Situation
```

Im Verlauf der Lerngeschichte werden körperliche Reaktionen zunehmend durch nachfolgende Konsequenzen (Veränderungen der äußeren Situation wie der Selbstregulation) operant verstärkt. Zudem ist davon auszugehen, daß auch (individualspezifische) maladaptive Persönlichkeitsmerkmale die Bewältigung belastender Lebensumstände beeinträchtigen und damit das Risiko für die Entstehung körperlicher Dysfunktionen wesentlich erhöhen können (Cohen 1979). Diese "trait"-Variable wird entsprechend den theoretischen Ausgangspunkten unterschiedlich gesehen: auf Verhaltensebene etwa in generalisierten Vermeidungstendenzen oder mangelndem Affektausdruck in Problemsituationen (Florin 1985); oder in kognitiven Schemata wie z.B. Erwartung einer Bedrohung, die eine physiologische Überaktivierung in Problemsituationen auslösen. Der letztgenannte Sachverhalt könnte als Verhaltenskette folgendermaßen dargestellt werden (Basler et al. 1979, Wistuba & Hansen 1983):

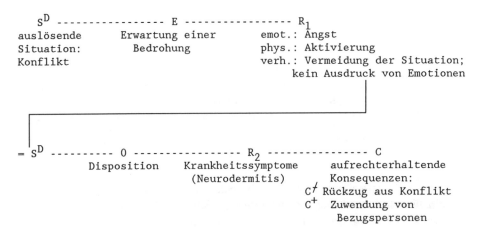

```
 S^D ---------------- E ---------------- R_1
auslösende        Erwartung einer      emot.: Angst
Situation:        Bedrohung            phys.: Aktivierung
Konflikt                               verh.: Vermeidung der Situation;
                                              kein Ausdruck von Emotionen
```

```
= S^D ---------- 0 ---------------- R_2 --------------- C
     Disposition  Krankheitssymptome   aufrechterhaltende
                  (Neurodermitis)      Konsequenzen:
                                     C^/ Rückzug aus Konflikt
                                     C^+ Zuwendung von
                                          Bezugspersonen
```

(S^D= diskriminierender Stimulus; Reizbedingung, der eine operante Verstärkung eines Verhaltens folgt)

In diesem Fall wird eine spezifische Situation (etwa eine belastende Konfliktsituation) als bedrohlich bewertet (Erwartung, auslösende kognitive Reaktion). Die Bewertung ist auslösende Bedingung für eine emotionale Reaktion (z.B. Angst); das Verhalten ist gekennzeichnet durch Vermeidung der Problemsituation und/oder mangelnder Ausdruck von Emotionen. Die physiologische Aktivierung führt, ggf. aufgrund einer körperlichen Disposition, zu einer Manifestation von Krankheitssymptomen. Die Auswirkungen der Erkrankung können rückwirkend die Symptomatik operant verstärken: etwa durch positive Konsequenzen (C+) oder - bei Störungen mit einer meist negativen Ausgangssituation häufiger - durch den Wegfall einer aversiven Situation (= negative Verstärkung, C-). Die Schwerpunkte der Betrachtung liegen auf den verstärkenden Konsequenzen, die die Erkrankung aufrechterhalten.

Durch die zunehmende Bedeutung der Verhaltensmedizin wurde der Schwerpunkt von krankheitsantezendenten psychischen Faktoren auf klarer eingrenzbare Verhaltensweisen, die zur Aufrechterhaltung einer bestehenden körperlichen Krankheit beitragen, verschoben.

Im Rahmen der Problemanalyse findet dies seinen Ausdruck darin, daß die Krankheit oder bestimmte Aspekte der Symptomatik (z.B. Juckreiz, sichtbare Hautentzündung, Krankheitsschub) zum Ausgangspunkt der Verhaltensanalyse i.S. der Problemsituation (= S bzw. S^D) werden. Als Problemverhalten werden die Versuche des Individuums gesehen, krankheitsbedingte Probleme zu bewältigen. Bei einem chronischen Krankheitsverlauf steht die Wahrnehmung und Ausübung von Kontrolle über das Krankheitsgeschehen im Vordergrund (Muthny 1990). In einer Verhaltensgleichung können diese vorwiegend kognitiven und behavioralen Reaktionen etwa folgendermaßen festgehalten werden:

```
 S^D -------------- E ------------ Remot ----------- C⁻
Krankheits-       "keine Einfluß-   Hilflosigkeit   negative Selbstbe-
schub              möglichkeiten"                   wertung, Depression


 S^D -------------- E ------------ Rverh ----------- C
Krankheits-       Erwartung von    Hautpflege       Cⁱ Symptombesserung
schub             Einflußmöglich-                   C⁺ positive Selbst-
                  keiten                               bewertung
```

Unter krankheitsspezifische Probleme der Neurodermitis fallen:
* Selbstkontrolle bezüglich Kratzen (Juckreiz-Kratz-Zirkel); und
* Soziale Ängste infolge sichtbarer Hauterscheinungen.

Das Kratzen oder besser der Impuls zum Kratzen kann als unbedingte Reaktion auf Juckreiz dargestellt werden, die jedoch aufgrund von Konditionierung und Stimulusgeneralisierung auf andere externe oder interne Reize übertragen werden kann, z.B. Spannungssituationen (s. Böddeker & Böddeker 1976, Jordan & Whitlock 1972). Nicht juckreizbedingtes Kratzen kann demnach als generalisierte konditionierte Reaktion aufgefaßt werden:

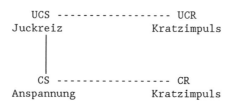

```
       UCS ----------------- UCR
      Juckreiz             Kratzimpuls
        |
        |
        |
       CS ----------------- CR
      Anspannung           Kratzimpuls
```

Im Gegensatz zum Kratzimpuls als klassisch konditionierte ("respondente") Reaktion kann Kratzen als ausgeführte Handlung durch das vorübergehende Nachlassen des Juckreizes als eine operante Verhaltensweise aufgefaßt werden. Sie wird entscheidend durch die nachfolgenden Konsequenzen aufrechterhalten. Neben dem vorübergehenden Nachlassen des Juckreizes (als negative Verstärkung) wird in der Literatur auch auf die Bedeutung von Zuwendung von Bezugspersonen, insbesondere bei Kindern, hingewiesen (Walton 1960; Bär & Kuypers 1973; Allen & Harris 1966). Das Zusammenwirken von operanten und respondenten Bedingungen läßt sich folgendermaßen darstellen:

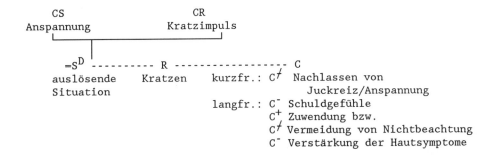

Soziale Ängste werden im wesentlichen durch die Erwartung ausgelöst, aufgrund der sichtbaren Hauterscheinungen abgewertet oder abgelehnt zu werden. Hünecke und Bosse (1980, S. 259f) weisen darauf hin, daß die Reaktion auf sichtbare Hauterscheinungen als respondent, die Vermeidungsreaktion dagegen als operant zu klassifizieren ist:

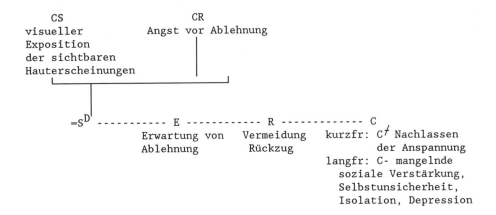

Dieses Modell bezieht sich auf die Zweifaktoren-Theorie von Mowrer, die zwar eine hohe Plausibilität besitzt, sich jedoch als erweiterungsbedürftig erwies zur Erklärung der Entstehung sozialer Ängste. Es ist anzunehmen, daß zusätzlich andere Mechanismen wirksam werden (Reinecker 1987, S. 148f.): insbesondere kognitive Faktoren (Überbewertung statischer Hautmerkmale gegenüber dynamischen Verhaltensmerkmalen), Modellernen (z.B. Verhaltensmuster der Eltern), und biologisch verankerte, für die Evolution bedeutsame Reiz-Reaktions-Verknüpfungen (Orientierungsreaktionen auf ungewöhnliche Hautmerkmale).

Zusammenfassend sind folgende Problembereiche, die eng mit der Neurodermitis verbunden sind, in funktionalen Bedingungsmodellen darstellbar:
1. die Auslösung von Krankheitsschüben durch psychische Faktoren;
2. die Bewältigung chronischen Krankseins;
3. der Juckreiz-Kratz-Zirkel;
4. soziale Ängste aufgrund sichtbarer Hauterscheinungen.

Daneben sind in einer Problemanalyse entsprechend der Klassifikation des DSM III-R auch krankheitsunabhängige klinische Syndrome (Achse 1), z.B. Angststörungen oder affektive Störungen, und wie eingangs diskutiert, Persönlichkeitsstörungen (Achse 2) zu berücksichtigen.

Falldarstellung einer Klientin mit exzessivem Kratzen

1. Basisdaten

1.1 Anlaß zur Therapie

Die Klientin ist eine 23 Jahre alte Studentin . Sie wohnt mit ihrem Freund, den sie in Kürze heiraten will, und einem befreundetem Ehepaar in einer Wohngemeinschaft zusammen.

Anlaß für das Aufsuchen des Therapeuten die emotionale Beeinträchtigung durch die stark ausgeprägte Neurodermitis, die seit Kindheit besteht. Seit Jahren hat die Klientin keine Phasen der Erscheinungsfreiheit erlebt und leidet sehr unter den äußerlich sichtbaren, starken Hauterscheinungen, die Gesicht, Hals, Hände, Arme und Beine betreffen. An einer gleichzeitig angebotenen Gruppenbehandlung für Neurodermitis-Kranke wollte sie nicht teilnehmen, da sie "keine Verpflichtung" mag.

1.2 Vorläufige Problembereiche

A) Krankheitsbezogene Probleme

a) Mangelnde Bewältigung der Neurodermitis
Die Klientin sieht aus subjektiver Sicht keine Ansatzpunkte für eine gezielte Identifikation und Veränderung auslösender Bedingungen, die ausgeprägte Symptomatik ist nach eigenen Aussagen konstant und ohne Schwankungen. Sie befürchtet, daß sich die Symptomatik noch weiter ausbreitet. Diese Vorstellung ruft häufig ausgeprägte depressive Verstimmungen hervor. Die gedankliche Beschäftigung mit der Erkrankung nimmt einen breiten Raum im Ablauf des Alltags ein. Auch die Hautpflege (bis zu achtmal am Tag) nimmt übermäßig viel Zeit in Anspruch.

b) Übermäßiges Kratzen:
Die chronischen Hautschäden sind durch extrem starkes Kratzen mitbedingt, das von der Klientin nicht nur auf Juckreiz zurückgeführt wird. Regelmäßig treten massive Exkoriationen auf, deren Anlaß nach der Beschreibung der Klientin in einer diffusen Anspannung besteht. Zur Unterstützung des Kratzens benutzt sie auch Gegenstände, et al. auch die stumpfe Seite eines Messers.

B) Nicht krankheitsbezogene Probleme
a) Hilflosigkeits- bzw. depressive Reaktionen in Belastungssituationen
Die Klientin berichtet von häufig in Belastungssituationen auftretender Angst vor Mißerfolgen, die
sie extrem negativ bewertet und auf die ganze Person generalisiert. Diese betreffen das Versagen in
Leistungssituationen und die Ablehnung von anderen Personen. Die Mißerfolgserwartungen gehen
mit starken depressiven Affekten und Rückzugsverhalten oder aggressiven Affekten einher. Dabei
wird ein charakteristisches Verhaltensritual ausgelöst: die Klientin legt sich in ihr Bett, ißt nichts
mehr, kratzt sich, und stellt sich vor, daß ihr ganzes Leben "in einer Katastrophe endet".

b) Angst vor negativer Bewertung in sozialen Beziehungen
Die Klientin erlebt die Hauterscheinungen als entstellend und befürchtet, aufgrund der ästhetischen
Beeinträchtigung von anderen abgelehnt zu werden. Bei einem Krankheitsschub vermeidet sie das
Auftreten in der Öffentlichkeit (z.B. Besuch von Vorlesungen) und befürchtet, von anderen auf Neurodermitis angesprochen zu werden. Neben einer Ablehnung aufgrund der Hauterscheinungen fühlt
sie sich auch generell als Person, insbesondere von nahestehenden Personen, negativ bewertet, v.a.
von den zukünftigen Schwiegereltern, den Eltern und ihrem Freund: diese würden sie als "Mimose",
"unfähig", "giftig" ansehen. Die Klientin reagiert häufig mit indirekter Feindseligkeit und Gereiztheit,
gegenüber ihrem Freund auch mit offenen Wutausbrüchen.

c) Partnerschaftsprobleme
Nach den Angaben der Klientin reagiere der Freund auf ihr Kratzen aggressiv und bestrafend. Er
fordere sie dann auf, das Zimmer zu verlassen. Nach den Angaben der Klientin ist dies auch der
Grund dafür, daß beide in getrennten Zimmern schlafen. Außerdem würden sexuelle Schwierigkeiten
bestehen; die Klientin lehnt es jedoch strikt ab, diese dem Therapeuten näher zu beschreiben.
    Vor einigen Jahren hätte sie regelmäßig Angst vor dem Alleinsein gehabt; dies sei et al. dadurch
verringert worden, daß sie sich auf den Rat eines Psychologen hin den Situationen ausgesetzt hätte.
Daneben wäre die Angst auch durch den Einzug, zusammen mit ihrem Freund, in einer
Wohngemeinschaft vermindert, da immer eine Person anwesend sei.

1.3 Diagnose und differentialdiagnostische Erörterung

Achse I: Dysthyme Störung (DSM III-R: 300.40), Psychische Faktoren mit Einfluß auf den körperlichen Zustand (316.00), Anpassungsstörung mit Gemischten Emotionalen Merkmalen (309.28), Störung der Impulskontrolle (312.39)[2]; Partnerschaftsprobleme (V 61.10)
Achse II: Nicht näher bezeichnete Persönlichkeitsstörung (301.90);
Achse III: Neurodermitis.

Differentialdiagnostisch abgrenzbar sind Zwangsstörungen (durch den fehlenden Wunsch, das Kratzen zu unterdrücken, und das hieraus resultierende Wohlbefinden), und generalisierte Angststörung
(keine persistierenden Ängste). Die selbstschädigenden Tendenzen der Klientin (exzessives Kratzen
ohne physiologischen Auslöser), multiplen Ängsten (vor Kontrollverlust, vor Alleinsein, vor Ablehnung), einer affektiven Instabilität mit heftiger Wut, ausgeprägten depressiven Verstimmungen, und
Verhindern von Alleinsein weisen auf eine Borderline-Persönlichkeitsstörung hin. Allerdings sind die
Symptome nicht in ausreichender Ausprägung vorhanden, und die stabilen sozialen Beziehungen
sprechen gegen eine solche Diagnose. Tendenziell sind auch einige Kriterien einer paranoiden
(Mißtrauen und Überempfindlichkeit), selbstschädigenden (Auslösung von Ärger und Zurückweisung, Abweisung von angenehmen Aktivitäten) und selbstunsicheren Persönlichkeit (Angst
vor negativer Beurteilung durch andere) feststellbar, sind jedoch ebenfalls nicht eindeutig
zuzuordnen und treten lediglich in Phasen allgemeiner psychischer Instabilität auf. Es sind jedoch
charakteristische Verhaltens-, Denk- und Beziehungsmuster feststellbar, die zu einer

---

2   Nach Koblenzer (1987, S. 158) als artifiziell hervorgerufene Dermatose i.S. einer neurotischen
    Exkoriation zu klassifizieren.

Beeinträchtigung der sozialen Anpassung und zu subjektiven Beschwerden führen und die Diagnose einer Persönlichkeitsstörung rechtfertigen.[3]

1.4 Psychischer Befund

Hinweise auf formale oder inhaltliche Denkstörungen oder psychotische Störungen, Störungen des Bewußtseins, der Wahrnehmung oder der Aufmerksamkeit sind nicht feststellbar. Die intellektuelle Leistungsfähigkeit ist generell als gut einzuschätzen.

Im therapeutischen Kontakt verhält sich die Klientin phasenweise latent feindselig und äußert Mißtrauen. Zu einer distanzierten Betrachtung dieser Affekte ist die Klientin nicht immer in der Lage. Auffällig sind ein rascher Wechsel in der Sichtweise ihrer Probleme, teilweise widersprüchliche Angaben zu biographischen Daten (z.B. Atmosphäre im Elternhaus), und das Zurückhalten von Informationen zu angedeuteten Problemen in Partnerschaft und Sexualität.

1.5 Soziobiographische Anamnese

Die Klientin wuchs als Tochter eines Beamten mit zwei älteren Geschwistern in einem nach eigenen Angaben "nach außen hin behüteten" Elternhaus auf. Es habe zwar selten Streit gegeben, aber die Mutter hätte nach Darstellung der Klientin die Familie unterdrückt und alle Bestrebungen nach Selbständigkeit unterbunden. Zu ihr sei das vorher gute Verhältnis mit Beginn der Pubertät sehr schlecht geworden, Verständigung und Vertrauen wären nicht mehr möglich gewesen. Die Mutter hätte ihr gegenüber immer vorhergesagt: "Du wirst noch tief fallen"; und ihr Mann würde sie verlassen. Die Mutter würde die Bedeutung ihrer geplanten Hochzeit ignorieren und versuchen zu verhindern, daß sie ein Kind bekommen würde.

Die beiden älteren Geschwister seien weniger durchsetzungsfähig. Der Bruder, ein arbeitsloser Techniker, der sich noch nicht von zuhause lösen konnte, sei "psychisch gestört, sozialphobisch, autistisch und apathisch". Die Schwester, unter großen Schwierigkeiten aus dem Elternhaus ausgezogen und als Kauffrau berufstätig, sei wie der Bruder ledig geblieben.

Der Vater erscheint in ihrer Schilderung eher schwach, kontaktscheu und ordnete sich der dominanten Ehefrau unter. Der Tochter gegenüber sei er eher abweisend gewesen und habe hohe Anforderungen an ihre Leistung in Schule und Lehre gestellt, ohne ihr gegenüber Anerkennung und Zärtlichkeit zu zeigen.

Nach dem Abitur studierte die Klientin vorübergehend Jura, begann dann eine zweijährige kaufmännische Lehre, die sie jedoch wegen "schlechter Erfahrungen mit Kollegen und Vorgesetzten" ebenfalls abbrach. Sie habe es als "Horror" erlebt, ihren Blicken und Bemerkungen aufgrund ihrer Hauterscheinungen ausgeliefert zu sein und nicht vor den anderen kratzen zu dürfen. Zudem sei sie wegen ihrer Studienpläne abgelehnt worden.

2. Verhaltensanalyse

2.1 Informationsquellen:

* Exploration
* Fragebogen zur aktuellen Lebenssituation und Lebensgeschichte
* Marburger Fragebogen zur Krankheitsverarbeitung bei Neurodermitis (erhöhte Werte in den Skalen "Leidensdruck"; "Krankheitsbezogenes Problembewußtsein"; s. Abb. 1)
* Beck Depressions-Inventar: 25 P. (= mittlerer Grad einer Depression).

---

3   Im Rahmen psychoanalytischer Theorien lassen sich die unspezifisch erscheinenden Symptome am ehesten als basale Ich-Defizite i.S. einer Grundstörung nach Balint einordnen; s.a. Hoffmann (1989).

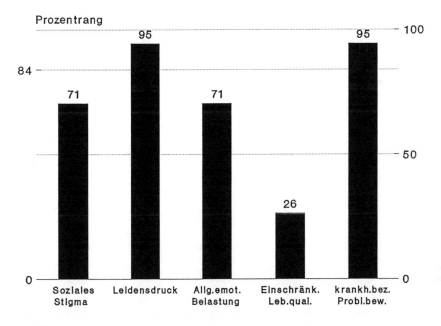

Abbildung 1:
Ergebnisse der Klientin im Marburger Fragebogen zur Krankheitsverarbeitung bei Neu-
rodermitis (Prozentränge der Skalen, bezogen auf die Normstichprobe)

2.2 Funktionale Analyse des problematischen Verhaltens

A) Krankheitsbezogene Probleme

a) Hilflosigkeit bei der Bewältigung der Neurodermitis
Die Klientin nimmt das Krankheitsgeschehen als unkontrollierbar wahr: durch eigenes Verhalten könne sie keinen gezielten Einfluß auf Juckreiz- und Entzündungsreaktionen nehmen. Krankheits-symptome lösen katastrophisierende Erwartungen hinsichtlich einer weiteren Ausweitung und deren sozialen Folgen aus. Z.B. drängt sich ihr bereits Wochen vor der Übernachtung bei Freunden die äu-ßerst belastende Vorstellung auf, daß starker Juckreiz auftreten würde, sie sich jedoch nicht kratzen könnte. Sie erwartet, daß andere Personen Bemerkungen mit katastrophisierendem Unterton zu den aufgekratzten Hautstellen machen wie z.B.: "sieht ja schlimm aus".

Reagieren andere tatsächlich mit solchen Äußerungen, so wird dies als Bestätigung der eigenen, extrem negativen Bewertung des Hautzustandes interpretiert. Sie versucht daher, solche Situationen zu vermeiden und bleibt daher zuhause. Kurzfristig wird die Angst vor Verlust der Kontrolle über die Situation verringert (negative Verstärkung). Langfristig jedoch werden die Korrektur von katastrophisierenden Erwartungen behindert und die Möglichkeiten sozialer Verstärkung reduziert. Das negative Selbstbild und das depressive Verhaltensmuster der Klientin werden verstärkt.

```
S^D ----------- E ----------- Remot ------ Rverh -------- C
Plan, aus     "Der Juckreiz   Angst vor    Vermeidung,   C⁺ kurzfr.:
dem Haus      wird katastro-  Kontroll-    zuhause       Nachlassen
zu gehen;     phal. Kratzen   verlust      bleiben        der Angst
sichtbare     nicht möglich."                            C⁻ langfr.:
Hauter-                                                    geringe so-
scheinungen                                               ziale Ver-
                                                          stärkung,
                                                          negatives
                                                          Selbstbild,
                                                          Depression
```

b) Exzessives Kratzen als Selbstkontrolle von Unruhe

Das ausgeprägte und exkoriative Kratzen tritt mehrmals täglich vorwiegend zuhause, et al. auch im Bett, auf und hat nach dem Empfinden der Klientin einen quasi "suchthaften" Charakter; die Klientin sucht bewußt ihre Wohnung auf, um ein ungestörtes Kratzen zu ermöglichen. Ihre Wohnung stellt demnach einen diskriminativen Reiz für das Ausleben des Impulses dar. Das Kratzen hat die Funktion eines Premack-Verstärkers: Es verstärkt negativ das Rückzugsverhalten, indem es mit Entspannung verbunden ist.

Ausgelöst wird die "Unruhe" durch diffuse katastrophisierende Vorstellungen bezüglich einer Ausbreitung der Krankheit, völliges Versagen im Studium oder dem Verlassenwerden vom Partner.

Die mit diesen Kognitionen verbundene Unruhe mündet in ein ausgedehntes, jeweils kontinuierlich über den Zeitraum von bis zu eineinhalb Stunden dauerndes Kratzen. Währenddessen verspürt die Klientin ein intensives körperliches Wohlbefinden, das sie weder mit "bloßer Entspannung" noch mit einem anderen Zustand vergleichen kann. Diese negative Verstärkung ist so wirksam, daß die Klientin wenig motiviert ist, alternatives Verhalten aufzubauen.

Erst mit zeitlicher Verzögerung spürt die Klientin starke Schmerzen und die Angst, sich nicht mehr bewegen zu können. Weitere negative Konsequenzen sind die Chronifizierung der Hautschäden und die bestrafenden Reaktionen des Freundes, der ihr deswegen Vorwürfe macht. Eine negative Verstärkung erhält das Kratzen durch die Schmerzen, die eine Vermeidung unangenehmer Aktivitäten legitimiert (z.B. aus der Wohnung gehen, die Seminarvorbereitung beginnen).

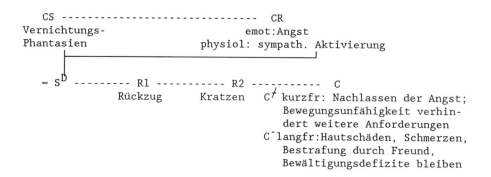

```
CS ----------------------------- CR
Vernichtungs-                    emot:Angst
Phantasien                       physiol: sympath. Aktivierung
        |_____|
= S^D --------- R1 ----------- R2 ----------- C
        Rückzug      Kratzen   C⁺ kurzfr: Nachlassen der Angst;
                               Bewegungsunfähigkeit verhin-
                               dert weitere Anforderungen
                               C⁻ langfr:Hautschäden, Schmerzen,
                               Bestrafung durch Freund,
                               Bewältigungsdefizite bleiben
```

B) Nicht krankheitsbezogene Probleme

a) Depressive Kognitionen:

Die Klientin reagiert auf Prüfungen und Konflikte (z.B. mit den zukünftigen Schwiegereltern) mit depressiven Kognitionen und einem ritualisierten Rückzug. Im Gegensatz zum exzessiven Kratzen werden die auslösenden Ereignisse und die eigene Reaktion von der Klientin differenziert und bewußt wahrgenommen. Der Ausgangspunkt des Problemverhaltens liegt in einer verzerrten Bewertung der Ereignisse, die durch übertreibende Verallgemeinerungen negativer Aspekte charakterisiert sind. Ein charakteristisches Denkschema der Klientin ist: "Ich bin unfähig, mein Leben selbständig zu führen und verdiene es, bestraft zu werden."

Die Vorstellung, daß ihr ganzes Leben in einer "Katastrophe" endet, ist oft mit dem Wunsch verbunden, tot zu sein, ohne den Charakter einer suizidalen Absicht zu haben. Sie selbst bewertet dies als "Selbstbestrafung" für den Mißerfolg.

```
S --------------- E --------- R_kogn ---------- R_verh --------- C⁻
zuhause      "Ich bin eine    "Ich bin    ins Bett legen,   depressive
allein       Versagerin"      durchge-    nichts essen,     Verstimmung
nach         "Mein Leben ist  fallen"     kratzen;          Hautschäden
Klausur      eine Katastrophe"            kogn.: "schöner
                                          tot zu sein"
```

b) Aggressives Verhalten aufgrund der Erwartung von Ablehnung

Aufgrund einer negativen Selbstbewertung besteht eine geringe Toleranz gegenüber Kritik und Frustration. Äußerungen anderer, die sich auf ihr Aussehen, Verhalten oder ihre Fähigkeiten beziehen, werden als generelle Ablehnung interpretiert. Diese Erwartung bezieht sich v.a. auf nahestehende Personen wie ihre Schwiegereltern (bes. Schwiegervater), Eltern, ihren Mann, aber auch auf Männer allgemein; Kontakte mit Frauen sind generell unproblematischer. Die Ablehnung wird teilweise auf ihre sichtbaren Hauterscheinungen zurückgeführt. Teilweise ist diese Überzeugung jedoch nicht rational begründbar, schwer korrigierbar und geht mit starken negativen Affekten einher.

Die Klientin reagiert auf die antizipierte Ablehnung mit Wut, einer erhöhten Anspannung und aggressiven Verhaltensweisen, v.a. der Äußerung hochemotionaler Kritik. Sie vermeidet dadurch kurzfristig Hilflosigkeit im Umgang mit der Kritik und langfristig die Notwendigkeit, ihr negatives Selbstbild zu verändern.

Ihr aggressives Verhalten löst häufig wiederum bei anderen Personen negative Reaktionen aus, wodurch sich nach Art einer "self-fulfilling prophecy" das Vorurteil bestätigt, abgelehnt zu werden, mit der Konsequenz, daß sich die Erwartung von Ablehnung und das negative Selbstbild noch weiter verfestigen.

```
CS --------------------------- CR
Kritik                    Wut (gegen die eigene
(v.a. von Männern)            Person und andere)
 ┌                                           ┘
 = S^D ------- E ----------- R --------------- C
     "Wenn andere   scharfer verba-  C⁺ kurzfr:Vermeidung von Hilf-
     mich kriti-    ler Angriff au      losigkeit; Vermeidung der
     sieren, be-    Personen der        Veränderung d. Selbstbildes
     weist das      Umgebung         C⁻ negative soziale Reaktionen
     meine                           C⁻ langfr.: dauerhafter Part-
     Unfähigkeit"                       nerschaftskonflikt; Auf-
                                        rechterhaltung des negati-
                                        ven Selbstbildes
```

2.3 Zusammenfassung

Wesentliche auslösende Bedingung des exzessiven Kratzens der Klientin ist weniger Juckreiz als vielmehr extreme Unruhe, die vermutlich mit starker Angst einhergeht. Das Kratzen wird durch den vorübergehenden Spannungsabbau, der von der Klientin als erleichternd erlebt wird, negativ verstärkt, trägt jedoch zu einer Aufrechterhaltung der Neurodermitis bei und führt zudem zu Bestrafungsreaktionen beim Partner.

Aufgrund mangelnder Bewältigungsstrategien löst die gedankliche Antizipation von Juckreiz Hilflosigkeit aus, die lediglich durch sozialen Rückzug und Kratzen vorübergehend verringert werden kann. Rückzug und Kratzen werden durch das Nachlassen des Juckreizes kurzfristig negativ verstärkt. Langfristig ergibt sich eine erhebliche Einschränkung sozialer Verstärkung und eine Zunahme der depressiven Symptome.

Neben Krankheitssymptomen lösen auch reale oder vorgestellte Mißerfolge, bezogen auf Leistung oder soziale Ereignisse, extrem negative, depressive Kognitionen aus, die mit Rückzugs- und Selbstbestrafungstendenzen einhergehen.

Ein weiteres Problem besteht in einem ausgeprägten aggressiven Verhalten. Es wird ausgelöst durch (teilweise auch nur antizipierte) Kritik anderer, welche sie aufgrund ihrer negativen Selbstbewertung als Ablehnung interpretiert. Das aggressive Verhalten stellt eine Strategie dar, mit ihrer Wut umzugehen, sich zu behaupten und Hilflosigkeit zu vermeiden. Das Wegfallen dieser Bedrohung durch Hilflosigkeit und negativer Selbstbewertung stellt eine kurzfristige negative Verstärkung dar. Langfristige Konsequenzen sind negative soziale Reaktionen, chronische Belastungen der sozialen Beziehungen (u.a. in Partnerschaft und Familie des Partners) sowie die Aufrechterhaltung des negativen Selbstbildes.

2.4 Lerngeschichte

A) Bewältigung der Neurodermitis

Bereits in der Kindheit wurde durch die Erkrankung die Möglichkeit gebahnt, auf bedrohliche Situationen mit sozialem Rückzug zu reagieren. Es ist anzunehmen, daß Eigenständigkeit und die Entwicklung von problembezogenen Kompetenzen im Umgang mit krankheitsbedingten Anforderungen - vor dem Hintergrund einer generell restriktiven Erziehung in einem eher negativ getönten Klima - nicht ausreichend verstärkt wurde.

B) Nicht krankheitsbezogene Probleme

Die negative Selbstbewertung der Klientin könnten darauf zurückzuführen sein, daß die Mutter systematisch negative "Katastrophen"-Erwartungen der Tochter verstärkte, z.B. durch die Prophezeihung, daß sie "noch schlimm enden" werde. Bestrafende Reaktionen auf den Ausdruck von negativen Gefühlen und Wünschen dürften zusätzlich zu einer "Invalidierung" eigenständiger Verhaltensweisen beigetragen haben, die die Grundlage für die Erwartung von Ablehnung und die Angst vor Trennung von Bezugspersonen bildet. Vor diesem Hintergrund sind die aggressiven Verhaltensweisen als ein Versuch der aktiven Selbstbehauptung aufzufassen. Die Tendenz zum Rückzug und zur Selbstbestrafung (durch Kratzen, Nahrungsentzug, Todesphantasien) kann als ein frühzeitig aufgebautes Verhaltens-Ritual aufgefaßt werden, um die erwartete Katastrophe zu vermeiden.

Die Partnerbeziehung ist als ein chronischer "Vermeidungs-Vermeidungs"-Konflikt darstellbar. Die Klientin deutet an, daß sie vor drei Jahren bereits versuchte, sich von dem Partner zu lösen, darin jedoch scheiterte (über die Gründe möchte die Klientin nicht reden). Die Angst vor dem Alleinsein einerseits und die bestrafenden Reaktionen des Partners auf ihre Kratzen (sowie möglicherweise auch die sexuelle Problematik) andererseits bilden eine "Zwickmühle", da sowohl die Aufrechterhaltung der Beziehung als auch deren Beendigung mit bedeutsamen negativen Konsequenzen verbunden sind. Die im Elternhaus erworbenen Verhaltensdefizite im Ausdruck von Gefühlen behindern zudem eine konstruktive partnerschaftliche Problemlösung.

2.5 Selbstkontrolle

Die Selbstkontrolle der Klientin in Bezug auf ihre Probleme ist generell sehr eingeschränkt. Der übermäßige Cortison-Verbrauch führte im letzten Jahr zu atrophischen Veränderungen der Haut, sodaß Cortison abgesetzt werden mußte. Das exzessive Kratzen ist als ein (wenn auch sehr ungünstiger) Versuch der Selbstkontrolle von extremen Vernichtungsgefühlen aufzufassen.

Ihre Ängste vor Alleinsein beeinflußte die Klientin vorübergehend erfolgreich durch Konfrontation mit der Angst. Einer Verstärkung autoaggressive oder suizidaler Tendenzen wirkt die Klientin durch den Erwerb von aggressiven Verhaltensweisen der Selbstbehauptung entgegen. Grundsätzlich herrscht bei der Klientin die Tendenz vor, Hilflosigkeit durch Vermeidungsverhalten (z.B. Rückzug) zu bewältigen.

3. Therapieplanung

3.1 Mögliche Therapieziele

Der explizite Ausschluß von angedeuteten Problemen aus der Therapie weist auf ausgeprägte Ängste in der therapeutischen Interaktion hin und läßt das Herstellen einer tragfähigen therapeutischen Arbeitsbeziehung zunächst als ein vorrangiges Therapieziel erscheinen. Im weiteren Therapieverlauf könnten bei günstiger Motivierung der Klientin folgende Ziele verfolgt werden:

A) bezüglich der Neurodermitis (symptomzentriert):
* realistischere Einschätzung des Krankheitsgeschehens
* Abbau der gedanklichen Beschäftigung mit der Neurodermitis
* Stimulus-/Reaktionskontrolle bezüglich Kratzen
* Aufbau von Selbstkontroll-Strategien bei Unruhezuständen

B) bezüglich des Selbstbildes:
* Überprüfung und Korrektur depressiver Kognitionen
* Abbau von Selbstbestrafungstendenzen
* Aufbau von positiver Selbstbewertung
* Verbesserung der Frustrationstoleranz

C) bezüglich Partnerschaft und sozialen Beziehungen:
* Abbau des Rückzugsverhaltens
* Aufbau angemessener Möglichkeiten der Konfliktaustragung
* Strategien zur realitätsangemessenen Umsetzung eigener Ziele, insbesondere Autarkiebestrebungen, in der Partnerschaft
* Bearbeitung der sexuellen Problematik (bei ausreichender Motivation).

Im Hinblick auf den Therapieverlauf ist der subjektive Problemdruck als motivierendes Element anzusehen. Erschwerend dürfte sich die ungünstige Attribution des Krankheitsverlaufs ("hat nichts mit meinem Verhalten oder Befinden zu tun") auf den Therapieprozeß auswirken.

3.2 Strategische und konkrete Planung möglicher Therapieansätze

Um der Klientin das Gefühl zu geben, Kontrolle über die potentiell bedrohliche Therapiesituation zu haben, sollen die vermiedenen Themen (Partnerschaft, Sexualität) zunächst ausgeklammert bleiben und in der Therapie folgende Grundsätze verfolgt werden (Linehan 1990; Beck et al. 1990):
* Vermeidung der Aufschaukelung von Aggression: Identifizieren von Auslösern, indirektes aggressives oder therapiewidriges Verhalten;
* Vermeidung von "Invalidierung" (Abwerten oder Übergehen) von Bewertungen/Verhalten der Klientin in der therapeutischen Interaktion;
* Kongruenz und Klarheit im Therapeutenverhalten;
* Aufbau von Eigenverantwortlichkeit (ungerechtfertigte Attribution von Mißerfolgen auf Therapeut).

A) Aufbau von Selbstkontrolle bezüglich krankheitsbezogener Probleme

Da die Klientin stark auf krankheitsbezogene Probleme fixiert ist, erscheint zunächst die Konzentration auf diesen Problemschwerpunkt ein wichtiger Ausgangspunkt für den Aufbau einer therapeutischen Beziehung. Denkbar wären folgende Interventionen (s. Melin 1986; Niebel 1990; Kaschel et al. 1990):
* Information über Auslöser und Einflußmöglichkeiten;
* Verstärkung von Selbstbeobachtung (Zusammenhang zu Auslösern, v.a. psychischen Belastungssituationen);
* Analyse und Korrektur von katastrophisierenden Kognitionen bezüglich Juckreiz, Kratzen und Hauterscheinungen;
* Reaktions-Kontrolle bei Juckreiz und Unruhe (Einüben alternativer Handlungen zur Entspannung);
* Verstärkung von Handlungen, die mit positiven Körperempfindungen verbunden sind (z.B. Baden, Sport).

Da eine isolierte Bearbeitung aufgrund der engen funktionalen Zusammenhänge zu den anderen Problembereichen Depression und Partnerschaft wenig erfolgversprechend erscheint, sollten krankheitsbezogene Themen jedoch im weiteren Verlauf verlassen werden.

B) Depressive Kognitionen

Ansatzpunkt für Interventionen sollten in der Folge die depressiven Kognitionen sein. Kognitive Techniken könnten möglicherweise aggressive Reaktanz auslösen und sollten deshalb vorsichtig eingeführt werden. Als Ergänzung zu den eher an rationaler Selbstkontrolle orientierten Verfahren sollen darüber hinaus Imaginationsverfahren zur Vorstellung von angestrebten Verhaltensänderungen (i.S. einer systematischen Desensibilisierung) zur Annäherung an angstbesetzte, vermiedene Probleme eingesetzt werden.
Folgende Therapiemaßnahmen sind möglich:
* Überprüfen und Korrigieren von Katastrophenvorstellungen, dichotomen Denkens (Entweder-oder-Denken) (Beck et al. 1990);
* Aufbau einer positiven Selbstbewertung;
* Aufbau angenehmer Aktivitäten als positive Verstärkungsmöglichkeiten;
* Überprüfung und Korrektur der Erwartung, abgelehnt zu werden;
* Training sozialer Kompetenz: Rollenspiele mit dem Schwerpunkt Umgang mit Kritik (Hahlweg et al. 1982; Liberman et al. 1975).

C) Partnerschaftliche Kommunikation

Nach einer Phase der Abklärung weiterer Problembereiche (Partnerschaft, Trennungsphantasien, Sexualität) wären folgende Interventionen denkbar:
* Kommunikationstraining (Hahlweg et al. 1982): Rollenspiele zum Äußern von positiven und negativen Gefühlen, Äußern von Wünschen, partnerschaftlichem Problemlösen;
* ggf. Maßnahmen zur Verbesserung des Ausdrucks und der Umsetzung sexueller Bedürfnisse (Kaplan 1990);
* Analyse der auslösenden Bedingungen und kognitive Modifikation der Angst vor Verlassenwerden bzw. vor Alleinsein (Beck et al. 1990).

Unter Umständen ist auch an eine Unterstützung von Trennungsabsichten der Klientin zu denken, falls sich diese im weiteren Therapieverlauf noch konkreter bestätigen. Berücksichtigt werden sollte, daß ein Trennungswunsch auch eine Vermeidung der Bearbeitung von Partnerschafts- bzw. sexueller Probleme darstellen könnte. Sinnvollerweise könnten auch im weiteren Verlauf die krankheitsbezogenen Probleme, deren Bearbeitung noch aussteht, wieder einbezogen werden.

Falldarstellung eines Klienten mit inadäquater Krankheitsbewältigung

1. Basisdaten

1.1 Anlaß zur Therapie

Der Klient ist ein 29 Jahre alter Bautechniker; er ist verheiratet und seine Frau erwartet ein Kind. Er suchte eine psychologische Beratung auf, da er schon viele Behandlungsmöglichkeiten (u.a. drei stationäre Aufenthalte in fünf Jahren) bezüglich der Neurodermitis ohne Erfolg ausprobiert hatte. Auch die permanente Anwendung von Cortison (alle zwei Tage) führt nicht zur Erscheinungsfreiheit. Der gesamte Körper ist sehr stark befallen.

Als Hauptbeschwerden nennt er "ewigen" Juckreiz, permanente Hauterscheinungen und "unschönes" Aussehen, daneben vielfältige psychosomatische Symptome wie: Kopfschmerzen, Spannungsgefühle, Ängste, Panikstimmung, Deprimiertheit, Unruhe, Müdigkeit, Schlaflosigkeit, sexuelle Probleme, Sich-nicht-vergnügen-Können, Minderwertigkeitsgefühle. Von der Behandlung erwartet er sich "Hilfe zur Heilung der Neurodermitis". Als aktuelle Probleme gibt er ein ambivalentes Verhältnis zu seiner Mutter, einer 53 Jahre alten Witwe, und Ärger am Arbeitsplatz an.

1.2 Vorläufige Problembereiche

A) Vermeidung von Konflikten zu nahestehenden Personen

Der Klient zeigt eine ausgeprägte Tendenz zur Vermeidung von Konflikten in engeren sozialen Beziehung. Besonders seiner Mutter gegenüber fällt es ihm schwer, seinen Ärger zu äußern, der durch ihre Äußerungen zu seinem Lebensstil oder Fragen nach seinem Befinden und Hautzustand ausgelöst wird.

Im Hinblick auf anstehende Veränderungen der Lebenssituation (Stellenwechsel, Geburt des Kindes, Umzug) vermeidet er ihr gegenüber eine direkte Darstellung seines eigenen Standpunktes, sondern verhält sich abwartend und passiv. Z.B. bietet sich dem Klienten durch ein Stellenangebot im Wohnort der Mutter die Möglichkeit, in das extra für ihn bereitstehende Haus in unmittelbarer Nachbarschaft der Mutter einzuziehen und in der Versorgung des Kindes unterstützt zu werden. Andererseits müßte er sich von Kontrollversuchen der Mutter verstärkt abgrenzen. Eine Entscheidung schiebt er in der Hoffnung auf, daß sich durch die Geburt von alleine Veränderungen ergeben, und spricht weder mit seiner Mutter noch mit seiner Frau über die Probleme.

B) Perfektionismus am Arbeitsplatz

Eine wesentliche Belastungsquelle stellt häufiger Ärger am Arbeitsplatz dar. Seine Tätigkeit in dem Bauamt einer Kleinstadt besteht in der Planung von Bauvorhaben und Überwachung der Umsetzung. Ärger löst häufig das Verhalten von Vorgesetzten aus, die seine schriftlichen Vorschläge nach seiner Meinung oberflächlich und wenig gewissenhaft bearbeiten. Auch die Arbeiter auf den Baustellen würden ihre Arbeit ohne Verantwortungsgefühl und Ordnungssinn ausführen. Diese Mißstände können nach subjektiver Überzeugung nicht verändert werden. Die im Laufe eines Arbeitstages aufgestaute Spannung kann der Klient nur abbauen, indem er sich nach Dienstschluß zuhause erst einmal zurückzieht und durch Kratzen eine "Entladung" herbeiführt.

C) Aufrechterhaltung der Neurodermitis durch erhöhte Anspannung

Es besteht ein enger Zusammenhang zwischen der Anspannung infolge belastender Konfliktsituationen am Arbeitsplatz und dem Auftreten von Juckreiz, Kratzen und Entzündungsreaktionen. Auch die Erstmanifestation stand in zeitlichem Zusammenhang mit erheblichen psychischen Belastungen.

D) Defizite in der Krankheitsverarbeitung der Neurodermitis

Der Klient leidet unter starken, über den gesamten Körper generalisierte Hauterscheinungen. Diese sind fast permanent begleitet von starkem Juckreiz, der für Ein- und Durchschlafstörungen, Müdigkeit, Spannungs- und Erschöpfungsgefühle verantwortlich ist. Einzige Möglichkeit, mit dem Juckreiz umzugehen, sind Kratzen und die verstärkte Anwendung von Cortison. Die Krankheit löst häufig depressive Verstimmungen und das Gefühl der Panik aus, die Krankheit könnte nicht weggehen oder sich verschlimmern.

Subjektiv empfindet er die sichtbaren Hauterscheinungen als "unschön" und möchte sie vor anderen verbergen. Er zeigt sich seiner Frau nicht gerne nackt und vermeidet sexuellen Kontakt. Der Mutter verschweigt er den Hautzustand, um ihre belastenden Vorhaltungen und übertriebenen Mitleidsreaktionen zu umgehen. In Kontakten zu Arbeitskollegen, ist die Angst, beobachtet zu werden, auf die Hautkrankheit angesprochen zu werden, oder hinsichtlich des äußeren Erscheinungsbildes abgelehnt zu werden, besonders stark. Der Klient vermeidet daher persönliche Kontakte oder Ausgehen und lebt sehr zurückgezogen.

E) Defizite im Erleben angenehmer Körperempfindungen (Anhedonie)

Das Erleben von positiven, insbesondere körperbezogener Erfahrungen, ist primär als Folgeerscheinung der Hauterkrankung eingeschränkt. So kann er sich generell nicht vergnügen und auch mit der Freizeit nichts anfangen. Auch die Einschränkung der sexuellen Lust und die mangelnde Fähigkeit, auf angemessene Weise Entspannung herzustellen ("Entladung" durch Kratzen), kann unmittelbar auf den subjektiv unerträglichen Juckreiz zurückgeführt werden.

Die ausgeprägte Unlust am Essen (Untergewicht von 62 kg bei 186 cm) weist jedoch darauf hin, daß die krankheitsbezogenen Beschwerden ein generelles Defizit in der Fähigkeit, körperbezogene Erfahrungen zu genießen, verdecken könnten. Auch die mangelnde Bereitschaft zu Tanzen und sportlichen Aktivitäten könnten Hinweise für eine eingeschränkte Motivation zur Erzeugung und Wahrnehmung angenehmer körperlicher Empfindungen darstellen. Es besteht eine generelle Tendenz, Emotionen - Aggressionen wie auch positive Gefühle - zu kontrollieren und Normen unterzuordnen.

1.3 Diagnose und differentialdiagnostische Erörterung

Achse I: Psychische Faktoren mit Einfluß auf den körperlichen Zustand (DSM III-R: 316.00), Anpassungsstörung mit depressiver Verstimmung (309.00)
Achse II: Zwanghafte Persönlichkeit
Achse III: Neurodermitis

Die für eine zwanghafte Persönlichkeitsstörung charakteristischen Kriterien (Einschränkung in der Äußerung warmer Gefühle, Perfektionismus, rigides Beharren auf eigenen Vorstellungen, übermäßige Bindung an Arbeit und Produktivität, Unentschiedenheit) sind nicht in ausreichender Ausprägung vorhanden, um die Diagnose einer Persönlichkeitsstörung zu rechtfertigen. Gegen eine dysthyme Störung spricht der enge Zusammenhang der depressiven Symptome mit dem Krankheitsverlauf, gegen eine körperdysmorphe Störung das Vorliegen einer körperlichen Veränderung.

1.4 Psychischer Befund

Hinweise auf Denkstörungen, psychotische Störungen oder Suizidtendenzen sind nicht vorhanden.

Auffälliges Verhaltensmuster in den Sitzungen ist das Bemühen um präzise und detaillierte Darstellung von Sachverhalten. Der Klient verbalisiert eigene Gefühle nur selten; z.B. liefert er eine eher rationale Beschreibung des Verhältnisses zur Mutter als "Zwiespalt", ohne daß spürbar wird, welche Gefühle ihn bewegen.

Charakteristisches Merkmal des äußeren Erscheinungsbildes ist seine hagere Gestalt (Untergewicht: 62 kg bei 185 cm Körpergröße) und steife Bewegungen (der Hals wird immer aufrecht gehalten), um eine Irritation der entzündeten Haut am Hals zu vermeiden.

1.5 Soziobiographische Anamnese

Der Klient ist der einzige Sohn einer 53 Jahre alten Witwe. Der Vater, ein Schreiner, starb an den Folgen eines Arbeitsunfalls, als der Klient zehn Jahre alt war. Vier Jahre später starb auch die zwei Jahre ältere Schwester an Hirnblutungen; der Klient selbst entdeckte sie morgens in ihrem Bett.

Den Vater beschreibt er als eher streng und dominant; er brachte Ordnung in die Familie. Zu ihm habe er kein "warmes" Verhältnis gehabt.

Nach den beiden Todesfällen wurden alle Aktivitäten und Äußerungen, die mit Freude verbunden waren, von Trauer verdrängt. Die Mutter konzentrierte sich immer stärker auf den Sohn und engt ihn bis heute ein. Die Absichten seiner Mutter betrachtet er mit Ironie: "Sie sagt, sie will ja nur das Beste."

Der Klient zog sich innerhalb der Familie immer mehr zurück. Nach einem Jahr holte die Mutter einen neuen Lebenspartner ins Haus, zu dem der Kl. ein sehr distanziertes Verhältnis hatte. Zu Freunden außerhalb der Familie blieb der Kontakt bis zum Studium gleichbleibend gut.

In der Lehrzeit entwickelte sich der Klient nach eigenen Worten zu einem "Stubenhocker": er zog sich häufig auf sein Zimmer zurück und sah fern. Mit 18 Jahren bekam er durch ein eigenes Auto mehr Bewegungsfreiheit und lernte kurz danach auch seine erste Freundin kennen. Seiner Mutter hat er immer weniger von sich erzählt. Nach Abschluß der zweijährigen Lehre begann er ein Studium der Bautechnik. Kurz danach lernte er die zweite Freundin, seine jetzige Frau kennen. Diese, eine ausgebildete Konditorin, war von der Mutter "schon eher akzeptiert als die erste".

Nach dem Studienabschluß nahm er mit 24 Jahren seine erste Stelle an, zog gleichzeitig aus dem Elternhaus aus und mit seiner Freundin zusammen. In diese Zeit fiel die Erstmanifestation der Neurodermitis; diese führte der Klient v.a. auf den Streß am Arbeitsplatz zurück, da ihm keine Einarbeitungszeit zugestanden wurde und er die Arbeitsabläufe noch nicht durchschaute.

Vor zwei Jahren heiratete er die Freundin; beide erwarten z.Zt. ein Kind. Mit der Mutter verbindet ihn eine durch regelmäßige Besuche eine "Haß-Liebe", in der die als einengend erlebte Kontrolle auch über den Auszug aus dem Elternhaus hinaus aufrechterhalten wird.

2. Verhaltensanalyse

2.1 Informationsquellen

* Exploration
* Fragebogen zur aktuellen Lebenssituation und Lebensgeschichte
* Neurodermitis-Fragebogen: (erhöhte Werte in den Skalen: "Leidensdruck", "Soziale Stigmatisierung", "Einschränkung der Lebensqualität"; s. Abb. 2)
* Interaktionsangst-Fragebogen (erhöhte Werte in den Skalen: "Angst vor Normüberschreitung"; "Angst vor öffentlichen Auftritten"; "Angst vor Bewährungssituationen")
* Freiburger Persönlichkeits-Inventar (verringerte "Lebenszufriedenheit", erhöhte "Leistungsorientierung", erhöhte "Körperbeschwerden", verringerte "Aggressivität")

2.2 Funktionale Analyse des problematischen Verhaltens

A) Konflikt-Vermeidung

Auslösende Problemsituationen sind v.a. Entscheidungssituationen, in denen eigene Interessen in Konflikt stehen mit den Forderungen der Mutter, die vom Klienten als einengend erlebt werden und Wut auslösen. Die Vorstellung eines offenen Konfliktes mit der Mutter ruft jedoch gleichzeitig die Erwartung von bedrohlichen Konsequenzen (Zerwürfnis) hervor. Diese Kognition geht mit Angst und Schuldgefühlen ("Ich darf sie nicht im Stich lassen"), Erregung und einer Handlungsblockade einher. Statt direkter Äußerungen zu seinem Standpunkt oder seinen Gefühlen hält der Klient seine Meinung zurück und zeigt ein eher passives, abwartendes Verhalten.

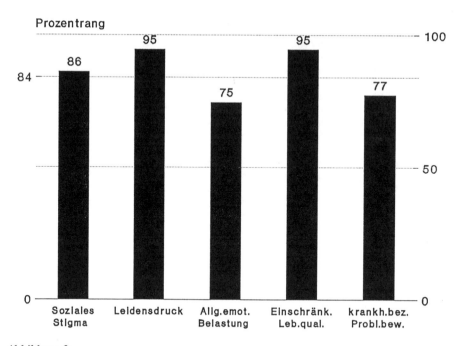

Abbildung 2:
Ergebnisse des Klienten im Marburger Fragebogen zur Krankheitsverarbeitung bei
Neurodermitis (Prozentränge der Skalen, bezogen auf die Normstichprobe)

Die kurzfristige Verringerung von Angst vor der Aggressionsäußerung wirkt negativ verstärkend. Die Reaktionen der Bezugspersonen auf das Rückzugsverhalten können sowohl als positive Verstärkung (Zuwendung und Nachgeben) als auch i.S. einer negativen Verstärkung (Wegfallen von Nichtbeachtung und Streit) aufgefaßt werden.
Langfristig überwiegen jedoch negative Konsequenzen: die Überzeugung, sein Leben nicht aktiv nach eigenen Zielen steuern zu können (Hilflosigkeit); belastende Konflikt- und Entscheidungssituationen bleiben bestehen; die Hauterscheinungen werden durch die dauerhafte vegetative Aktivierung verstärkt (s. C).

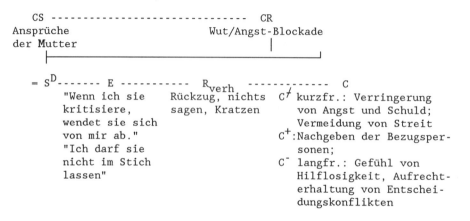

B) Irrationale Forderung nach Perfektion

Die übermäßig häufig und ausgeprägten Ärgerreaktionen am Arbeitsplatz wird durch fehlerhafte Arbeit von Vorgesetzten und untergeordneten Mitarbeitern ausgelöst. Verhaltenssteuernd sind die Überzeugungen, daß man immer alles gründlich und gewissenhaft machen muß, und die Erwartung, die anderen sollten ebenso gründlich und gewissenhaft sein.

Der Ärger geht mit einer starken physiologischen Erregung einher, die sich in Bauchverspannung und in Juckreiz äußert. Der Klient verhält sich jedoch passiv und äußert weder direkt Kritik noch Ärger, sondern zieht sich häufig zurück (z.B. auf die Toilette) und kratzt sich. Das Rückzugsverhalten wird negativ verstärkt, indem er direkten Konfrontationen aus dem Weg geht. Durch seinen Ärger vermeidet er es auch, einen unzuverlässigen Eindruck zu machen, wenn er sich mit der Unzuverlässigkeit arrangieren würde (negative Selbst-Verstärkung). Als negative Konsequenzen sind das hohe Anspannungsniveau und die Aufrechterhaltung der Symptomatik nicht mehr verhaltenswirksam.

S^D ---------------- E ---------------- R ------------------ C

eigenes Papier von Vorgesetztem zurückerhalten	"Man muß seine Arbeit gründlich tun"	kogn.: "Schlamperei ist eine Zumutung" physiol.: Bauchverspannung, Juckreiz emot.: Ärger verh.: nichts sagen, Kratzen	$C^{\nearrow}$ Vermeidung, als unzuverlässig zu gelten; $C^{\nearrow}$ keine Konflikte; C- Anspannung bleibt bestehen, Juckreiz

C) Aufrechterhaltung der Neurodermitis durch mangelnde Bewältigung von Konflikten am Arbeitsplatz und mit Bezugspersonen

Die unter A) und B) dargestellten Konfliktsituationen werden von einer permanenten Überaktivierung des vegetativen Nervensystems begleitet, die neben einer diffusen Anspannung auch starken Juckreiz zur Folge hat. Der auf den Juckreiz und/oder auf die diffuse Anspannung folgende (konditionierte) Kratzimpuls kann von dem Klienten nicht durch ein adäquates aktives Verhalten (z.B. direkter Ausdruck von Ärger) bewältigt werden, sondern löst starkes Kratzen aus (Bedingungsmodell s. D).

D) Mangelnde Krankheitsbewältigung

a) Ungünstige Strategien im Umgang mit dem Kratzimpuls

Der starke Kratzimpuls des Klienten wird nicht nur durch Juckreiz ausgelöst, sondern auch durch diffuse Anspannung in Konfliktsituationen. Als einzige Gegenmaßnahme wendet der Klient regelmäßig Cortison an, das jedoch langfristig schädliche Nebenwirkungen hat. Mangels alternativer Bewältigungsmöglichkeiten geht der Kratzimpuls meist in Kratzen über. Das Kratzen wird zusätzlich gefördert durch Rückzugsverhalten (z.B. Aufsuchen der Toilette am Arbeitsplatz) und ungünstige Kognitionen ("Ich muß mich abreagieren").

Die kurzfristige Verringerung von Anspannung und Juckreiz wirkt als negative Verstärkung des Kratzens. Langfristig intensiviert das Kratzen jedoch die Hautentzündung und trägt zur Chronifizierung der Symptomatik bei. Zusätzlich ergibt sich als positive Verstärkung die Schonung und Versorgung durch die Frau und die Mutter; und als negative Verstärkung das Wegfallen der Notwendigkeit, eigene Bedürfnisse nach Ruhe und geregeltem Tagesablauf offen auszudrücken.

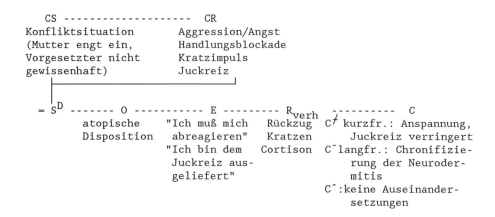

b) Entstellungsgefühl

Die sichtbaren Hauterscheinungen werden als erhebliche Einschränkung der äußerlichen Attraktivität bewertet. Sie lösen die Erwartung von negativen Reaktionen anderer (Anstarren, Ansprechen, Abwertung) aus. Diese Angst ist teilweise zurückzuführen auf die Fehlinterpretation von neutrale Aufmerksamkeitsreaktionen, teilweise jedoch auch auf die eindeutiger bestrafenden Vorwürfe der Mutter.

Durch das negativ verstärkte Rückzugs- und Vermeidungsverhalten (im sexuellem Kontakt zu seiner Frau, in sozialen Kontakten zu Kollegen) werden die Möglichkeiten, soziale Verstärkung zu erfahren, eingeschränkt. Hieraus resultiert die Überzeugung, durch die Neurodermitis im Leben generell eingeschränkt zu sein, die mit depressiven Verstimmungen einhergeht.

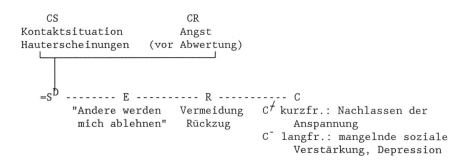

E) Vermeidung positiver körperbezogener Empfindungen (Anhedonie)

Die Wahrnehmung von positiven Körperempfindungen wird auch durch eine Vermeidung von genußerzeugenden Aktivitäten eingeschränkt. Verhaltenssteuernd sind Oberpläne, die Selbstkontrolle und Leistungsfähigkeit betonen und Vergnügen sanktionieren.

Die antizipatorische Verletzung dieser Verhaltenspläne löst Schuldgefühle aus, die durch das Vermeidungsverhalten wieder abgebaut werden. Das auf diese Weise negativ verstärkte Vermeidungsverhalten schränkt langfristig die Befriedigung vitaler Bedürfnisse und die Möglichkeiten positiver Verstärkung durch angenehme Aktivitäten ein und trägt zu depressiven Verstimmungen bei.

```
S^D -------------- E ---------- R1 -------- R2 ----------- C
Denken an      "Man darf sich  Schuld-    Vermeidung    C⁺ kurzfr.: kein
Essen, Frei-   nicht gehen     gefühl     Passivität    Schuldgefühl
zeit,          lassen"                                  C⁻ langfr.: man-
sexuelle                                                gelnde sexuelle
                                                        Befriedigung,
                                                        Untergewicht,
                                                        Depression
```

2.3 Zusammenfassung

Die Verhaltensanalyse weist auf mehrere funktionale Zusammenhänge zwischen der Neurodermitis und Problemverhaltensweisen des Klienten hin. Im Vordergrund steht die Vermeidung von Konflikten am Arbeitsplatz und zu Bezugspersonen. Die Hilflosigkeit in Entscheidungs- und Konfliktsituationen wird aufrechterhalten, was zu einer Chronifizierung von Juckreiz und Hautentzündung beiträgt.

Eine weitere Belastungsquelle stellen irrationale hohe Anforderungen an die eigene Leistung und die der anderen Mitarbeiter dar. Der aus der Nichterfüllung dieser Erwartungen resultierende, nicht geäußerte Ärger geht mit einer chronischen Überaktivierung des vegetativen Nervensystems einher, die durch die Beeinträchtigung der Immunabwehr (bei bestehender atopischer Disposition) die Hautsymptomatik verstärkt. Das ausgeprägte Kratzverhalten als einzige Selbstkontrollstrategie zum Abbau von Anspannung trägt direkt zur Symptomverschlechterung bei.

Auch die Strategien im Umgang mit den krankheitsbedingten Problemen sind ungünstig: außer der langfristig ungünstigen Daueranwendung von Cortison fehlen aktive Bewältigungs-Strategien zum Abbau von Juckreiz und zur Verhinderung von Kratzen. Die sichtbaren Hauterscheinungen lösen in allen Lebensbereichen Vermeidungs- und Rückzugsverhalten aus, einhergehend mit dem subjektiven Gefühl der generellen Einschräkung des Lebens durch die Neurodermitis und depressiven Verstimmungen.

Noch abzuklären bleibt, ob ein Defizit in der Fähigkeit, angenehme Körperempfindungen genießen zu können, besteht. Dieses Defizit könnte auf Verhaltenspläne zurückzuführen sein, deren Verletzung oder auch antizipierte Verletzung mit Schuldgefühlen verbunden sein könnte. Die verringerte Häufigkeit positiver körperbezogener Erfahrungen stellt möglicherweise eine Bedingung für die Aufrechterhaltung depressiver Verstimmungen dar.

2.4 Lerngeschichte

zu A) Vermeidung von Konflikten zu nahestehenden Personen

Der Tod des Vaters und der Schwester war ein wichtiger Einschnitt in der Entwicklung des Klienten. In der Folgezeit engte die Mutter ihren Sohn ein, um die Gefahr eines erneuten Verlustes zu verhindern, und behinderte die Entwicklung der Fähigkeit, eigene Standpunkte in Konflikten mit Bezugspersonen offen zu vertreten oder Ärger auszudrücken.

Rückzugsverhalten, passives oder normangepaßtes Verhalten (Fleiß) wurden negativ verstärkt, da dann die Sorgen, die sich die Mutter um den Sohn machte, wegfielen. Aktives, auf Unabhängigkeit abzielendes Problemlöseverhalten wurde durch die Ängste der Mutter, verlassen zu werden oder erneut einen Verlust zu erfahren, gehemmt. Durch das Nichtvorhandensein eines väterlichen Modells fehlte zudem die Möglichkeit, offensive, auch aggressive Verhaltensweisen in zwischenmenschlichen Beziehungen zu übernehmen.

zu B) Irrationale Forderung nach Perfektion

Nach eigener Einschätzung war der Klient in der Jugend immer ein eher mittelmäßiger Schüler ohne besonderen Ehrgeiz. Mit Antritt der Bauzeichner-Lehre veränderte sich die berufliche

Leistungsmotivation: er war froh, endlich eigenes Geld verdienen zu können, möglicherweise da ihm dies wachsende Unabhängigkeit von seiner Mutter erlaubte.

Zudem lobte der damalige Chef seine Gewissenhaftigkeit. Die Übernahme dieser Verhaltensregel im Berufsleben ist möglicherweise darauf zurückzuführen, daß der Chef ein Modell für ihn darstellte, das den Vater ersetzte.

Er wurde jedoch zunehmend unzufrieden damit, daß er mit seinen Fähigkeiten wenig ausrichten konnte und sich unterordnen mußte, und begann das Studium. Nach anfänglichen Schwierigkeiten wuchs mit zunehmender Kompetenz auch der Ärger über die Leistung der Vorgesetzten, die seiner Meinung nach "kompetenter und informierter" sein müßten. Die Abwertung anderer ist der Versuch, die verlorengegange positive Selbstverstärkung bezüglich seiner der Gewissenhaftigkeit auszugleichen.

zu C) und D): Aufrechterhaltung der Neurodermitis durch Konfliktsituationen und
             Krankheitsbewältigung

Die Erstmanifestation der Neurodermitis fällt mit einschneidenden lebensverändernden Ereignissen zusammen: dem Auszug aus dem Haus der Mutter, dem Zusammenziehen mit der Freundin, und dem Eintritt ins Berufsleben. Durch das Auftreten der Neurodermitis wurden die Belastungen zunächst eher verringert: die drohende Überlastung im Beruf, Schuldgefühle wegen des Verlassens der Mutter, möglicherweise auch Anfangsprobleme im Zusammenleben mit der Freundin. Krankheitsbedingter Rückzug wurde durch den Wegfall der Anforderungen negativ verstärkt; das Versorgtwerden kann i.S. einer positiven Verstärkung oder einer negativen Verstärkung (Vermeidung von Selbstständigkeit) aufgefaßt werden. So zog sich der Klient während einer gravierenden Partnerschaftskrise wegen eines starken Krankheitsschubes zu seiner Mutter zurück. Die Freundin zog ihre Trennungsabsichten zurück, als beide sich in einem klärenden Gespräch auf die Neurodermitis und nicht diskrepante Standpunkte als eigentliche Ursache für die Krise einigen konnten. Diese Erfahrung dürfte den Aufbau von Krankheitsverhalten in der partnerschaftlichen Situation begünstigt und die Entwicklung von Selbstkontrolle behindert haben.

zu E) Vermeidung positiver körperbezogener Empfindungen (Anhedonie)

Das Fehlen von Genuß beim Essen ist in der Erinnerung des Klienten ein seit der Kindheit bestehendes Charakteristikum ("ich das Brötchen, der Freund die Wurst"). Insbesondere aber in der Zeit nach dem Tod des Vaters wurden alle Aktivitäten und Äußerungen, die mit Freude verbunden waren, unterdrückt, Trauer dagegen - im Erleben des Klienten - von der Mutter eher positiv verstärkt.

2.5 Selbstkontrolle

Eine aktive Selbstkontrolle der Problemverhaltensweisen ist nicht gegeben, sieht man von den Vermeidungs-Tendenzen ab. Die Daueranwendung von Cortison ist der einzige Versuch, die Neurodermitis zu kontrollieren.

3. Mögliche Therapieziele

Aus der Problemanalyse lassen sich eine beträchtliche Zahl von Therapiezielen ableiten, die nicht zwangsläufig alle verfolgt werden sollten, sondern im weiteren Therapieverlauf eingegrenzt werden sollten.

zu A) Tendenz zur Konfliktvermeidung:
*   Verbesserung der Fähigkeit zur konstruktiven Auseinandersetzung in den Beziehungen zu nahestehenden Personen;
*   Verbesserung der Wahrnehmung und Äußerung eigener Interessen;
*   Korrektur einschränkender kognitiver Verhaltenspläne;

zu B) Perfektionismus
* Überprüfung unangemessener Kognitionen bezüglich Perfektionismus, übermäßigem Verantwortungsgefühl und Kontrollstreben;
* Strategien zur aktiven Lösung von Konflikten am Arbeitsplatz zu erarbeiten.

zu C) Aufrechterhaltung der Neurodermitis durch Anspannung:
* Verbesserung der Selbstbeobachtung in Streßsituationen,
* Abbau von Anspannung durch Entspannungsmethoden.

zu D) Krankheitsbewältigung
* Vermittlung von Selbstkontroll-Strategien bezüglich Juckreiz-Kratz-Zirkel;
* Verbesserung der Selbstbeobachtung von Kratzen;
* Aufbau von Stimulus- und Reaktionskontrolle;
* Vermittlung von Entspannungsmethoden;
* Aufbau des Gefühls von Kontrolle über Krankheit.

Bezüglich Angst vor negativen Reaktionen aufgrund der sichtbaren Hauterscheinungen:
* Verbesserung sozialer Kompetenzen in krankheitsspezifischen Problemsituationen,
* Überprüfung und Korrektur unangemessener Kognitionen bezüglich derHauterscheinungen.

zu E) Verbesserung der Wahrnehmung positiver körperbezogener Empfindungen
* Verbesserung der Fähigkeit zur Wahrnehmung und Herbeiführung angenehmer körperlicher Zustände;
* Aufbau angenehmer, mit Genuß verbundener Aktivitäten,
* Identifizierung und Bearbeitung eingeschränkender Kognitionen.

3.2 Strategische und konkrete Therapieplanung

Aufgrund des emotional kontrollierten Verhaltens und der übermäßigen Betonung von Leistungsaspekten des Klienten soll die Therapie zu Beginn problemfokussiert und strukturiert gestaltet werden. Die Therapieziele sollen gemeinsam mit dem Klienten klar festgehalten werden. Zunächst soll der aktuelle Konflikt mit der Mutter bearbeitet werden mit dem Ziel, möglichst frühzeitig Fortschritte in der Therapie zu erreichen. Dabei ist der Einsatz folgende Methoden denkbar:

A) Abbau von Konfliktvermeidung gegenüber nahestehenden Personen:
* Kommunikationstraining mit dem Schwerpunkt: direkte Äußerung von Ärger (Hahlweg et al. 1982).
* Problemlösetraining (Fliegel et al. 1981); besonders Problemdefinition und Zielfindung.

C) Aufbau von Selbstkontrolle bezüglich Juckreiz und Kratzen (s. Melin 1986, Niebel 1990, Kaschel 1990). U.a. könnten folgende Therapieansätze verfolgt werden:
* Vermittlung von Information bezügl. Auslöser und Einflußmöglichkeiten
* Progressive Muskelentspannung
* Selbstbeobachtung von Juckreiz und Kratzen
* Abbau von Reizen, die Kratzen auslösen (Stimulus-Kontrolle)
* Einübung von Alternativgewohnheiten bei Juckreiz (Reaktionskontrolle)
* Habit-Reversal-Techniken (Training der Wahrnehmung des Ablaufs, Aufbau von Signalen zur Unterbrechung des Ablaufs, Einsatz von Alternativhandlungen)

Durch die Konzentration auf Juckreiz und Kratzen entsteht die Gefahr, daß krankheitsbezogene Probleme zu stark in den Vordergrund treten und die ausgeprägte depressive Krankheitsverarbeitung des Klienten verstärken. Es sollen daher parallel hierzu angenehme körperbezogene Aktivitäten aufgebaut werden. Denkbar sind als Maßnahmen modifizierte Elemente des Genußtrainings von Lutz (1983) mit den Schwerpunkten:

E) Verbesserung der Wahrnehmung positiver körperbezogener Empfindungen hinsichtlich:
*   Empfindungen auf der Haut,
*   auf Bewegung bezogene Erfahrungen wie Sport oder Tanzen,
*   Geschmack und Essen.

Die Beobachtung auslösender Bedingungen von Juckreiz und Kratzen wird die Motivation erhöhen, streßerzeugende Kognitionen am Arbeitsplatz zu bearbeiten.

B) Perfektionismus am Arbeitsplatz:
*   Selbstbeobachtung unangemessener Kognitionen und des Zusammenhangs zu Ärger und Anspannung (Mehrspaltenprotokoll)
*   Überprüfung und Veränderung ungünstiger Einstellungen (rational-emotive Therapie; Walen et al. 1982)

D) Zum Abbau von Ängsten hinsichtlich der Sichtbarkeit der Hauterscheinungen könnten folgende Verfahren zum Einsatz kommen:
*   Videofeedback a) zur Verdeutlichung der Relevanz von Hauterscheinungen und nonverbaler Verhaltensaspekte für die Fremd-Einschätzung;
    b) zur Abbau von Angst bei visueller Exponierung;
    c) Identifizierung von Kognitionen bezüglich Hauterscheinungen.
*   Überprüfung und Korrektur ungünstiger Kognitionen in Problemsituationen durch kognitive Verfahren (Beck et al. 1981)
*   Training krankheitsspezifischer sozialer Kompetenzen (Auf Fragen bezüglich der Erkrankung reagieren; sich abgrenzen können von übertriebenem Mitleidsreaktionen)

Diskussion

Die vorliegende Arbeit sollte anhand von Problemanalysen ausgewählter Falldarstellungen veranschaulichen, wie krankheitsbezogene Probleme bei Neurodermitis aus verhaltenstherapeutischer Sicht formal dargestellt werden können. Durch das Bemühen um eine transparente Ableitung verhaltenstherapeutischer Interventionen aus einer möglichst konkreten Beschreibung von Problemverhaltensweisen ergibt sich die für die Verhaltenstherapie charakteristische Untergliederung übergeordneter, allgemeiner Probleme in Teilprobleme.

In der Praxis stellen Problemanalysen im wesentlichen eine Hilfe zur Ableitung konkreter Therapiemaßnahmen dar. Auch in der Verhaltenstherapie setzt sich zunehmend der Standpunkt durch, daß Therapie nicht in der planbaren, zielorientierten Anwendung von Methoden besteht, die aus der Problemanalyse abgeleitet werden; sondern aufzufassen ist als ein flexibel zu gestaltender heuristischer Prozeß (Grawe 1988). Strenggenommen lassen sich weder zu Beginn Therapieziele endgültig definieren, noch Diagnostik und Therapie voneinander trennen. Dementsprechend soll die Vielfalt der aufgezählten Interventionen nicht suggerieren, eine erfolgreiche Therapie bestehe in der konsequenten Durchführung aller Maßnahmen. Zu welchem Zeitpunkt welche Maßnahme sinnvoll ist, hängt von der Einschätzung der Veränderungsmotivation des Klienten und der therapeutischen Beziehung durch den Therapeuten ab.

Die Fallbeispiele wurden auch ausgewählt, um zu verdeutlichen, daß eine Konzentration verhaltenstherapeutischer Veränderungsmaßnahmen auf krankheitsbezogene Probleme, wie sie wissenschaftliche Therapiestudien (insbes. Haynes et al.

1979; Melin et al. 1986; Kaschel et al. 1989; Cole et al. 1988) nahelegen, im Einzelfall unzureichend sein kann. So erscheint es notwendig, die Symptomatik nicht nur in funktionellen Zusammenhängen zu aktuellen auslösenden und aufrechterhaltenden Bedingungen zu betrachten, sondern auch überdauernde Defizite zu berücksichtigen.

In beiden Fällen waren sowohl krankheitsauslösende psychische Faktoren als auch krankheitsreaktive Probleme (Krankheitsbewältigung) und eine ausgeprägte emotionale Beeinträchtigung durch die Erkrankung festzustellen. Die Problemanalyse ergab jedoch Zusammenhänge der somatischen Symptomatik zu unterschiedlichen Problemverhaltensweisen, die sich auch in der strategischen Therapieplanung niederschlug.

Im ersten Fall war das exzessive Kratzen weniger als Problemverhaltensweise, sondern eher als eine Bewältigungsstrategie für basalere Defizite einzuordnen. Dies hat zur Folge, daß der Therapieschwerpunkt langfristig in der Bearbeitung kognitiver Schemata und zugrundeliegender Überzeugungen sowie im Aufbau adäquater Kommunikations- und sozialer Kompetenzen gesehen wird. Eine differenziertere Verhaltensanalyse (z.B. Abklärung von auslösenden Ängsten) wurde durch die Vermeidensstrategie der Klientin auch in der Therapie erschwert. Zunächst war daher auch der Aufbau adäquater Rahmenbedingungen vorrangiges Therapieziel; Probleme der Krankheitsbewältigung bildeten den "Aufhänger", um Einsicht in zugrundeliegende Probleme zu fördern. Im zweiten Fall dagegen standen inadäquate Strategien der Krankheitsbewältigung gleichrangig neben Problemen der Konfliktbewältigung, stresserzeugenden Kognitionen und Defiziten im positiven Körpererleben. Problemverhaltensweisen, auslösende und aufrechterhaltenden Bedingungen waren klarer zu identifizieren. Der Klient hatte ein adäquates Konzept seiner Probleme und damit eine günstigere Therapiemotivation.

Ein weiterer Unterschied bestand im Zeitpunkt der Erstmanifestation: im Falle der psychisch stärker beeinträchtigten Klientin hatte sich die Neurodermitis früh manifestiert. Die biographischen Informationen sprechen dafür, daß die basalen Defizite auf ungünstige Sozialisationserfahrungen in der Familie zurückführbar sind und die seit Geburt bestehende Erkrankung in die problematischen Bewältigungsstrategien der Klientin integriert wurde. Die späte Erstmanifestation der Neurodermitis im zweiten Fall könnte dagegen als Hinweis gewertet werden, daß eine isolierte Betrachtung und Behandlung der krankheitsreaktiven Probleme gerchtfertigt sein könnte.

Die Falldarstellungen veranschaulichen, daß eine Operationalisierung situationsübergreifender Verhaltensaspekte (Persönlichkeitsmerkmale oder -störungen) durch charakteristische kognitive Verhaltenspläne möglich ist. Betont werden sollte, daß keine verallgemeinernden Schlußfolgerungen auf einen Zusammenhang zwischen krankheitsspezifischen Persönlichkeitsmerkmalen oder Konfliktkonstellationen und Neurodermitis (s.a. Thomä 1980) gezogen werden können und auch kein Empfehlungen hinsichtlich therapeutischer Interventionen abgeleitet werden können. Vielmehr sollte dazu angeregt werden, aufgrund einer eingehenden Problemanalyse individuelle Problemschwerpunkte herauszuarbeiten und die relevanten funktionalen Zusammenhänge zur Erkrankung zu beschreiben.

Psychoanalytische Falldarstellung:
Behandlung einer Patientin mit den Leitsymptomen Kontaktekzem und Bulimie

Christina Detig-Kohler

Zusammenfassung

Zur Illustration einer psychoanalytischen Falldarstellung dient der Ausschnitt einer Krankenge-schichte einer 26jährigen Patientin, die als Leitsymptome eine Kontakt-Allergie und eine Bulimie als psychosomatische Reaktion bei einer weiblichen Identitäts- und Intimitätsstörung aufweist.

Am Beispiel der Übertragungs-Konstellation soll die unbewußte und bewußte Konfliktdynamik aufgezeigt werden.

Im Verlauf der Analyse zeichnete sich eine progressive Entwicklung ab, in deren Folge die Indi-viduationsproble-matik der Patientin durchgearbeitet und erfolgreich verändert werden konnte. Da-bei verschwanden die Störungen im Kontaktbereich (Arbeitsstörung, Beziehungsstörung), worunter auch die Kontakt-Allergie als psychosomatische Reaktion gezählt wird. Ebenso war die Patientin erstmals zu einer dauerhaften Partnerbeziehung fähig, während sie noch zu Anfang der Analyse glaubte, nur mit Hilfe von Selbstverstümmelung (Schönheitsoperationen) sich in ihrer "Haut wohl-zufühlen". Am Ende der Behandlung konnten bis auf die Isolierung eines Teilsymptoms (bulämische Reaktion), an dem die Patientin weiterhin in wesentlich verminderter Form festhielt, die destruktiven Anteile größtenteils aufgegeben werden.

Summary

An excerpt from the medical history of a 26 year old female patient serves to illustrate a psychoanaly-tic case in which a contact allergy and a bulimy proved to be manifestations of a psychosomatic reac-tion to a female identity crisis.

Using transference constellations as an example the conscious and unconscious conflict dynamic is shown.

In the course of the analysis a progressive development emerged in consequence of which the pa-tient's individuation problem was worked out and successfully altered. Contact disorders at work and in personal relationships disappeared as well as the contact allergy which must here be considered to have been a pschosomatic reaction. The patient was able for the first time in her life to enter into an extended partner relationship. At the start of analysis she thought that she could only feel at home with herself ("happy in her skin") with the help of self mutilation (cosmetic surgery). As a reaction to these changes, however, a fear emerged on the part of the patient that she would also lose the bulimy symptom. She finally decided to end the analysis in order to hang onto the symptom linked to a high secondary dividend (as a disease). She thereby unconsciously resisted the recognition and the working through of her compulsive oedipal wishes which it was necessary to work through with the analyst.

1. Kasuistik/Vorbemerkung

Zunächst sei darauf hingewiesen, daß es der Autorin in ihrer Darstellung vor allem um die Widerspiegelung der Arzt-Patient-Beziehung, zum Zwecke der Veran-schaulichung psychoanalytischen Vorgehens, geht. Das Augenmerk dieser Kasui-stik richtet sich also weniger auf kausale Zusammenhänge, sondern hauptsächlich auf die Wahrnehmung typischer Verhaltens- und Erlebnisweisen, bzw. deren unbewußter Motivation, einschl. der Abwehrvorgänge und deren Auswirkungen auf affektiv-kognitive Prozesse, die sich in der therapeutischen Arbeitsbeziehung entfalten. Die sich dann im Rahmen der hic-et-nunc Beziehung zwischen Patientin und Psychoanalytikerin wiederherstellende unbewußte Beziehungs- und Konfliktkonstellation der frühen Kindheit, erlaubt das gemeinsame Erarbeiten und Verstehen subjektiver Bedeutungszusammenhänge und bietet dem Patienten die Möglichkeit, neue Lösungsversuche sich anzueignen.

Einleitung der Behandlung: Vorgespräche

Es meldet sich telefonisch eine 26jährige Patientin, die wegen *Kontaktstörungen* eine Analyse machen möchte. Folgende Initialszene im Erstgespräch entwickelt sich: Nachdem ich (die Analytikerin) 20 Min. gewartet habe, kommt mir auf dem Weg ins Sekretariat eine sichtlich verärgerte junge Frau entgegen. Ohne es näher für mich erklären zu können, spüre ich, daß es sich um "meine Patientin" handeln muß. Sogleich konstatiert sie aufgebracht, seit 20 Minuten vergeblich in einem anderen Raum auf mich (ohne daß ich mich vorgestellt hatte, ging sie davon aus, daß ich ihre Gesprächspartnerin sei) gewartet zu haben. Sie träfe also keine Schuld, denn sie sei pünktlich gewesen und sie sagt: "*Sie* haben mich vergessen!" Ich denke, hier geht es wohl um Schuld und Wiedergutmachung und spreche in einem beruhigenden Ton von einem Mißverständnis. Als ich sie dann mir gegenübersitzend in aller Ruhe betrachte, sehe ich eine junge Frau, an der *äußerlich* alles stimmt: moderne Kleidung, wohl komponierte Farben und ein dezentes Make up. Daneben gibt es aber auch noch einen anderen Ausdruck an ihr. Sie wirkt irgendwie sehr kindlich, eher wie ein Mädchen, und taxiert mich mit großen schwarzen Augen auf eine unangenehme Weise. Ebenso ist zwischen der Bubikopf-Frisur und der auffällig hellen porzellanartig-schimmernden Haut ein merkwürdiger Widerspruch. Die Patientin berichtet dann, daß sie unter einem *Kontaktekzem* leide, was dazu führe, daß sie sich im zwischenmenschlichen Bereich mehr und mehr von anderen Menschen zurückziehe. Dann klagt sie ausführlich über Arbeitsstörungen und die Angst zu versagen. Mich an die Eingangsszene erinnernd, sage ich: "Naja, dann wollten Sie vorhin von mir geholt werden, weil Sie Angst hatten, auf mich zuzukommen." Erleichtert, als hätte sie sich in ihrem Kontaktproblem verstanden gefühlt, berichtet sie danach von den (Kontakt-)Problemen ihrer Familie, um auf diese Weise etwas von ihrem Problem zu zeigen. Der eine Bruder, ein "Versager", könne keine Beziehungen zu Frauen aufbauen. Die drei älteren Schwestern seien aber beruflich außerordentlich erfolgreich, während sie privat gescheitert seien. Am kränkesten sei der Vater, da er das "gute Klima" zwischen ihr und der Mutter zerstören wolle. Die Mutter stände immer "dazwischen" und könne sich nicht wehren.

Da sie über sich selber schweigt, deute ich, wiederum an ihre Bemerkung in der Initialszene denkend, daß es mir so vorkommt, als ob sie sich als Jüngste in der großen Familie vergessen fühle. Sichtbar von meiner Aussage berührt, sie bekommt ein rotes Gesicht, schildert sie, daß sie sich bereits in der Grundschule aus Angst vor den anderen versteckt habe. Während ich an unser Versteckspiel am Anfang denke, berichtet sie, daß sie immer gehofft habe, man würde sie vermissen, da sie sich in den Pausen vorzugsweise in der Toilette eingeschlossen habe. Vor allem, wenn das seit Jahren bestehende Kontaktekzem "aufflammte", hielt sie an der Vorstellung fest, "die anderen ekeln sich vor mir". Dann erfahre ich, daß sie bis zu ihrem 14. Lebensjahr eine gute Schülerin war, bis dann die Arbeitsstörungen auftraten. Man habe eine Depression diagnostiziert, in deren Folge sie ein halbes Jahr lang nicht mehr in die Schule ging. Erst mit Hilfe einer Therapie habe sie sich wieder in die Schule "getraut". Momentan fühle sie sich ähnlich, sie traue sich nichts mehr zu, und habe Angst vor dem anstehenden Arbeitsplatzwechsel.

Auf meinen Vorschlag hin, ein zweites Gespräch durchzuführen, entsteht eine ähnliche Dynamik wie zu Beginn. Sie will mich festnageln und verlangt eine feste Zusicherung für eine analytische Behandlung. Auch meine Deutung: "Sie befürchten, auch ich könnte mich vor Ihnen ekeln" führt zu keiner Beruhigung, sie will sofort erklärt haben, daß ich sie (an)"nehme".

Auch das zweite Gespräch beginnt die Patientin mit einem Vorwurf. Sie habe mich zurückhaltend und abweisend erlebt, während sie sich mit ihrem Kontaktproblem offenbart habe. Die Interpretationsarbeit an unserem ungleichen Verhältnis, führt bei der Patientin dazu, von "schlimmen Kämpfen" zwischen dem Vater und dem Bruder zu berichten. Die furchtbaren Gewaltszenen die dadurch gekennzeichnet waren, daß sich die beiden prügelten, Haare und Zähne ausrissen und schrecklich schrien, führten bei ihr zu Alpträumen und Verfolgungsängsten: "Meist rannten wir (sie und die Mutter) um unser Leben."

Das dritte Vorgespräch, diesmal in meiner Praxis, leitet die Patientin mit dem Versuch "Bäumchen wechsel dich" ein, indem sie 20 Minuten zu früh kommt. Ich thematisiere, daß sie es heute so eingerichtet, wiederum auf mich warten zu müssen. Sie quittiert dies verheißungsvoll lächelnd und erklärt, jetzt auch noch nicht alles sagen zu können. In meinen Gegenübertragungsgefühlen fühle ich mich irgendwie geknebelt, spüre Verunsicherung und stelle mir die Frage, ob es richtig war, sie in Analyse zu nehmen. Neben dieser bangen Frage, ob ich fähig sein werde mich ihrem Kampf zu stellen, empfinde ich deutlich, daß es sich um etwas Körperliches handeln muß, und daß es keinen Sinn hat, weiter in sie einzudringen.

Diagnostik

Die Patientin leidet unter einem chronisch rezidivierenden Hautausschlag im Gesicht, den sie als Kontaktekzem bezeichnet. Der Beginn dieser Erkrankung ist von ihr zeitlich nicht genau festzulegen, da die Mutter keine genauen Angaben machen kann. Ihrer Meinung nach habe das Ekzem bereits im Säuglingsalter begonnen. Vom psychodynamischen Geschehen her konnte ich drei Hauptthemen erkennen:
1. Eine Art analaggressiver Anspruch (Wiedergutmachungsanspruch) auf eine von ihr kontrollierte Beziehung,
2. ein Rückzug aus Angst vor Selbstbehauptung,
3. eine tiefe Intimitäts- und Identitätsstörung.

Ich war neugierig geworden auf diese Frau/Mädchen, die sich hinter ihrer Familie bedeckt hielt, diese aber als Selbstanteile vorführte. Was klagte sie in ihrem Wiedergutmachungsanspruch ein? Daß sie in mir ein Objekt zur Differenzierung suchte, aber auch ein Objekt, das ihren Gewaltphantasien standhielt, war deutlich. Trotz allem Nähe-Distanz-Gerangel mochte ich sie. Sie hatte mich für sich gewonnen, obwohl mir aus der Gegenübertragung heraus bald klargeworden war, daß mir die Arbeit mit ihr "unter die Haut" gehen würde. Sie erweckte in mir starke Gegenübertragungsgefühle, die zwischen Ärger wegen ihrer Anspruchlichkeit - ich dachte beispielsweise "schwer verdaubar" - und dem Wunsch sie zu beschützen - mit ihr in einer Haut zu verschmelzen - abwechselten.

Biographie

Die *Mutter* wird als kalte, nie zufriedenzustellende Frau geschildert. Erklärtes Hauptziel ihrer Erziehung: Alle Kinder zu einem Hochschulabschluß zu bringen. Am Beispiel eines eigens von der Mutter konzipierten Übungsbuches schildert die Patientin die leistungsbezogene Beziehungsebene mit ihr. Erledigte die Patientin die täglichen Übungen zur Zufriedenheit, fühlte sie sich geliebt, war die Mutter unzufrieden, "nahm sie von sich aus keinen Kontakt mehr zu mir auf".
Der *Vater* wird als zwanghafter Mensch geschildert, der gefühlsmäßig krank sei. Er sei cholerisch, ungerecht, neige zur Gewalt und stehe im Vergleich zur Mutter in der Familie als "schwaches Würstchen" da. Zwischen ihr und dem Vater werden täglich verbale Machtkämpfe ausgetragen, in deren Folge die Opfer-Täter-Rolle perpetuiert wird.
In ihrer schulischen Laufbahn als Musterschülerin wurde der Note 2 bereits die Bedeutung eines Versagens zugeschrieben. Sehr früh begann sich die Patientin mit ihren Büchern in eine Gegenwelt zurückzuziehen, die ihr Schutz vor der kontrollierenden Mutter bot. Im Zuge der ersten depressiven Krise in der Pubertät begann die durch Leistung definierte Beziehung zur Mutter brüchig zu werden.

2. Psychoanalytische Behandlung
(340 Sitzungen in 2 1/2 Jahren bei einer Frequenz von 4 Wochenstunden)

Die Anfangsphase

Die Patientin eröffnet die erste Analysestunde mit den Fragen: "Soll ich die Schuhe ausziehen?" und "Wie soll ich mich legen?" Ohne auf eine Antwort zu warten, dreht sie sich blitzschnell auf der Couch herum, so daß sie mich plötzlich mit erhobenem Kopf anschaut. Trotz der Absurdität dieser Situation denke ich an ein hungriges Baby. Eine extreme Spannung registrierend deute ich, daß sie alles richtig machen möchte und daß sie fürchtet, meinen Anforderungen nicht zu genügen. Sie sucht Zuflucht und wendet sich ihrer körperlichen Unsicherheit zu, indem sie erklärt, froh zu sein die Schuhe anbehalten zu dürfen, da sie sich ihrer kleinen Füße schämt. Ich denke, daß bereits im ersten Satz das Schamthema auftritt und deute, daß sie Angst davor hat, Schamvolles von sich zeigen zu müssen. Als sich die Patientin dann langsam zu entspannen beginnt und sich auf die Seite legen kann, spricht sie leise von ihrer Hoffnung, wenigstens mir gegenüber ehrlich sein zu können.

Die zweite Stunde erstürmt die Patientin mit dem Geständnis, heute ihr größtes Problem "beichten" zu wollen. Bisher habe sie es nicht sagen können, da sie fürchtete, daß ich dann nichts mehr mit ihr zu tun haben wolle. Ich denke, daß dann der Kontakt zwischen uns abbricht und die nun folgende Eröffnung, sie leide außer dem Kontaktekzem und den Kontaktproblemen auch unter einer Bulimie, trifft mich bis ins Mark. Jetzt verstand ich, weshalb ich mich im Kontakt mit ihr körperlich immer so unter Druck gefühlt habe. Nun hatte sie ihr "größtes Problem" regelrecht vor mir "ausgekotzt" und ich ahnte eine Dynamik, in der es darum gehen würde, Gefühle auf der körperlichen Ebene zu spüren, die von der Patientin unbewußt verdeckt und geheimgehalten werden sollten. Die Patientin fühlte sich, nachdem sie es geschafft hatte, von ihrem "Verlangen" zu sprechen, sichtlich entlastet. Sie verschlinge, allerdings nur zu Hause, Unmengen Eßbares. Die folgende technische, aber fast lustvoll anmutende, Beschreibung bestätigte mir, daß es um unerträgliche Gefühle im Intimitätsbereich gehen mußte: "Sobald es dann zuviel ist, schießt mir die Magensäure ein und dieses Gefühl ist unerträglich". Um das Essen wieder "rauszubringen" spanne sie die Magenmuskeln an, dabei müsse sie nicht mal den Finger in den Hals stecken. Zu diesem Zwecke stünden immer mehrere leere 1 1/2-Liter-Wasser-Flaschen in ihrem Zimmer, in die sie das Unverdaute "hineinlaufen" ließe. Bei dieser Form des Erbrechens müsse sie sich nicht mehr vor sich selber ekeln. Während sie bemüht ist, die ganze Angelegenheit als "saubere Sache" zu deklarieren, fühle ich mich auf eine unangenehme Weise zwiespältig berührt: Einerseits, weil ich mich in meiner Neugierde stimuliert fühle, andererseits, weil ich deutlich ein Bedürfnis nach Distanz verspüre. Was mich besonders irritiert ist mein Eindruck, daß die Patientin eher lustvoll über dieses sogenannte Geheimnis spricht und anstelle eines Leidensdrucks nehme ich eher eine Art Genugtuung wahr. Ich denke, sie spürte unbewußt, daß ich mich gequält fühlte.

Die ausschließlichen Klagen in den folgenden Stunden über den Vater deute ich als Abwehrversuch, daß sie befürchtet, daß ich ihr das Problem, das nun hier aus ihr "rausgebrochen" sei, zum Vorwurf machen wolle. Ich verstehe ihren Widerstand, an ihrer Beichte anzuknüpfen dahingehend, daß ihr die Entlastung, die damit verbunden war, genügte. Ich deute deshalb, daß ich ebenso wie die Mutter, die die Flaschen mit dem Erbrochenen gesehen haben muß, die Augen verschließen soll, um damit ihr Problem zwischen uns zum Tabu zu erklären. Belustigt, wenn auch selbstironisch meint sie: "Ja, dann könnte es hier auch eine saubere Sache bleiben!".

In der folgenden Phase beginnt die Patientin mehrere Stunden nacheinander mit einem Manipulationsversuch. Mal soll ich früher, mal später beginnen, die Stunden verlegen etc. und mich bedingungslos nach ihren Vorgaben richten, die sie mit zeitlichen Einschränkungen am Arbeitsplatz rechtfertigt. Aber bald merke ich, daß mein Verständnis für ihre reale Situation nicht weiterhilft, denn sie scheint unersättlich zu sein. Ihre Forderungen werden immer drängender und meine Deutung: "Obwohl ich mich auf Ihre Bedürfnisse einzustellen versuche, können Sie sich nicht zufrieden fühlen", läßt sie über ihre Enttäuschung sprechen. Sie fühlt sich von mir nicht genügend beachtet, wie in der Grundschule und versucht mich zu zwingen, ihren Wünschen nachzukommen. Das unbewußte Muster, das sich dynamisch wiederholt, verstehe ich folgendermaßen: Ihre Manipulationsversuche sollen dazu dienen, ihre Ambivalenzgefühle ebenso wie mich unter Kontrolle zu bekommen. In dieser Anfangsphase, die mich an die Opfer-Täter-Dynamik erinnert, verspürte ich aus der Gegenübertragung heraus immer wieder das drängende Gefühl aufzugeben, durch die unbewußte Abwehr der Patientin deutlich gemacht. In der sich etablierenden Kampfdynamik fühlte sie sich als Opfer, während sie mir Sturheit und Halsstarrigkeit vorwarf. Wie eng der Kontakt-Abbruch in ihre Beziehungsmuster eingeflochten war, konnte ich bald am eigenen Leib erfahren. Sie stand nämlich während der Stunden mehrmals von der Couch auf mit der Begründung, ihre Kontaktlinsen entfernen zu müssen, da ihr die Augen "schmerzten". In ihrer Realität wird hierüber seit Jahren hautnah ein Machtkampf zwischen ihr und dem Vater ausgetragen. Obwohl er es verbietet in seiner Gegenwart die Kontaktlinsen zu entfernen, wechselt sie diese vorzugsweise beim gemeinsamen Essen. Meist gilt ihr der Triumpf, da der Vater schimpfend das Zimmer verläßt. In der zwischen uns hergestellten Inszenierung verstand ich erstmals den Zusammenhang zur unbewußten Aggressivität, der über das Körperliche ausgetragen wird, denn in der Analyse traten ihre Schmerzen immer dann auf, wenn ihr eine Deutung "zu nahe" ging. Der Abbruch ermöglichte ihr also einen Rückzug aus unserem Dialog (Kontakt) und zwar auf den eigenen Körper. Wichtig dabei erschien mir auch meine Reaktion. Die Aktion in ihrer Vielschichtigkeit übte eine ungeheure Faszination auf mich aus. Die Szene, in ihrem Ritualcharakter gestattete mir einen Einblick in ihr "sinnliches Spiel". Während sie mit fast zärtlichen Bewegungen an ihrem Kontaktlinsen-"Döschen" drehte, schien sie vollkommen auf sich selbst konzentriert. In einer Art ich-bezogener Versunkenheit gewann ich den Eindruck eines autoerotischen Vorgangs, den sie hinauszögerte solang es nur ging. Während sie mich in dieser Situation zur passiven Zuschauerin verdammte, gelang es ihr, mich auf Distanz zu bringen, also den Kontakt zu unterbrechen. Die verschiedenen Bedeutungsmöglichkeiten, die sich im Laufe der Analyse herauskristallisierten, zentrierte ich zum damaligen Zeitpunkt auf den Abgrenzungsaspekt. Etwa in dem Sinne, daß ihre Augen immer dann schmerzten, wenn sie glaubte, ihre Haut retten zu müssen. Sie wolle einfach abbrechen, nicht mehr hinschauen, mich aber dazu einladen, genau hinzuschauen und mich an etwas teilhaben zu lassen, was sowohl schmerzt als auch mit einer enormen geheimen Befriedigung verbunden sei.

Nach dieser Sequenz beschäftigte sich die Patientin mit der "starken Mutter", zu der, wie sie immer wieder betonte, ein enger Kontakt bestehe. Eines Tages erzählte sie wie nebenbei von einer 2 Jahre zuvor vorgenommenen Schönheitsoperation am "Po". Das Ergebnis, das ihrer Vorstellung nicht entsprach, führte dazu, sich noch häßlicher zu fühlen.

Der weitere Verlauf machte die hohe Besetzung ihres Körpers deutlich und die Strapazen und Enttäuschungen, die sie in Kauf genommen hatte, um sich Zufriedenheit in ihrer Haut zu verschaffen. Fast jedes Körperteil war negativ besetzt, ganz besonders ihre Brust. Als sie eines Tages offenbarte, daß sie demnächst eine Operation vornehmen lassen wolle, fühlte ich mich in der Gegenübertragung vollends "gepeinigt". Mir war am eigenen Körper spürbar geworden, wie es ihr ergehen mußte. Mir schmerzte nun regelrecht die Brust und ich versuchte ihr mein Erschrecken auf verschiedenste Weise nahezubringen. Daß sie mit ihrem Körper nichts zu tun haben wolle und die Veränderung manipulativ von außen vornehmen lassen wolle. Daß ihr Körper nicht mal soviel wert sei, daß sie sich hier in Ruhe damit beschäftigen könne und daß sie sehen wolle, ob ich darunter leide, wenn sie sich so verstümmeln läßt.

All dies wehrte die Patientin zu diesem Zeitpunkt jedoch kategorisch ab. Die Spaltung war noch nicht aufzuheben und sie beharrte auf ihrer Rationalisierung, daß dies nicht in die Analyse gehöre. Sie träumte aber folgenden Traum:

Ich gehe zu einem Chirurgen in die Praxis wegen einer Entzündung am Zeh. Er ist der gleiche, bei dem ich wegen der Fettabsaugung am Po war. Er will den Zeh operieren, während ich ihm vor allem deutlich machen will, daß ich mit seiner Arbeit am Po unzufrieden bin. Eigentlich wollte ich auch nur hören, daß es an dieser Stelle eben nicht besser zu machen ginge. Dann ist er aber bereit, es gleich noch einmal zu versuchen und ich soll schon mal ins Nebenzimmer gehen. Als ich ins Nebenzimmer komme, ist da kein Operationstisch, sondern seine Familie, die beim Abendessen sitzt. Der Arzt stellt mir alle einzeln vor und ich darf mitessen. Dann kommt ein neuer Teil: Ich gehe mit ihm weg, dachte, wir gehen ins Krankenhaus, wir kommen aber in eine Art Schule. In der sind dann aber keine Schüler, sondern lauter Lehrer. Plötzlich waren Sie da und zeigen den Lehrern, wie man es richtig macht, Sie erklären die Regeln und die Bedingungen für den besseren Unterricht. Sie erklären und alle sind still. Dann kommt eine andere Frau aus einer Sendung im Fernsehen, die ich sehr nett finde, sie ist aber gleich wieder verschwunden. Im letzten Teil des Traums schaffe ich es gerade noch, auf eine überfüllte Straßenbahn, an der die Leute auf allen Seiten dranhängen, zu springen. Auf einmal sehe ich meinen großen Bruder angerannt kommen, ich reiche ihm die Hand, er schafft es dann auch gerade noch aufzuspringen."

Ich zentriere meine Deutungsarbeit auf den Übertragungsaspekt, daß sie mir mit ihrem Operationsvorhaben auch etwas Wichtiges verborgen hat, gleichzeitig aber auch den Wunsch hat, von mir in ihrem Körper gemocht zu werden. Wir verstehen, wie sehr der Wunsch, mir die ganze Verantwortung für die "Operation Analyse" zu übertragen, im Vordergrund steht, um mir später in einem Wiedergutmachungsanspruch Vorwürfe machen zu können, wenn sie ihre Vorstellungen im Sinne einer guten, wunscherfüllenden Mutter (ich denke an die "schöne, gute Brust") nicht erfüllen.

Die narzißtische Problematik - wie unwohl sie sich in ihrer Haut fühlt - agiert sie in der folgenden Phase im regressiven Rückzug. Sie vermeidet jeglichen Kontakt, zieht sich abends am liebsten in ihr Bett zurück, schaut fern und ist "stundenlang" mit dem "Rausbringen" beschäftigt. Ich deute, daß es ihr im Moment nicht vorstellbar erscheint, dieses einsame Ritual gegen etwas Gemeinsames - wie ein Traum - einzutauschen und ihr nicht möglich ist, etwas von unserer Begegnung in sich zu behalten.

Die folgende Zeit erlebe ich wieder sehr quälend und ich muß mir immer wieder Mut machen, indem ich mich narzißtisch aufwerte und an das Gute, das die Psychoanalyse und ich ihr zu geben habe, denke. Über viele Stunden klagt sie über den von der Mutter ausgehenden Leistungsdruck. Ich denke an das Übungsbuch und die hochprozentigen Lebensmittel, die ihr die Mutter vorzugsweise offeriert. Auf meine Deutung, daß sie von mir etwas anderes will, aber noch nicht weiß was, antwortet sie: "Ich habe das Gefühl, es ist immer das Falsche, was Sie mir geben".

Während dieser Zeit erhalte ich Einblick in ein wichtiges inneres Bewältigungsmuster. Sie fühlt sich von mir in ihrer Hoffnungslosigkeit "alleingelassen", bald sogar ohne Kontakt zu mir und sie reagiert regelrecht allergisch auf meine Anwesenheit. Eine "Explosion" findet schließlich im Zusammenhang mit einer von mir in Rechnung gestellten Stunde, die sie erst während ihrer Stunde telefonisch absagte, statt. Dabei war ich endgültig zur "bösen" Mutter geworden. Sie wollte nichts mehr mit mir, zu tun haben, unterstellte mir geldgierig zu sein und sie wie eine Zitrone auszupressen. Ihre ganze Enttäuschung und ihr Ärger entfaltet sich ob dieser Grenzsetzung, was sie schließlich mit dem Ausbruch eines Ekzems auf den Wangen unterstreicht. In ihren Einfällen taucht immer wieder der Wunsch auf, daß an ihr begangene Unrecht ("Ich kann ja schließlich nichts dafür, wenn ich mich nicht wohlfühle!") wiedergutzumachen. Sie leugnet jegliche Mitverantwortlichkeit am analytischen Arbeitsbündnis und beschuldigt mich der erpresserischen Erziehungsmaßnahme.

Versuche einer sich annähernden Gegenbewegung in der Folgezeit fallen ihr sehr schwer. Sie möchte die Beziehung zu mir zwar wieder harmonisieren, aber ihr Rachebedürfnis ist zu groß. Ihre Vorwürfe kreisen immer wieder um meinen "Gewinn", während sich für sie bisher nichts verbessert habe und die Therapie nichts bringe. Ihre in der Gegenübertragung unersättlich wirkende Gier und Wut ist schwer auszuhalten. Manchmal bekomme ich regelrechte Bauchschmerzen und fühle mich als würde mir allmählich die Haut abgezogen. Ich deute, daß sie sich wehrt, kleine Portionen von mir anzunehmen und zu verdauen, weil sie am liebsten alles auf einmal haben möchte. Da sie aber nicht alles auf einmal schlucken kann, muß sie es zerstören und zum "Nichts" erklären. Schließlich "kotzt" sie mir ihre heftige Wut vor die Füße in dem Vorwurf, daß ich stillschweigend mit ansehe, wie sie sich zugrunde richte. Ich verstehe erst langsam, was "zugrunde richten" bedeutet, nämlich daß ihre (heimlichen) Freßattacken zugenommen haben. Es gelingt uns aber darüber in einen Dialog zu kommen und wir verstehen. Die Bedeutung ihres "Verlangens". Natürlich ist es Ausdruck ihres Zorns. Sie phantasiert aber auch, dadurch in einen idealen Körper und einen Zustand völliger Befriedigung zu kommen. Ich denke, symbiotisch mit mir zu verschmelzen. Den haßvollen Gegenpol beschreibt sie am Beispiel ihrer Mutter: "Meine Mutter frißt alles in sich hinein, bis zu dem Punkt, wo ihr der andere völlig gleichgültig geworden ist." Ich deute, daß es dann um so beachtenswerter ist, daß sie sich traute mir zu zeigen, wie schlecht sie sich von mir in den letzten Wochen behandelt fühlte. Sie fühlt sich angenommen, ist aber auch traurig als sie erkennt, wie sie sich aus Abwehr im Fressen zurückzieht. Daß es so hautnah zwischen uns würde, hatte sie nicht erwartet. Mehr und mehr kann sie sich dann auf die Beziehungsebene einlassen, mich "näherkommen" lassen und über ihre Wünsche, aber auch ihre Ängste vor der Beziehung sprechen.

Zweiter Behandlungsabschnitt

Nach den ersten großen Sommerferien kommt die Patientin 25 Minuten zu spät. Sie wirkt irritiert, erinnert sich angeblich nicht mehr an den genauen Stundenbeginn und will gleich wieder eine Terminverschiebung "erpressen". Hinter ihrem Klagen und Jammern läßt sich leicht ihr Ärger entdecken. Die Trennung hatte Gefühle des Abgeschoben-Werdens und Selbstzweifels, aber vor allem des Neids aktualisiert. Sie reagierte auf der somatischen Ebene, indem sie "einem Hautausschlag zum Opfer gefallen" sei. Triumphierend erzählt sie, wie rührend sich die Mutter um sie gekümmert habe. Meine Deutung: "Ich bin eine schlechte Mutter, weil ich Sie einfach alleingelassen habe" kann sie sogar annehmen, indem sie sich ihrem unbewußten Neid zuwendet. Sie fühlt sich als Kind, das an den Gemeinsamkeiten der anderen nicht teilhaben darf, weil es noch zu klein ist.

Der folgende Zeitraum der nächsten fünf Monate war von einem Hauptthema beherrscht, das m.E. im Besonderen die unabgegrenzte Vermischung von äußerer und innerer Realität deutlich werden ließ. Es ging um ihr gestörtes Verhältnis zum Körper. Zunächst tauchte im Zusammenhang mit diesem Fokus aber ein neues Vermeidungsphänomen auf: Sie schlief während der Stunden ein. So kringelte sie sich plötzlich in einer embryonalen Stellung zusammen und schlummerte friedlich bis zum Ende der Stunde, bis ich sie weckte, wobei sie dann mit einer Kleinkindstimme unschuldig ihr Bedauern, die Stunde verschlafen zu haben, ausdrückte. Anfangs verstand ich diese regressive Bewegung aus meinen Gegenübertragungsgefühlen heraus - ich fühlte mich irgendwie eingelullt in einen unspezifisch lauwarmen Gefühlszustand - noch als Zeichen eines besonderen Vertrauens. Bald merkte ich aber, insbesondere aus der ansteigenden Wut und dem Ärger in meiner Gegenübertragung, daß ihr Schlafen vor allem im Dienste der Abwehr stand. Mein wiederholter Versuch, den Widerstand anzusprechen, nutzte wenig; bei mir saß die Wut und ich fühlte mich mehr und mehr im Patt. Ich verstand schließlich, daß das Einschlafen in seinem Appellcharakter einen Versuch der Selbstbehauptung darstellte, ähnlich wie früher ihre Augenschmerzen. Immer dann, wenn sie - im übertragenen Sinn in ihrem Häutungsprozeß - sich und ihrem Körper ein Stück näher kam, sie also eine weitere Enthäutung hätte zulassen müssen, regredierte sie auf eine passive Rückzugs-ebene. Ähnliche Bedeutung kam auch dem Fressen zu, indem sie versuchte, ihre Unlustgefühle zu betäuben und über das Zustopfen einen besseren Gefühlszustand zu erreichen. Anstatt sich dem in der Übertragungsbeziehung virulent gewordenen Konflikt, der im Zusammenhang mit ihrem Körperbild stand, zu stellen, machte sie alle Schotten dicht. In meinen Deutungen richtete ich mich deshalb zunächst auf die von ihr geschilderten Gefühlszustände, in denen die Sehnsucht anklang, daß ich ganz für sie dasein oder Partei ergreifen sollte, im Sinne eines kritiklosen Zu-Ihr-Haltens. Das Einschlaf-Symptom gab ihr die Möglichkeit, mich in meiner psychoanalytischen Kompetenz außer Kraft zu setzen, weshalb mir ihr Einschlafen auch so unter die Haut ging. Sie verschaffte sich aber damit die Sicherheit, daß ich ganz für sie da war. Nachdem wir diese symbiotischen Wünsche, die sie in einer analen Anspruchlichkeit eingelöst haben wollte, verstanden hatten, begann sie in selbstquälerischer Weise von ihrem Körper zu sprechen. Von der Haut bis hin zu den einzelnen Körperteilen war ihr alles verhaßt. Merkwürdig empfand ich die Gegenübertragungsgefühle, obwohl sie litt und einen verzweifelten Eindruck machte, fühlte ich mich auf Distanz. Sie tat mir schon leid, aber ich konnte nicht mitfühlen. Offensichtlich hatte sich auch auf der Beziehungsebene etwas verschoben, denn sie spürte diesmal etwas Wahres, denn immer wieder griff sie sich an, weil sie sich in ihren Gefühlen wegen ihres "mangelhaften Körpers" nicht ernstgenommen fühlte. Es ging nicht mehr um das durch das Kontaktekzem gerötete Gesicht, sondern um innere Gefühle, die sie dann aber an ihrer häßlichen Brust abzuhandeln versuchte. Wie groß ihre Schamgefühle wirklich waren, zeigte sich jedoch bald. Sie fühlte sich bloßgestellt und die Selbstunsicherheit, die sie vor allem auf die Brust projizierte, stand auf einmal im Raum als etwas "Unerträgliches", das ich in der Gegenübertragung als große Not und Hilflosigkeit wahrnahm. Wieder suchte sie nach schnellen Lösungswegen, um von diesen schwer aushaltbaren Gefühlen wegzukommen. Eine Brustoperation sollte diese Gefühle beseitigen. Durch verführerische Angebote versuchte sie mich von ihrer Destruktivität abzulenken: Sie könnte sich mal ganz ihren Eßproblemen widmen oder versuchen, über ihre sexuellen Phantasien zu sprechen. Erst allmählich war sie fähig sich zuzugestehen, daß sie mich "brauchen" könnte, ihr die schlechten Gefühle ertragen zu helfen. In der folgenden Auseinandersetzung hinsichtlich ihres Operationswunsches, bin ich sehr behutsam, weil ich spüre, daß sie mich aus einer anal-trotzigen Fixierung heraus in eine verbietende und strafende Rolle, in die eines bösen Über-Ichs bringen möchte. Als sie eines Tages fast nebenbei erwähnt, daß sie die Entscheidung getroffen hat, ihre Brust zum zweiten Mal operieren zu lassen, fühle ich mich erneut hoffnungslos und ich denke, sie will mich zwingen einzugreifen, um dann über mich zu triumphieren. Ich sage ihr dies und betone meine Hilflosigkeit. Selbst wenn sie vorhabe, weiterhin mit ihrem Körper selbstzerstörerisch umzugehen, müßte ich zusehen. Einsichtig erklärt sie, längst begriffen zu haben, daß ihr schlechtes Selbstwertgefühl nicht durch eine Operation von außen zu kurieren sei. Doch die Bemerkung: "Ich weiß das, aber ich will beides!" läßt mich erneut meine Machtlosigkeit spüren. Ich fühle mich wie ein Spielball zwischen Gut und Böse. Schuldgefühle tauchen in der Gegenübertragung auf und ich frage mich, weshalb ich es nicht geschafft habe, sie wie es eine gute Mutter täte, zu schützen. Das Gute erhofft sie vom Vater, einem Operateur als Vaterersatz, durch einen äußeren Eingriff unter zerstörerisch aggressiven Bedingungen. Hier spiegelt sich die gesamte Ambivalenz in der Beziehung zum Vater wider.

In den bis zur Operation verbleibenden Stunden hoffe ich weiterhin auf ihre Einsicht bzw. einen haltenden Zugang zu ihr zu bekommen. Die Arbeit an der Bedeutung, daß sie wieder und wieder Ärzte verführt, kalt und sadistisch mit ihr umzugehen, blockt sie ab. Sie habe sich entschieden und werde sich auf keinen Fall umstimmen lassen. Ich konfrontiere sie damit, daß sie mich auch kaltstellt und daß sie von mir verlangt, ihrem selbstquälerischen Verhalten zuzuschauen. Meine Pein wächst als sie erklärt, daß der Schönheitschirurg von einem "problemlosen Eingriff", einem "kleinen Schnitt quer über die Brustwarze" gesprochen habe und daß sie wegen mir nun schon bereit sei, nur noch die Brustwarze und nicht mehr die ganze Brust verändern zu lassen. Mich erinnert diese kalte Betrachtungsweise spontan an die Kontaktlinsen-Szene. Als ich sie damit konfrontiere, daß sie immer wieder versucht, Bereiche, die ihr unter die Haut gehen, in der Analyse zu verschweigen, stimmt sie augenblicklich zu. Was ihr Lust macht, geschieht heimlich und wird aus dem Kontakt herausgenommen. Wehmütig erklärt sie, daß es wie mit der Sexualität sei, die sie nicht nur hier, sondern aus ihrem Leben überhaupt "abtrenne". Obwohl eine Hoffnung in mir keimt, daß es vielleicht doch noch einmal gelingt, ihre masochistischen Wünsche in die analytische Beziehung einzubringen, fühle ich mich wie ein Sadist, der an ihr "rumdoktert". Das Ängstigende ist, daß alles auf der konkreten Ebene abgehandelt werden muß und kaum auf die Phantasie und Symbolebene gebracht werden kann. Mir kam es zu diesem Zeitpunkt so vor, als würde sie mit ihrem Leib phantasieren, anstatt mit ihrer Seele. Ich versuchte mir ihre Phantasien vorzustellen: Stand das Freß-Kotz-Symptom in seiner symbolischen Bedeutung für das Weibliche: Unmengen aufnehmen? in Oder aber eruptives Entleeren - in die Flasche pinkeln - im Sinne eines symbolhaften Äquivalents für den Mann? Oder gar beides?

In den folgenden Stunden erlebte ich sie klarer. Sie hatte eine neue, weichere Lockenfrisur (vom Bubi- zum Lockenkopf), und gestattet sich mir gegenüber Gefühle zu äußern: Ich war nicht mehr nur "der Therapeut", sondern eine Frau. Harmonie zwischen uns wird ihr wichtig, Disharmonie und die entsprechenden Phantasien kann sie selber verbalisieren, ich muß es nicht mehr für sie tun. Dann überwindet sie sich zu einem Geständnis. Ihr sei klar geworden, daß ihr Erbre-chen doch mit sexuellen Phantasien zu tun habe. Während des Erbrechens drücke sie nämlich mit aller Kraft gegen den Magen, vor allem aber gegen die Brust. Sie habe dabei die Vorstellung, sich selber zu vergewaltigen.

Sadistische Phantasien über die sexuelle Beziehung der Eltern folgen. Die Mutter habe ihr erzählt, wie sehr der Vater sie immer wieder "unter Druck" setze und den Bei-schlaf erzwinge. Auf so was würde sie mit Sicherheit allergisch reagieren, darauf könne sie verzichten. Im Übertragungszusammenhang wird deutlich, daß sie im folgenden nur deshalb über Sexualität spricht, weil sie glaubt, ich erwarte es von ihr, obwohl es ihr die Schamröte ins Gesicht treibt. Ich denke an ihr Kontaktekzem und die Sehnsucht nach mir in den Ferien. Zwei Szenen aus der Kindheit folgen. Bisher habe sie noch mit niemandem darüber gesprochen, weil mit diesen Erlebnissen eine so "große Erregung" verbunden sei. Als sie sich im Alter von 9 Jahren zum ersten Mal in einer Gemeinschaftskabine vor anderen ausziehen mußte, wich ihre Empörung rasch dem Gefühl großer Erregung, als sie die Brüste der anderen Frauen beobachtete. Sie habe sich gar nicht "satt" sehen können und jeden weiteren Aufenthalt genossen und solange als möglich hinausgezögert.

Die zweite Szene spielte sich ebenfalls in einer Umkleide-kabine ab. Unbegreiflicherweise habe sich der Vater, im Gegensatz zu seinem sonstigen Verhalten, ungeniert vor ihr entblößt, so daß sie zum ersten Mal seinen Penis sah. Später wurde jedoch nie über dieses "einmalige Erlebnis" gesprochen. Bis heute koste sie jeden Moment ihrer Nacktheit aus. Als Kind hatte sie die Phantasie, die Eltern verkehren angezogen miteinander, da Nacktheit in der Familie etwas Verbotenes war, selbst in der Badewanne mußten die Schwestern ihre Schlüpfer anbehalten. Der Wunsch, die Mutter einmal nackt zu sehen, habe sich bis heute nicht realisieren lassen. In dieser Stunde fühle ich ein tiefes Mitgefühl und ich ahne die Zusammenhänge zwischen der Körperfeindlichkeit und ihrem selbstzerstörerischen Tun. Gleichzeitig fühle ich mich ein wenig wie ein Voyeur, gespannt zuschauend, was sie zu zeigen hat, woraus ich den Schluß ziehe, daß ihre Lust auf der exhibitionistischen Ebene liegt. Ein wenig später erzählt sie eine zentrale Wunschphantasie: "Ich liege mit meinem Freund in Australien am Strand. Wir schmusen und lieben uns vor allen Leuten, also in aller Öffentlichkeit. Er begehrt meinen Körper und alle schauen zu, aber es stört mich nicht, im Gegenteil, ich finde es erregend."

Ich deute, daß sie nun auch mir gegenüber das Familientabu durchbrechen konnte, indem sie bereit war, etwas von ihrer Lust und ihren sexuellen Wünschen preiszugeben. Meine Deutung, daß es nun zwischen uns darum geht, was aus dem Gesagten werden wird, ob es auch zu etwas Verbotenem, Verfolgendem werden muß oder ob wir das Erregende zwischen uns zulassen und damit in Kontakt bleiben können, macht ihr deutlich Mut.

Dritter Behandlungsabschnitt

In den Stunden nach den Sommerferien ging es hauptsächlich um Abgrenzung, die sie vorerst in der Beziehung zur Mutter versuchte zu realisieren. Ich fühlte mich in dieser Phase wie bei einem Drahtseilakt, da ich immer noch hoffte, sie von ihrem Operationswunsch abgebracht zu haben. Trotz meiner behutsamen aber hartnäckigen Versuche, mit ihr darüber wieder ins Gespräch zu kommen, tut sie alles, um diesen Punkt aus der Analyse herauszuhalten. Meine hartnäckigen Versuche führen schließlich dazu, daß sie sich in ihren Wünschen unverstanden fühlt und die folgenden Stunden wirken wie das Zusteuern auf eine Katastrophe. Sie kommt wieder regelmäßig zu spät, beschwert sich über die unfruchtbare Arbeit und wirkt extrem unzufrieden. Dann kündigt sie den Ausfall zweier Stunden an und erst auf mein Nachfragen deckt sie auf, daß sie einen Operationstermin vereinbart hat. Die folgenden Stunden gehen für beide an die Grenzen des Erträglichen und der Ekel thematisiert sich. Ihre Stimmungen, aber auch ihre Einfälle und Träume sind grauenhaft. So träumt sie beispielsweise von den Flaschen mit dem Erbrochenen. Im Kleiderschrank versteckt zerfließen sie plötzlich, alles ist zerstört und stinkt entsetzlich. Sie ekelt sich vor sich selbst und wacht mit furchtbaren Schuldgefühlen auf. Ich deute, daß sie sich mir gegenüber schuldig fühlt und nun auch befürchtet, unseren Kontakt endgültig zerstört zu haben. Wir verstehen, daß sie große Angst hat, das Stinkende zwischen uns zuzulassen, und daß die Operation im Rahmen unserer Beziehung so etwas wie ein Abdichtungsversuch sein soll, da sie sich in ihrer Haut durchlässiger fühlt. Trotz dieser Erkenntnis macht sie dicht. Ihre Bemerkung, daß niemand in der Familie von ihrem Vorhaben wisse, läßt mich begreifen, daß sie mich zur Mitwisserin gemacht hat. In ihrer Inszenierung beweist sie aber auch, daß sie sich mit ihren autoaggressiven Wünschen gegen mich durchzusetzen vermag. Obwohl ihr diese Betrachtung deutlich unter die Haut ging, vermied sie jede weitere innere Bewegung aus Angst, ich könnte doch noch die Befriedigung ihrer narzißtischen Wünsche verhindern. So gingen wir schließlich beide nach der letzten Stunde vor der Operation enttäuscht und zutiefst bedrückt auseinander. Unerwarteterweise kam sie dann nach der Operation "mit vielen guten Gefühlen für Sie". Sie sei von meiner Betroffenheit sehr berührt gewesen und habe erst im Nachhinein sehen können, daß meine "sture Haltung" ihr Gelegenheit gegeben habe, bis zur letzten Minute zurück zu können. Sie habe viel an mich gedacht und sich besonders darin verstanden gefühlt, als ich von den Schmerzen sprach, die sie real auf sich nehme, um sie uns in der Analyse zu ersparen. In Zukunft wolle sie aber auch in der Analyse ihre Enttäuschung nicht mehr abtrennen, und nun gleich mit einer Lüge aufräumen. Dann berichtet sie, daß sie sich mit dem Gedanken trage, die Analyse bald zu beenden, um beruflich in einer anderen Stadt tätig werden zu können. Auf diese Weise wäre sie auch gezwungen, sich von ihren Eltern zu trennen. Wieder sollte in einem Moment der Beziehung, in dem ich mich besonders mit ihr verbunden fühlte, ein schwer verständlicher Bruch vorgenommen werden. Das Eklige im Traum stand wohl für ihre Individuationswünsche. Meine Deutung, daß sie mit dem Begriff Analyseende einen Abbruch verschleiern wolle, läßt sie über ihre Enttäuschung sprechen. Sie hatte sich Vollkommenheit in der Analyse erhofft, war nun aber mir gegenüber mit Wünschen konfrontiert, die ihr peinlich und unerträglich waren. Ich begriff, daß die Patientin einen weiteren Separationsschritt in ihrer Autonomieentwicklung vollzogen hatte und nicht mehr alles an mir festmachen mußte, obwohl es für sie sehr schwer war, sich ihren peinlichen (sexuellen) Wünschen in unserer Beziehung zu nähern.

Ausblick

Nach dieser Beendigungsankündigung blieb die Patientin noch weitere 150 Stunden (ca. 16 Monate) in der analytischen Behandlung.

In dieser Zeit verstanden wir u.a. die Bedeutung des Kontaktekzems, das bald auch in Ferienunterbrechungen nicht mehr auftrat. Es handelte sich in seiner Tiefendimension um eine neurotische Schamangst, man könne ihr an der Haut, dem Gesicht, all die geheimen Lüste und Wünsche ansehen, die sie in ihrer Phantasie mit mir verband. Nachdem die Patientin allmählich über ihre sexuellen Ängste und Wünsche sprechen konnte, verstanden wir, daß das Vermeiden einer intimen Beziehung die unbewußte Bedeutung hatte, Scham, Furcht und Ekel vor der eigenen Haut, dem eigenen Körper und dem Genitale fernzuhalten. Die Schuldgefühle und Angst vor der eigenen Triebhaftigkeit äußerten sich über lange Phasen der Behandlung in dem neurotischen Zirkel, die dünne Membran, die zwischen uns entstanden war, fortwährend zu zerstören.

Insgesamt war deutlich geworden, daß die Patientin unter schweren Körperdefekten litt, und daß sie mit narzißtischen Mitteln (z.B. im Freß-Kotz-Symptom) in regressiver Weise versuchte, ihre Defekte auszugleichen. Die Sexualneurose konnte ebenfalls aufgelöst werden, denn die Patientin nahm einige Monate vor Beendigung der Therapie eine Beziehung zu einem Mann auf, die sie mehr und mehr angstfrei erleben und genießen konnte. Sich berühren zu lassen, den Kontakt zu genießen, Abhängigkeit zuzulassen und auszuhalten, war ihr in der Analyse möglich geworden. Es erschien ihr im Vergleich zu dem vorherigen regressiven Rückzug - sich nur mit ihrer Haut und ihren Symptomen zu beschäftigen - lohnenswert. Dennoch blieb das Freß-Kotz-Symptom erhalten, wenngleich auch dies einen weitaus geringeren Raum einnahm. So wie anfänglich die Behandlungsstunden in eintöniger Weise mit sich wiederholenden Schilderungen des Zustandes der Haut und des Körpers ausgefüllt waren, entwickelte die Patientin gegen Ende der Behandlung ein ritualisiertes Vokabular, mit dem sie ihr Freß-Kotz-Symptom vor mir auf Distanz hielt. Im Zuge einer Progression mußte sie längst nicht mehr täglich, höchstens ein- bis zweimal in der Woche in der Wiederholung des früheren Rückzugs, nun nicht mehr auf die Haut, sondern nur aufs Kotzen zurückgreifen. Die Haut und ihr Körper hatten ihren Charakter als autoerotisches und autodestruktives Ersatzobjekt verloren. In der Analyse war deutlich geworden, daß die Hautsymptomatik im Dienste zwischenmenschlicher Auseinandersetzung stand, mal im Sinne der oralen Stufe, mal im Sinne der ödipalen Stufe, meist in Form einer analen Verpflichtung. Nicht mehr die Haut und der Körper dienten als Objekt verschiedener Stimmungen (Repräsentanzen), sondern das Fressen-Müssen. Am Symptom der Kontakt-Allergie und der Bulimie maß sie ihren Erfolg. So ist es auch nicht verwunderlich, daß diese Patientin, nachdem sie einen großen Teilerfolg in der Analyse errungen hatte, mich nicht als ganze Objektrepräsentanz verinnerlichen konnte, sondern sich diese negative Präsenz offenhielt aus Angst, von meiner guten Nahrung nicht mehr ganz frei zu werden, so wie sie die Nahrung der Mutter zunächst brauchte und ihr später zuviel des Vollstopfens war.

Ich habe versucht bei dieser Einzelfallstudie den Teufelskreis der Abfuhr von Affekten und Gefühlen an der Haut und am Körper darzustellen, der von dieser Patientin in einer besonders destruktiven Weise agiert wurde. Bei Beendigung der Behandlung hatte die Patientin diese zentralen Symptome weitgehend aufgeben können, und die Beziehung zu einem Partner gestaltete sich für beide Teile befriedigend. Die Patientin vertraute auf die Fähigkeit, ihr Leben befriedigender zu gestalten, ebenso wie sie ihr Vorhaben völlig aufgab, sich weiterer Operationen zu unterziehen. Dennoch hielt sie an der Isolierung eines Teilsymptoms fest, um darin die bestehende Restneurose im Sinne sadomasochistischer Tendenzen gebunden halten zu können.

Epikritische Bemerkungen zur Psychodynamik und zum Verlauf

Im Verlauf ließen sich verschiedene Entwicklungslinien unterscheiden, die ich anhand der wechselnden Übertragungs-Gegenübertragungs-Konstellation darzustellen versuchte. Von Anfang an zeigte sich eine narzißtische Störung der taktilen Phase. Es ist anzunehmen, daß die symbiotischen Qualitäten der frühen Mutterbeziehung - in einer Haut zu verschmelzen - gefehlt haben. Die Patientin konnte keine gute Beziehung "zur Welt" aufnehmen, und war anfangs kaum in der Lage, sich in andere Menschen einzufühlen. In dem körperlichen Symptom der Bulimie ist das traumatische Moment der schlechten Nahrung, der "bösen Brust" (M. Klein) und der dazugehörigen destruktiven Gier gebunden, in dem Symptom der Kontaktallergie ihre allergische Reaktion auf Intimität in der Beziehung. Ihr Mutterbild blieb gespalten, ebenso wie die abgespaltenen Selbstanteile von ihr nicht integriert werden konnten. Die sich in der Übertragungsbeziehung rasch entfaltenden unaufgearbeiteten Gefühle von Feindseligkeit und Schmerz sollten in eindrucksvoller Weise - vor allem über die Abwehrmechanismen der projektiven Identifizierung und der Identifizierung mit dem Aggressor - der Behandlerin aufgebürdet werden. Die analytische Arbeit hatte sich in bezug auf Übertragung und Gegenübertragung zunächst auf die frühe "mütterliche" Container- und Halte-Funktion konzentriert, wobei die sich anfangs entwickelnde negative Übertragungsbeziehung an beide Seiten hohe Anforderungen stellte.

Ihre beträchtliche anale Fixierung agierte die Patientin in den sich ständig wiederholenden heftigen Machtkämpfen, in denen sie versuchte, in der Behandlerin die eigene Destruktivität zu bekämpfen. Die Konfliktdynamik war demzufolge vor allem von oralen (gierigen), analen (überrumpelnden, manipulativen), als auch ödipalen (rivalisierenden) Mustern bestimmt. Auf analer Ebene imponierte der Trotz und die Entwertung, vor allem gegen den Vater, der nicht in der Lage war, als positives Triangulierungsobjekt aufzutreten. Die Enttäuschung über ihn führte wahrscheinlich zu einer Identifizierung mit der phallischen Mutter, und damit einhergehend zu einer Entwertung des weiblichen Körpers. Nur mit Hilfe von Selbstverstümmelung glaubte die Patientin zu einem befriedigenden Selbstbild gelangen

zu können. Die Entdeckung des Geschlechtsunterschieds führte aller Wahrschein-
lichkeit nach zu einem unbewußten Wiedergutmachungsanspruch ("alles heil zu
machen"), den die Patientin auch auf die "Operation Analyse" übertrug.

Die Haut-Reaktion in Form des Kontaktekzems ist in diesem Zusammenhang
als reifere ödipale Reaktion zu verstehen, die sie als weibliches Sexualobjekt
"erkennt". Die Schamröte des Gesichts symbolisiert den unbewußten Affekt und
verhindert das bewußte Erleben der eigenen Triebhaftigkeit. Gleichzeitig reagiert
die Haut als "dünnhäutiges" frühes Kontaktorgan im Sinne der narzißtischen Störung der taktilen Phase.

V.

REZENSIONEN

Haut und Psyche
Der psychosomatische Ansatz in der Dermatologie

Uwe Gieler, Ulrich Stangier und Johannes Bräuer

Psychosomatische Aspekte in der Dermatologie waren, obwohl in den 30er und 40er Jahren des Jahrhunderts bereits oft Gegenstand von Untersuchungen kasuistischer Art, lange in Vergessenheit geraten.

Psychodermatologie bezieht sich auf die Arbeits- und Forschungsschwerpunkte, die sich mit Hautkranken und ihren psychologischen Problemen befassen. Die Schwierigkeit der Arbeit mit Hautkranken spiegelt sich nicht zuletzt in der medizinischen Psychologie wieder, die sich kaum diesem interessanten Thema genähert hat. So blieb es weitgehend hautärztlichen Pionieren/innen überlassen, diesen besonderen Bereich psychologischer Forschung zu bearbeiten. In Deutschland stehen hierfür Ilse Rechenberger, eine der ersten weiblichen Professorinnen in der deutschen Dermatologie. Ebenso zu erwähnen sind Klaus Bosse und Peter Hünecke, die in jahrzehntelanger wissenschaftlicher Arbeit wesentliche Forschungstrends dieses Gebietes bestimmten.

Vor allem Peter Hünecke, der bislang der einzige festangestellte Psychologe an einer deutschen Universitäts-Hautklinik geblieben ist, hat entscheidende Beiträge zu psychologischen Aspekten in der Dermatologie geliefert. Nach der Vereinigung der beiden deutschen Staaten muß hier auch Dipl.-Psych. Kurt Seikowski aus Leipzig erwähnt werden, der ebenfalls lange Jahre Erfahrung im Bereich der psychosomatischen Dermatologie hat.

International sind in den letzten Jahren weitere Forschergruppen hervorgetreten, die jedoch ebenfalls ausnahmslos aus der medizinischen Dermatologie kommen. So wurden von der Gruppe um Emiliano Panconesi in Florenz, von dem Ehepaar Koblenzer in Philadelphia und von John Cotterill in Leeds wesentliche Aspekte des gesamten Gebietes der Psychodermatologie bearbeitet.

Nach dem Vorbild der Deutschen Gesellschaft für psychosomatische Geburtshilfe und Gynäkologie wurde im Bereich der Dermatologie 1983 ebenfalls ein Arbeitskreis Psychosomatische Dermatologie gegründet, der inzwischen als Sektion der Deutsche Dermatologischen Gesellschaft tätig ist. Durch Gründungen verschiedener Gesellschaften, so die European Association of Psychosomatic Dermatology und die North American Association of Psychodermatology sowie die regelmäßigen internationalen Symposien "Psychiatry and Dermatology" spiegeln sich die Forschungsaktivitäten der letzten 5 Jahre wieder.

Lange Zeit galt das von dem australischen Psychiater F.A. Whitlock zusammengestellte Buch:

F.A. Whitlock (1976): Psychophysiological Aspects of Skin Disease; London: Saunders Company, 272 Seiten als einziges Nachschlagewerk für psychologische und psychosomatische Aspekte bei Hautkrankheiten. Beim Lesen des Buches hat man jedoch den Eindruck, dem Autor ginge es mehr um die Darstellung, daß psychologische Aspekte bei Hautkrankheiten keine Rolle spielen als um eine ausgewogene Darstellung der Literatur, zumal einige Originalarbeiten falsch zitiert werden.

Whitlock, Professor für Psychiatrie und Dermatologe, der sich längere Zeit mit dermatologischen Untersuchungen befaßte und sich deshalb an die Zusammenfassung der Literatur heranwagte. Die Arbeiten zu psychosomatischen Aspekten in der Dermatologie bis zu diesem Zeitpunkt hatten sämtlich hypothesengenerierenden Charakter und entbehrten oft sämtlicher Grundregeln methodisch-wissenschaftlicher Arbeiten. Whitlock hat hierbei jedoch nicht die geschichtlichen Zusammenhänge berücksichtigt. So kann man von Untersuchungen der 30er Jahre nicht die Qualität erwarten, die man heutzutage anlegt.

Psychoanalytische Falldarstellungen können schließlich nicht deshalb abgetan werden, weil die Fallzahl zu gering ist und keine Kontrollgruppe vorliegt. Whitlock äußert jedoch häufig derartige Kritik und sein Buch ist deshalb nur mit Zurückhaltung zu empfehlen.

In der deutschen Übersetzung, die von Klaus Bosse und Peter Hünecke stammt, haben diese noch einen eigenen Beitrag zur Entstellung - dem Erleben und Verarbeitung der äußeren Erscheinung - hinzugefügt, das im englischen Original nicht enthalten war und eine wesentliche Ergänzung, wenn nicht den besten Beitrag des Buches, darstellt. Jeder, der sich mit Entstellung beschäftigt, kommt um dieses Kapitel wohl nicht herum, legt er doch die wesentlichen Grundlagen dieser Materie bei Hautpatienten dar.

Insgesamt ist das Buch sicher nur bedingt zu empfehlen. Es zeigt gerade für den in der psychodermatologischen Materie nicht erfahrenen Leser sehr subjektiv und tendenziell eher die Unbrauchbarkeit psychologischer Forschung in der Dermatologie auf und einige wichtige Studien wurden nicht zitiert.

Ein Standardwerk der Psychodermatologie erschien 1976, als Ilse Rechenberger ihre Habilitationsschrift publizierte, die bis heute als Grundstein der neueren, vor allem tiefenpsychologisch orientierten Forschung gelten kann!

Rechenberger, Ilse (1976): Tiefenpsychologisch ausgerichtete Diagnostik und Behandlung von Hautkrankheiten, 1. Aufl. Göttingen: Vandenhoeck & Ruprecht, inzwischen 3. Aufl., 133 Seiten

Die Autorin liefert einen Überblick zu Forschungsergebnissen und theoretischen Modellen. Dabei steht der analytisch orientierte Gesichtspunkt im Vordergrund.

Ausgehend von ihrer Klassifizierung der Dermatosen in vier Gruppen (1. Psychosomatische Hautkrankheiten; 2. Neurosen, die die Haut als Austragungsort "wählen"; 3. Hautveränderungen, die als Vorwand im Sinne einer Rationalisierung für andere Störungen dienen, 4. Banale Hautveränderungen, die durch eine Psychose wahnhaft verarbeitet werden), geht sie detaillierter auf einzelne Krankheitsbilder ein und skizziert die Psychodynamik einzelner Patienten an typischen Beispielen.

Der Leser findet Hilfen für die Indikationsstellungen zu psychotherapeutischen Maßnahmen und wird geschult, schon beim Erstkontakt auf wichtige Interaktionsmerkmale achten zu können. Dabei wird klar, daß psychosomatische Therapie nicht "aus dem Ärmel geschüttelt werden kann", sondern im engeren Sinne einer qualifizierten Ausbildung und begleitender Supervision bedarf. Bei der Frage: "Was ist erfolgreiche Psychotherapie?" wird anhand eines Fallbeispiels deutlich, daß Einsicht und rationales Wissen noch keine Heilung bedeuten. Gerade bei Hautkrankheiten bedarf es oftmals einer symptomnahen Psychotherapie. Ausdrücklich wird betont, daß eine Offenlegung analytischer Einsichten eine massive, manchmal therapiehinderliche, narzißtische Kränkung verursachen kann. Die Autorin nutzt daher das Hautsymptom als wirksamen indirekten Zugang: "Das Kennzeichnende meiner Art der Psychotherapie ist, daß sie innerhalb der hautärztlichen Situation stattfindet, ohne daß überhaupt von Psychotherapie die Rede ist."

Die Fallbeispiele legen allerdings die Schlußfolgerung nahe, atopische Dermatitis sei meist eine Störung der Dualunion und der Symbiose Mutter-Kind, während Psoriasispatienten ödipale Konflikte in der Triangulierung haben. Diese sicher zu einfache Sichtweise wird durch die Darstellung nach rein triebtheoretischen Aspekten der Hautkrankheiten leider zu wenig differenziert.

Zu dem Zeitpunkt der Veröffentlichung waren jedoch wichtige tiefenpsychologische Gesichtspunkte der Objektbeziehungstheorie und der Ich-Psychologie, die gerade bei Hautkranken eine wesentliche Rolle spielen, noch nicht bekannt.

Diese wurden erst in dem Buch von Christina Detig (siehe unten) einbezogen. Grundsätzlich ist jedem psychodynamisch orientiertem Leser das Buch von Rechenberger zu empfehlen, enthält es doch wesentliche Grundlagen, die bis heute unverändert in den Studien zur Überprüfung ihrer Theorien Berücksichtigung finden.

Im gleichen Jahr 1976 erschien ein weiteres Buch, das von Klaus Bosse und Peter Hünecke als Zusammenfassung einer in Göttingen in selbem Jahr organisierten Tagung herausgegeben wurde.

Bosse, Klaus & Hünecke, Peter (1976): Psychodynamik und Soziodynamik bei Hautkranken. Göttingen: Vandenhoeck & Ruprecht, 156 Seiten

In diesem Symposiumsband wurden die bis dahin durchgeführten Untersuchungen im deutschsprachigen Raum zusammengefaßt. Der Band ist deshalb - wie bei einem Viel-Autoren-Buch immer - eine verschiedenartige Studie der unterschiedlichen Therapie- und Forschungsansätze. Daher auch durchaus erfrischend zu lesen und für alle geeignet, die sich eingehender mit der Materie der Psychodermatologie auseinandersetzen möchten. Es enthält Beiträge zur psychologischen Forschung, Erfahrungen von Klinikern, psychoanalytische Aspekte und Verhaltenstherapeutische Erkenntnisse wie auch psychiatrische und Aspekte der Familientherapie. Alles in allem ein gelungener Beitrag zur Darstellung unterschiedlich theoretischer Ansätze innerhalb der Psychodermatologie.

Insbesondere die Beschreibung der perioralen Dermatitis, die sowohl von einem klinisch versierten Dermatologen (Otto Hornstein, Erlangen) als auch von einer bekannten Psychoanalytikerin (Anne Thurn, Erlangen) dargestellt wurden, sind bisher in keiner weiteren Darstellung zu finden. Dies ist umsomehr schade, als hier gleichzeitig auch eine mögliche Kooperationsform des Dermatologen in einer Balintgruppe zu einem speziellen Personenkreis - eben den Patientinnen mit perioraler Dermatitis - aufgezeigt wurde, die bisher nicht wieder installiert werden konnte. Hornstein stellt in diesem sehr wichtigen Beitrag das psychosomatische Konzept der perioralen Dermatitis dar, das bis heute unwidersprochen blieb. Er zeigt auch, wie sich psychosomatische Arbeit in der Hautklinik umsetzen läßt. Ergänzt werden diese beiden Artikel von einer Studie von Hartung und Lehrs über psychologische Befunde bei einer Gruppe von Patientinnen mit perioraler Dermatitis und von statistischen Untersuchungen und Behandlungsergebnissen bei der perioralen Dermatitis von Wilsch und Hornstein.

Ilse Rechenberger und Anneliese Heigl-Evers haben aus ihrer Sicht zu psychoanalytischen Gesichtspunkten bei Patienten mit endogenem Ekzem (Neurodermitis) beigetragen. Anneliese Heigl-Evers und Mitarbeiter fassen die biographischen Daten von 25 Patienten unter Berücksichtigung tiefen-psychologischer Aspekte zusammen und haben die auffallenden anamnestischen Faktoren (Ehe der Eltern, Atmosphäre des Elternhauses, sonstige Bezugspersonen, Kontaktverhalten und Patiententräume) herausgearbeitet.

In einem Beitrag von Klaus Bosse und Mitarbeiter wird die soziale Situation des Hautkranken als Phänomen interpersoneller Wahrnehmung anhand einer Untersuchung mit 465 hautkranken und hautgesunden Männern und Frauen dargestellt. Die Ergebnisse der Studie werden unter methodischen, kognitions-theoretischen, lernpsychologischen, psychoanalytischen und ärztlich-klinischen Gesichtspunkten diskutiert.

Die Darstellung des Ehepaars Böddeker über verhaltens-therapeutische Ansätze bei der Behandlung des endogenen Ekzems unter besonderer Berücksichtigung des zwanghaften Kratzens ist insofern besonders erwähnenswert, als dieser Beitrag den ersten verhaltenmedizinisch orientierten Therapieversuch bei Hautkranken darstellt und bei allen in dieser Hinsicht durchgeführten Studien als Grundlage verwendet wurde. Der verhaltenstherapeutische Ansatz ist bisher im Gebiet der psychodermatologischen Forschung sehr zu kurz gekommen, so daß dieser Beitrag um so erfreulicher als Meilenstein gewertet werden kann.

Heinz-Günther Rechenberger stellt in einem Vortrag die Auffassung der dynamischen Psychiatrie zum Krankheitsmodell der Trichotillomanie dar und ist damit einer der wenigen Therapeuten geblieben, die sich mit den therapeutischen Möglichkeiten der Trichotillomanie oder anderer Paraartefakte auseinandergesetzt haben. Suna Taneli und Ingrid Ulrich runden den Band ab mit der Darstellung von Ergebnissen der Psychodiagnostik bei Kinder mit Asthma bronchiale und mit Aspekten der Psychotherapie unter Einbeziehung der Familie.

Auch wenn dieser Band bereits vor 15 Jahren erschienen ist, so stellt er doch unseres Erachtens einen wichtigen Baustein in der Psychodermatologie dar, der wissenschaftlich Interessierten wesentliche Hinweise auf methodische Fragen und bereits bekannte Ergebnisse gerade bei dem endogenen Ekzem (Neurodermitis) oder der perioralen Dermatitis bzw. Entstellung aufzeigt. Dies wird auch durch das Sammelsurium verschiedener Autoren, Sprache und Dartellungsweise nicht geschmälert.

Der 1984 erschienene Band von Emiliano Panconesi, der alle wichtigen Aspekte psychodermatologischer Forschung mit zahlreichen anderen Autoren zusammenfaßte wurde zum grundlegenden Standardwerk der Psychodermatologie. Emiliano Panconesi, Chef der Florenzer Hautklinik, konnte damit als führender Vertreter der italienischen Dermatologie auf die Bedeutung psychosomatischer Forschung innerhalb der Dermatologie hinweisen:

Panconesi, Emiliano (1984): Stress and Skin Disease - Psychosomatic Dermatology. In: Parish, L.C. (ed.) Clinics in Dermatology 2 (4) 1984. Philadelphia: Lippincott, 282 Seiten

Panconesi gelang es in diesem Werk, die grundlegenden Prinzipien psychosomatischer Forschung unter allen Aspekten zu beleuchten und somit ein Standardwerk psychodermatologischer Forschung zu schaffen. Einziger Nachteil ist, daß es in englischer Sprache erschienen ist.

Vor allem das Kapitel 9, das umfangreichste Kapitel mit dem Titel "Psychosomatic Dermatology" von Emiliano Panconesi selbst ist eine gelungene Übersicht über psychosomatische Erkenntnisse. Der Autor handelt die einzelnen Hautkrankheiten diagnosegemäß wie es in der Dermatologie üblich ist, ab. Klinisch eindrucksvolle Bilder von typischen Hautveränderungen wie auch gelungene Schemata psycho-physiologischer und psychodynamischer Zusammenhänge machen das Kapitel wie auch bei den anderen Beiträgen zu einer guten Übersicht über den gegenwärtigen Wissensstand. Eingeschränkt wird die Brauchbarkeit lediglich durch die mühsame Suche nach Literatur, die leider fortlaufend und nicht alphabetisch geordnet ist und deshalb ein gezieltes Suchen bestimmter Arbeiten oder Autoren fast unmöglich macht.

Panconesi hat bereits in diesem Werk den Grundstein zur Zukunft gelegt und dies in dem Beitrag: "The Future is here: Cutaneous Psychoneuroimmunology as a Premise" betitelt. Dieser Abschnitt dient allen, die sich mit den Aspekten psychoneuroimmunologischer Forschung befassen, als wesentliche Basis, zeigt Panconesi doch hier zumindest hypothetisch die zukünftigen Forschungsstrategien auf, die von der Florenzer Arbeitsgruppe auch bis heute weiter ausgebaut wurden.

Aber auch die anderen Beiträge sind nicht weniger wichtig. Ashley Montagu, der bereits eine eigene Monographie zu anthropologischen Aspekten der Haut in seinem berühmt gewordenen Buch "Körperkontakt" herausgebracht hatte, faßt hier seine Erkenntnisse noch einmal zusammen und streicht die wichtigsten Gesichtspunkte des zentripedalen Ansatzes - also was passiert mit der psychischen

Entwicklung bei Berührung? - heraus. Gerade unter entwicklungspsychologischen Gesichtspunkten ein ganz wesentliches Kapitel, das jedem, der beginnt sich mit dem Organ Haut zu beschäftigen, nur "hautnah" empfohlen werden kann.

Die Arbeitsgruppe unter Günter Ammon lieferte einen eigenen Beitrag über Psychodynamik und Ich-Struktur bei Hautkrankheiten, der jedoch - in deutscher Übersetzung ebenfalls separat publiziert - außer den bekannten Thesen von Ammon zur psychodynamischen Psychiatrie und zum androgynen Wesen keine wesentlichen neuen Aspekte liefert. Allerdings ist in dem Kapitel eine kleine - leider nicht kontrollierte - Studie zur Sexualität bei Hautkranken beschrieben.

Cossidente und Sarti beschrieben die geschichtlichen und fundamentalen Aspekte psychosomatischer Dermatologie, Martini und Giogini beschäftigen sich in ihrem Artikel mit dem interpersonellen Aspekt von Hautkrankheiten und dem Problem der Entstellung, das von Melli und Giorgini auch noch unter dem in Italien sicher nicht unwichtigen Aspekt der Ästhetik und des Self-Images dargestellt wird.

Pasini beschreibt in einem eigenen Kapitel sexuelle Probleme von Hautpatienten, ein Aspekt, der bisher kaum Beachtung gefunden hat. Messeri und Mantagna stellen ätiologische Probleme von Hautveränderung dar und Marzi und Tassinari neurophysiologische und neuropsychologische Aspekte der Hautwahrnehmung.

Besonders das Kapitel zur Diagnostik in der psychosomatischen Dermatologie von Sarti und anderen ist leider etwas sehr knapp ausgefallen und könnte sicher umfangreicher sein.Auch das abschließende Kapitel über Therapie von Sarti und Cossidente spiegelt die mangelnden therapeutischen Erfahrungen auf diesem Sektor wieder. So stellen Cossidente und Sarti, die beiden wichtigsten Mitarbeiter Panconesi's, auch die psychiatrischen Syndrome in der Dermatologie in einem eigenen Kapitel heraus.

Nicht vergessen werden darf schließlich das Kapitel des israelischen Dermatologen Jacob Shanon, der in seinem "Holistic Approach to Diagnosis in Psychosomatic Dermatology" über seine weitreichenden Erfahrungen berichtet und seine Untersuchungen an Nazi-Opfern unter dermatologisch-psychosomatischen Gesichtspunkten darstellt. Leider ist er der einzige geblieben, der sich unter diesem Aspekt der schwierigen Materie genähert hat.

Ein weiteres Buch in englischer Sprache ist der von Young, Rubin und Daman herausgegebene Band über "Psychobiological Aspects of Allergic Disorders", der sich jedoch eher speziell mit allergischen Erkrankungen befaßt.

Young, S., Rubin, J. & Daman, H. (eds.) (1986): Psychobiological Aspects of Allergic Disorders. New York: Praeger Publishers, 383 Seiten

Im Gegensatz zu Panconesi's Buch ist dieser Band sicher nicht als Standardwerk psychodermatologischer Forschung anzusehen, sondern beinhaltet wiederum eine Zusammenstellung von zahlreichen Autoren, die alle aus New York bzw. Colorado stammen und sich bisher durch keine weiteren Publikationen zu Aspekten der psychodermatologischen Forschung ausgezeichnet haben.

Die Autoren haben im ersten Abschnitt die beschriebenen Erkrankungen Asthma, atopische Dermatitis (Neurodermitis), Urtikaria und Migräne (die von dem Autor offensichtlich zu dem atopischem Formenkreis gerechnet wird) von ihrer somatischen Seite dargestellt und bewußt für "dermatologische Laien" beschrieben. Im zweiten Abschnitt werden psychobiologische Probleme der Schwangerschaft und Asthma und die Beziehungen zwischen Umwelt und Ernährung zu Allergien und psychiatrischen Erkrankungen dargestellt. Im dritten Abschnitt, der für den Therapeuten am interessantesten ist, werden die Verhaltenstherapie des Asthma, psychoanalytische Therapiemöglichkeiten von Asthma, Ekzem und Urtikaria dargestellt sowie die psychiatrischen Therapiemöglichkeiten diskutiert.

Der letzte Abschnitt faßt andere Therapieansätze allergischer Erkrankungen wie Stress, Biofeedback, Hypnose, Meditation und Akupunktur in jeweils eigenen Kapiteln zusammen und abschließend wird kurz auf das Gebiet der Psychoneuroimmunologie eingegangen, das jedoch leider nur hypothetisch dargestellt wird und die Untersuchungsergebnisse aus dem bekannten Buch von Ader wiederholt.

Am besten geeignet erscheint uns dieses - für den deutschen Leser allerdings nicht ganz billige Buch - vor allem unter therapeutischen Gesichtspunkten zu sein, da gerade das Kapitel von Davis Goldman sehr übersichtlich die verschiedenen psychotherapeutischen Möglichkeiten bei Asthma, Ekzem und Urtikaria aufzeigt und darstellt. Im Gegensatz zu den bisher besprochenen Werken eine wesentliche Ergänzung, die sonst eher knapp gehalten wurde aus Ermangelung an Erfahrung, wie es scheint. Dafür ist das Kapitel über Verhaltenstherapie eher propädeutscher Art für denjenigen, der die Verhaltenstherapie bereits kennengelernt hat und anwenden kann. Auch die Literaturzusammenstellung läßt zu wünschen übrig, da hier die Form der fortlaufenden Numerierung gewählt wurde. Da auch hinsichtlich methodischer Anregungen nur wenig geboten wird, ist die Ausgabe insgesamt - im Hinblick auf den Preis - weniger empfehlenswert.

1987 schließlich erschien ein Buch, dessen einziges Manko für den deutschen Leser die Tatsache ist, daß es in englischer Sprache erschienen ist.

Koblenzer, C. (1987): Psychocutaneous Disease. Orlando: Grune & Stratton, 383 Seiten

Caroline Koblenzer stellt in "Psychocutaneous Disease" alle bekannten Gesichtspunkte psychosomatischer Hauterkrankungen dar und ist sowohl für den dermatologisch nicht versierten als auch für den erfahrenen Kliniker oder klinischen Psychologen bestens geeignet. Caroline Koblenzer hat das Buch in einen Abschnitt generelle Prinzipien und in den anderen "Clinical Aspects" aufgeteilt.

Im ersten Abschnitt stellt sie grundlegende psychosomatische Theorien aus der Literatur dar und zeigt grundsätzliche therapeutische Ansätze auf. Ihre Einteilung psychosomatischer Hauterkrankungen wird inzwischen weltweit weitgehend akzeptiert.

Der zweite Abschnitt teilt sich nach ihrer Einteilung von Hauterkrankungen in solche Dermatosen, die psychiatrische Bedingungen haben, wie Artefakte, taktile

Halluzinosen, Schmerzsyndrome der Haut, Zwangshandlungen an dem Hautorgan und das Syndrom der psychogenen Purpura und in zwei weitere, wo ihrer Ansicht nach psychogene Faktoren einen wesentlichen Stellenwert einnehmen und einen Abschnitt mit denjenigen Erkrankungen, bei denen sich genetische, Umweltfaktoren und Stressfaktoren gegenseitig ergänzen. Allerdings bleibt es schwer verständlich, wieso gerade die atopische Dermatitis (Neurodermitis) obwohl doch auch psychosomatischerseits ausführlich beforscht, gerade zu den Erkrankungen gezählt wird, die ganz multifaktoriell sind und die Urtikaria dagegen eher psychogen klassifiziert wird.

Ohne den Anspruch auf Vollständigkeit zu haben, hat Caroline Koblenzer die wichtigsten und relevantesten Literaturübersichten herausgestellt, so daß das alphabetische Literaturverzeichnis nach jedem Kapitel es dem Leser sehr leicht ermöglicht, sich in der Sekundärliteratur zu orientieren. Da eine zwar subjektive aber unserer Ansicht sehr gelungene Auswahl der Literatur getroffen wurde, ist das Verzeichnis auch nicht so umfangreich, so daß es leicht überschaut werden kann. Ein Vorteil, der offensichtlich allen anderen Autoren sehr schwer gefallen ist, da meist entweder alles verfügbare oder eine sehr tendentielle Auswahl getroffen wird.

Sie hat hierbei bei allen klinischen Bildern vor allem auch auf Zukunftsaspekte psychodermatologischer Forschung hingewiesen und auch auf dem Gebiet der Psychoimmunologie besonders relevante und wichtige Ergebnisse dargestellt, was zunächst beim bloßen Durchblättern des Buches gar nicht deutlich wird.

Ergänzt durch viele klinische Bilder - leider allerdings nur in schwarz-weiß - ist es jedem möglich, sich auch als Nicht-Dermatologe in die Psychodermatologie einzuarbeiten. Ein Kritikpunkt ist, daß der knappen Darstellung durch Platzprobleme wesentliche Hauterkrankungen, wie Akne, Lichen ruber, Kollagenosen, Viruserkrankungen, Kontaktdermatitis und Hauttumoren und die Entstellungsproblematik zum Opfer gefallen sind.

Es ist das Buch, das wir jedem als erstes empfehlen würden, der sich nicht für spezielle Gesichtspunkte von psychologischen Problemen interessiert.

1989 erschienen schließlich zwei Bücher, die beide aus den Dissertationen der jeweiligen Autoren hervorgingen. Christina Detig befaßte sich als Psychoanalytikerin unter psychodynamischen Aspekten mit der Nähe-Distanz-Problematik bei Hautkrankheiten, während Hans-Joachim Schubert sich in seiner Promotion mit einem verhaltenstherapeutischem Ansatz bei Hautpatienten beschäftigte und ein zeitreihenanalytisches Verfahren vorstellte.

Beide Bücher zeigen neue Wege in der psychodermatologischen Forschung, mittels psychotherapeutischer bzw. verhaltensmedizinischer Ansätze unter Einbeziehung von spezifischen Methoden - auf der einen Seite mittels Persönlichkeitstests, auf der anderen Seite durch ein zeitreihenanalytisches Verfahren - die Hypothesen abzusichern.

Detig-Kohler, Christina (1989): "Hautkrank: Unberührbarkeit aus Abwehr?" Göttingen: Vandenhoeck & Ruprecht, 151 Seiten

Die Psychologin Christina Detig-Kohler, hat ein Buch herausgegeben, das sich besonders mit dem analytischen Ansatz in der Dermatologie beschäftigt. Sie schließt damit eine Lücke zur psychosomatischen Dermatologie in einer Weise, die auch dem praktisch und wissenschaftlich tätigen Dermatologen und Psychologen einen Einblick in diese schwierige Materie ermöglicht.

Die Autorin stellt in diesem Buch ihre klinischen Erfahrungen im Umgang mit Hautkranken am Beispiel eines analytischen Settings vor. Für den Dermatologen sind daher gerade die sehr ausführlich beschriebenen Fallbeispiele sehr interessant, da sie ihm den Einblick in die Arbeitsweise eines psychoanalytisch tätigen Therapeuten gestatten und ihm damit - ohne selbst diese Verfahren erlernt zu haben - eine Gelegenheit gibt, diesen Bereich zu kennenzulernen.

Christina Detig stellt offensichtlich bewußt nicht die dermatologische Differentialdiagnose zur Diskussion oder dermatologische Therapieüberlegungen, sondern bezieht ihre Erkenntnisse ausschließlich auf das therapeutische Gespräch mit Patienten.

Gerade das Kapitel zwei ist eine außerordentlich gelungene Zusammenfassung der wichtigsten analytischen Forschungsansätze. In relativ kurzer Form werden die wesentlichen Erkenntnisse, die in der psychosomatischen Dermatologie von Bedeutung sind, zusammengefaßt. Hierbei hat Christina Detig auch neuere Ansätze der Objekttheorie und der Basisstörung der Ich-Psychologie berücksichtigt.

Die inhaltliche Darstellung der Therapieverläufe erleichtert es, die komplexe Welt der psychoanalytischen Therapie zu verstehen und einen Einblick in die Vielfalt der therapeutischen Implikationen zu haben. Dabei erscheint es unumgänglich, daß auch analytische Fachtermini angewendet werden, die sicher nicht immer leicht zu verstehen sind. Ohne die Beschreibung dieser Fachtermini wäre die Arbeit jedoch lückenhaft. Es ist sicher ein besonderes Verdienst von Frau Detig, in diesem Bereich zwischen Dermatologie und Psychotherapie eine Lücke erfaßt zu haben und diese Lücke von psychotherapeutischer Seite aus mit Inhalt gefüllt zu haben. Insofern kann man das vorliegende Buch nur jedem empfehlen, der sich für die psychodynamischen Zusammenhänge bei Hautkranken interessiert.

Schubert, H.-J. (1989): Psychosoziale Faktoren bei Hauterkrankungen. Göttingen: Vandenhoeck & Ruprecht, 277 Seiten

Das Buch gliedert sich in vier Teile: Den empirischen Ergebnissen einer prospektiven Beobachtungsstudie und einer Therapie-Evaluationsstudie sind jeweils aktualisierte Literaturübersichten vorangestellt.

Einer Einführung in Forschungsergebnisse zur Psychophysiologie und Psychoimmunologie der Haut folgt eine kritische Bestandsaufnahme empirischer Untersuchungen zum Zusammenhang zwischen den wichtigsten Hauterkrankungen und psychischen Faktoren. Ausgezeichnet ist die Diskussion von bisherigen Therapiestudien bei Hauterkrankungen - die umfassendste und übersichtlichste Darstellung in deutscher Sprache.

Seine Darstellung ist vor allem darin richtungsweisend, wie die komplexe Wechselwirkung von Psyche und Haut zu erfassen und mit systematischen und kontrollierten therapeutischen Methoden zu beeinflussen ist. Durch die Einschränkung auf methodisch exakte und empirisch abgesicherte Ergebnisse wird das Buch dem umfassenden Anspruch seines Titels als Einführungstext nicht ganz gerecht. Für den Praktiker ist das Buch durch die vielen Tabellen etwas unhandlich; er dürfte eine anschauliche Darstellung des therapeutischen Vorgehens vermissen, auf die Schubert jedoch zugunsten methodischer Gesichtspunkte verzichtet. Für die Praxis ergeben sich interessante Anregungen für den Einsatz von standardisierten Tagebüchern zur Selbstbeobachtung von Juckreiz und Streßereignissen, speziell angesichts der aufwendigen diagnostischen Abklärung der chronischen Urtikaria. Für den Methodiker von Interesse ist auch die Gegenüberstellung der gruppen- und einzelfallstatistischen Ergebnisse der Therapiestudie mit 20 Neurodermitis-Patienten. Die zehnwöchige verhaltenstherapeutische Behandlung (nach vierwöchiger Baseline) richtete sich entsprechend einer einleitenden Verhaltensanalyse entweder auf extensives Kratzverhalten und/oder auf den Abbau von Streßreagibilität. Die Gegenüberstellung von Behandlungs- und Kontrollgruppe erbrachte keine signifikanten Unterschiede hinsichtlich der somatischen und psychologischen Erfolgskriterien. Dagegen kommt in den Einzelfallanalysen zum Ausdruck, daß insbesondere Patienten ohne Hinweis auf ausgeprägte psychische Probleme von dem umgrenzten Behandlungsangebot profitierten, nicht dagegen Patienten mit erhöhten Fragebögen-Werten - bei diesen Teilnehmern wäre eine längerfristige Psychotherapie indiziert. Bei differenzierter Auswertung ergeben sich also durchaus Anhaltspunkte für die Nützlichkeit einer verhaltenstherapeutischen "Grundversorgung" wie auch für die Notwendigkeit einer differentiellen Indikation. Das Buch stellt jedoch nur eine Auswertung und Darstellung einer empirischen Arbeit dar und der vom Titel angelockte Leser wird enttäuscht. Trotzdem stellt sein Buch eine richtungsweisende Demonstration von Forschungsmethoden der Verhaltensmedizin in der Dermatologie dar.
Im Rahmen dieser Rezension sollten eigentlich nur Bücher vorgestellt werden, die sich mit dem Thema "Psychosomatik in der Dermatologie" beschäftigen. Erwähnenswert sollen aber auch zwei Buchbeiträge sein, die wesentliche Zusammenfassungen bzw. wichtige Teilergebnisse darstellen.
Zunächst wäre hier das Kapitel

"Dermatologie" im Lehrbuch "Psychosomatische Medizin", herausgegeben von R. Adler, J. Herrmann, K. Köhle, O. Schonecke, Th. von Uexküll & W. Wesiack zu nennen - München: Urban & Schwarzenberg, 4. Auflage, 1990

das Prof. Dr. Dr. K. Bosse verfaßt hat und sicher die prägnanteste und überschaubarste Zusammenfassung dessen darstellt, was man sich unter psychosomatischer Dermatologie vorstellen kann. Klaus Bosse ist es mit diesem Beitrag gerade auch wegen sehr anschaulicher Fallbeispiele gelungen, hier eine Basis von Lern- und Lehrstoff für dieses Teilgebiet zu formulieren.

Ein weiterer Buchbeitrag, ebenfalls von Bosse, zusammen mit Diepold, Heigl, Heigl-Evers und Streeck: Die familiale Sozialisation, Ich-Entwicklung und psychosomatische Krankheit am Beispiel von Patienten mit endogenem Ekzem, in: Leber, A., Trescher, H.-G. & Büttner, C. (Hrsg.) Die Bedeutung der Gruppe für die Sozialisation, Kindheit und Familie. Göttingen: Vandenhoeck & Ruprecht

beschreibt den tiefenpsychologischen Ansatz bei Kindern und Familien mit endogenem Ekzem unter Berücksichtigung familientherapeutischer Aspekte. Sicher ein wichtiger Beitrag für jeden, der sich mit der Ich-Entwicklung bei Kindern mit endogenem Ekzem beschäftigt.

Schließlich sollen noch fünf weitere Bücher kurz dargestellt werden, die sich mit speziellen Diagnosen bei Hautkranken beschäftigen und die psychosomatische Forschung zu den Erkrankungen Urtikaria, Dyshidrose, Akne und Glossodynie (Zungenbrennen) bereichert haben.

Schröpl, F. (1986): Die chronische Urticaria; Frankfurt: Fischer, 69 Seiten

In diesem Büchlein über die Urtikaria, die zur Hälfte durch die Beschreibung des somatischen Vorgehens bei der Diagnostik geprägt ist, nimmt der Verfasser jedoch - ausgehend von seinen Erfahrungen aus der Praxis der Deutschen Klinik für Diagnostik - eingehend auf die psychosomatische Diagnostik bei diesem Krankheitsbild Bezug. Besonders für Dermatologen zu empfehlen, die sich nicht nur mit der somatischen Seite der Urtikaria befassen wollen. Speziell zu psychologischen Aspekten der Urtikaria sei jedoch hier auf den Beitrag von U. Stangier in dem Buch von W. Paulley hingewiesen(Psychological Management of Psychosomatic Disease; Springer-Verlag), in dem U. Stangier die Literatur zu diesem Thema aufgearbeitet hat.

Haneke, E. (1980): Zungen- und Mundschleimhautbrennen - Klinik - Differentialdiagnose - Ätiologie - Therapie. München: Hanser, 91 Seiten

sowie*: Marxkors, R. & Müller-Fahlbusch, H. (1976): Psychogene Prothesenunverträglichkeit. München: Hanser, 132 Seiten*

In diesen beiden Büchern nehmen die Autoren jeweils aus dermatologischer Sicht (Haneke) und aus zahnärztlicher Sicht (Marxkors/Müller-Fahlbusch) zu dem Problem des Zungenbrennens Stellung und schildern eindrucksvoll die meist durch eine depressive Reaktion gekennzeichnete Somatisierung.

Eckardt, A. (1989): Das Münchhausen-Syndrom - Formen der selbstmanipulierten Krankheit. München: Urban & Schwarzenberg, 234 Seiten

Dieses spezielle Buch über Artefakte darf im Rahmen der psychodermatologischen Aspekte nicht fehlen, da die Artefakte einen großen Raum - obwohl selten an Fallzahlen - in der psychosomatischen Forschung der Dermatologie einnehmen. Annegret Eckardt - Psychiaterin in Mainz - ist es gelungen in diesem Band die wesentlichen Erkenntnisse dieses Syndroms, die bisher bekannt sind und vor allem von deutschsprachigen Wissenschaftlern bearbeitet wurden, zusammenzufassen und ihre eigenen Erfahrung im Rahmen ihrer Tätigkeit darzustellen. Ein Buch, das jeder haben sollte, der sich in das Gebiet der Selbstbeschädigungen hineinwagt.

A. Kentsch (1985): Nonverbales Verhalten bei Patienten mit Dyshidrose. München: Profil-Verlag, 176 Seiten

Angela Kentsch's Dissertation soll deshalb hier Erwähnung finden, da bisher keine Studien zur Dyshidrose überhaupt erschienen sind und die Autorin eine ausführliche Untersuchung des nonverbalen Gefühlsausdrucks mittels Videoaufzeichnung und -Auswertung sowie einer Persönlichkeitstestanalyse darstellt. Die Autorin wertete 15 Patienten mit Dyshidrose, 16 Patienten mit Asthma und 10 Patienten mit funktionellen Herzbeschweren mit einem Rating-Bogen aus. Das entwickelte Ratingverfahren erwies sich als ein reliables Meßinstrument durch eine hohe Interraterkorrelation.

Alt, C. (1988) : Symptomwahrnehmung, Symptomerleben, Körpererleben und Kontaktverhalten bei Jugendlichen mit Akne. Regensburg: Roderer, 385 Seiten

Grothgar, B. (1991): Quasi-experimentelle Überprüfung der Veränderung psychischer und physiologischer Rekationen von Acne vulgaris-Patienten im Verlauf von dermatologisch induzierten Hautbildverbesserungen. Europäische Hochschulschriften, Frankfurt/M.: Peter Lang, 382 Seiten

Gieler, U. (1992): Akne und Psyche. In: Friederich, H.C.; Effendy, I., Krause, W. & Gieler, U. (Hrsg.) Akne, Stuttgart: Wissenschaftliche Verlagsgesellschaft

Diese weiteren Beiträge sind ebenfalls vor allem unter medizinpsychologischem Blickwinkel besonders erwähnenswert, da sie bisher einmalig die Forschung der Akne in den Blickpunkt psychologischer Forschung stellen. Claudia Alt und Barbara Grothgar ist es in ihren Arbeiten gelungen, die bekannte Literatur zu psychosomatischen Aspekten der Akne zusammenzustellen.

Claudia Alt untersuchte in ihrer Studie 58 männliche und weibliche Jugendliche zu gewinnen, die nicht wie üblich über die ärztliche Praxis oder Klinik rekrutiert wurden. Es war ihr deshalb möglich, die subjektive Beeinträchtigung an dieser Stichprobe ausführlich zu untersuchen und darzustellen. Sie verwandt hierfür ein

halbstrukturiertes Interview und selbskonzipierte Fragebögen zur Akne und Körpererleben. Es zeigte sich bei dieser Untersuchung, daß einige Jugendliche durch
die Akne massiv beeinträchtigt sind, unabhängig von der Schwere der Akne und
des körperlichen Beschwerdebildes. Die Autorin geht auch intensiv auf methodische Probleme bei der Durchführung einer solchen Untersuchung ein. Eine
empfehlenswerte Studie für alle, die sich mit Akne beschäftigen.

Barbara Grothgar beschreibt ausführlich die Streßeinflüsse auf das Krankheitsbild der Acne vulgaris und untersuchte 2 männliche Gruppen von Akne-Patienten
unter Verwendung verschiedener physiologischer Meßdaten und verglich diese
beide therapeutisch unterschiedlich behandelter Gruppen miteinander. Sie fand
kaum deutliche Veränderungen in den erhobenen physiologischen Meßdaten, lediglich die adaptiven Veränderungen durch Besserungen des Krankheitsbildes waren deutlich nachzuweisen.

Abschließend sollen nun noch fünf Bücher Erwähnung finden, die sich zwar
nicht direkt mit psychosomatischen Aspekten bei Hautkranken beschäftigen, deren
Thematik bei der Beschäftigung mit Psychodermatologie trotzdem genauso wichtig
ist. Die vorgestellten Bände stellen vor allem die methodischen Probleme bei der
Erforschung des Körperbildes bzw. entwicklungspsychologische Probleme und Untersuchungen wie einen anthropologischen Ansatz des Körperkontaktes dar. Besonders zu empfehlen ist hierbei allerdings das bereits erwähnte Werk von Ashley
Montagu "Körperkontakt", das eigentlich auch zur Standardliteratur für jeden gilt,
der sich mit Psychodermatologie beschäftigen will. Die psychoanalytische Darstellung des "Haut-Ichs" von D. Anzieu ist auf dem Sektor tiefenpsychologischer
Betrachtung mindestens ebenso wichtig.

Montagu, A. (1980): Körperkontakt. Stuttgart: Klett-Cotta, 265 Seiten

Anzieu, D. (1991): Das Haut-Ich. Frankfurt/M: Suhrkamp, 324 Seiten

*Caldwell Brown, C. (1984): The many facets of touch; Johnson & Johnson Baby Pro-
ducts Company USA, 207 Seiten* (beschäftigt sich mit experimentellen - auch
tierexperimentellen Studien zum Körperkontakt. Darin beschrieben auch die berühmten Experimente von Harlow mit Rhesusaffen)

*Joraschky, P. (1983): Das Körperschema und das Körper-Selbst als Regulationsprinzi-
pien der Organismus-Umwelt-Interaktion. München: Minerva, 540 Seiten*

*Paulus, P. (1982): Zur Erfahrung des eigenen Körpers - theoretische Ansätze,
therapeutische und erziehungswissenschaftliche Aspekte sowie ein empirischer Bericht.
Weinheim: Beltz, 272 Seiten*

Die beiden letztgenannten Bücher beschäftigen sich mit dem Körper als Teil des
eigenen Selbst und den theoretischen Beziehungen der Psyche zum eigenen Körper. Empfehlenwert für alle, die sich mit dem Körper und Körperbild aus
medizinpsychologischer Sicht beschäftigen wollen.

VI.

HISTORISCHE SEITEN[*]

---

[*]   Aus Jadassohn, J. (Hrsg.) (1933). Handbuch der Haut- und Geschelchtskrankheiten. Berlin: Julius Springer

Psyche und Haut.

Von

W. TH. SACK - Baden-Baden.

Die Beziehungen zwischen Psyche und Haut bilden einen Sonderfall des Leib-Seele-Problems. Von unserer Stellung zu diesem Zentralproblem wird es abhängen, ob und wie weit wir zu dem Sonderfall eine Beziehung finden. Wollten wir methodisch streng sein, so müßten wir zuerst das Leib-Seele-Problem erkenntniskritisch radiär nach allen Seiten hin, bis an seine Denkgrenzen aufhellen; dann würden sich aus dem Rahmen des Gesamtbildes die Phänomene einfach auslösen lassen, die sich topographisch an den Körpergebieten manifestieren, die wir durch einen „consensus omnium" als Haut zu bezeichnen pflegen. Dieser Weg ist wegen des encyklopädischen Charakters des Leib-Seele-Problems nicht gangbar, andererseits ist es unmöglich, das Thema zu behandeln, ohne sich vorher eine tragbare Plattform für die Diskussion der Phänomene geschaffen zu haben.

Wir sind deshalb gezwungen, einige feste Positionen aufzurichten und diese so miteinander zu verknüpfen, daß ein einigermaßen homogenes Gebilde entsteht, welches uns ermöglicht, die später zu erörternden Sonderprobleme sinnvoll dieser Konstruktion einzuordnen.

Durch entsprechende Hinweise auf die fast unübersehbar gewordene Literatur soll eine genauere Orientierung über den heutigen Stand der Einzelfragen erleichtert werden.

Allgemeiner Teil.

Wenn wir über Leib und Seele nachdenken und uns kritisch mit diesen Zusammenhängen beschäftigen, so sind zuerst eine Reihe von Voraussetzungen zu erfüllen, um diesem Tun den Anspruch auf Wissenschaftlichkeit zu verleihen. Wir müssen unsere Begriffe *definieren* und dann bestrebt sein, diese Definitionen auf die von ihnen umschlossenen erfahrbaren *Inhalte* hin zu untersuchen.

Eine mangelnde philosophische Schulung hat im Zeitalter der sieghaften naturwissenschaftlichen Methode manchen daran gehindert, „klar und deutlich" (DESCARTES) zu erkennen, was eigentlich der Gegenstand seiner Forschung sei, d. h. man kümmerte sich in der Medizin nicht um die Definition, sondern beschäftigte sich lediglich mit bestimmten Inhalten.

Dieses pragmatische Verhalten der modernen Medizin blieb wissenschaftlich zu rechtfertigen und war methodisch zulänglich, so lange unter der Einwirkung monistisch-materialistischer Tendenzen die Fiktion aufrecht zu erhalten war, alles lebendige Geschehen sei mittels der naturwissenschaftlich quantitativen Methode kausal aus mechanischen Naturgesetzen ableitbar. „Aufgabe einer naturwissenschaftlichen Psychologie besteht darin, alles seelische Geschehen in Ausdrücken von Leitungs- und Bahnprozessen zu begreifen" (BÜTTNER).

Diese Fiktion mußte in dem Augenblick verlassen werden, in dem es sich herausstellte, daß die angewandte Methode für die Erfassung und erkenntnismäßige Deutung gewisser Phänomene unzureichend, ihnen inadäquat sei.

Es sei hierbei ausdrücklich betont, daß dieses Abwenden von der Fiktion einer einzigen homogenen Substanz als Gegenstand medizinisch naturwissenschaftlicher Forschung ein Vorgang ist, der lediglich methodologisch, nicht weltanschaulich zu werten ist. Die meisten Forscher, die sich einer exakt naturwissenschaftlichen Deutbarkeit der Lebensphänomene in ihrem wissenschaftlichen Arbeitsgebiet bedienten, hätten es zweifellos abgelehnt, ihre Weltanschauung durch diese Fiktion einengen oder gar bestimmen zu lassen. Sie bedienten sich ihrer lediglich, weil sie das Gefühl hatten, anderer Erkenntniswege für den besonderen Zweck ihrer Forschung nicht zu bedürfen. Andererseits ist durch die Einführung einer neuen Erkenntnismethode nichts ausgesagt über das eigentliche Wesen der erfahrbaren Erscheinung. Es ist ein und dieselbe Wirklichkeit, die wir von verschiedenen Seiten angehen. *Der Gegensatz seelisch-körperlich liegt nicht im Objekt, sondern in unserer Betrachtungsweise. Die psychophysische Einheit der Person, die faktische Untrennbarkeit von Seelischem und Körperlichem ist gleichzeitig theoretische Voraussetzung wie praktisches Forschungsziel aller modernen Biologie.* Die größte Schwierigkeit, die der Einreihung der Erkenntnisse psychischer Vorgänge und ihrer Einwirkung auf Körperliches in die großen Systeme der somatischen Physiologie und Pathologie entgegenstand, war die Tatsache, daß beide Betrachtungsweisen den gleichen Gegenstand, nämlich das menschliche Individuum, zum Objekt haben. Aber durch die verschiedene Wesensart ihrer Materie sind sie zu ganz verschiedenen Methoden für den Erwerb ihrer Erkenntnisse gezwungen — ein Dualismus, der den an die homogene Substanz seiner Erkenntniswelt gewöhnten naturwissenschaftlichen Mediziner fremd, ja peinlich berühren muß, der aber nun einmal eine Tatsache ist und bleibt.

Mit diesem Dualismus sich abzufinden, diese *Zweiheit der Erfahrungswelt* in der *faktischen Einheit* des *menschlichen Individuums* ertragen zu lernen, dürfte vielleicht die schwerste Aufgabe für den modernen Mediziner sein. Wäre es daher zu verantworten, das rein Körperliche mit dem Materiellen zu identifizieren und etwa folgendermaßen zu definieren: Alles, was quantitativ kausal faßbar ist, ist körperlich; der Rest ist „Seele", gehorcht einer eigenen, noch näher zu bestimmenden Gesetzmäßigkeit und hat mit den körperlichen Vorgängen direkt nichts zu tun — so hätte man ein übersichtliches, leicht demonstrierbares Schema.

Die Wirklichkeit, die auf unser Bedürfnis zum Schematisieren keine Rücksicht nimmt, zeigt uns andere Verhältnisse. Sobald man also feststellt, daß innerhalb der lebendigen Wirklichkeit Erscheinungen zu beobachten sind, die mit der kausal-quantitativen Methode nicht restlos erfaßt werden können, muß man wieder auf die vernachlässigten Definitionen zurückkommen.

Gewiß kennen wir im körperlichen Substrat Vorgänge, die in uns bekannten chemischen Formeln ohne Rest aufgehen, gewiß kennen wir Erscheinungen in den höheren geistigen Funktionen (wie etwa das abstrakte Denken), die wir erfahren, ohne in ihnen irgendeine Beziehung zu materiellen Vorgängen zu entdecken, aber beides sind nur die äußersten Endglieder langer Entwicklungsreihen, die in der Einheit der psychophysischen Person zusammenlaufen, sich dort verschlingen und durchdringen. *Wir erkennen, daß Wissen vom Körperlichen ohne Kenntnis des „Seelischen" unvollkommenes Wissen ist.*

Wenn wir also von einer mit der Fiktion quantitativ-kausal gebundener Gesetzmäßigkeiten arbeitenden *physio-biologischen* Betrachtungsweise des Organismus aufsteigen zu einer *Physiologie und Pathologie der „Person",* werden wir uns entschließen müssen, den entgegengesetzten Weg, den der *psycho-biologischen* Betrachtungsweise, genau so gewissenhaft zu durchlaufen, wie den früheren.

Wir müssen demnach die Definition, die Umgrenzung des medizinischen Forschungsgebietes im Sinne einer Erweiterung verändern und somit notgedrungen auch die Inhalte der neuhinzutretenden Erfahrungsgebiete kennen lernen.

Zur Methode.

Die lebendige Wirklichkeit ist ein Ganzes, das in seiner Unbegrenztheit von jedem Individuum in sich selbst und durch sich selbst erlebt wird. Jedoch ist diese lebendige Wirklichkeit in ihrer Ganzheit rational nicht erfaßbar. Sie zerfällt bei der kritischen Betrachtung in mehrere, sich voneinander unterscheidende Formen der Erscheinungen, die von den ordnenden Verstandeskräften zur besseren Übersicht systematisch voneinander abgegrenzt werden und aus dem Bedürfnis sinnvoller Zuordnung (Erkenntnistrieb) in ein *Bezugssystem* gebracht werden. Ein solches Bezugssystem ermöglicht die jederzeitige Auffindbarkeit jeder durch die kritische Verstandesanalyse isolierten Teilerscheinung im Rahmen dieses Systems und jede wissenschaftliche Tätigkeit ist nichts anderes als fortschreitende Isolierung immer neuer Teilerscheinungen und die Feststellung ihres statisch-dynamischen Ortes im gegebenen System. Dabei findet gleichzeitig eine ununterbrochene Umschichtung im System selbst statt, je nachdem, ob die alten Bezüge sich für die Einordnung der neuen Beobachtung aufnahmefähig erweisen oder nicht.

Die Art und Weise, wie diese Isolierung von Teilerscheinungen im jeweiligen System vor sich geht, nennen wir die *Methode* des betreffenden Systems.

Die Methode der naturwissenschaftlichen Forschung ist empirisch, analytisch, deskriptiv, kausal bestimmt und zielt durch Zählen, Messen und Wägen auf quantitativ eindeutige mathematische Formeln. Sie bedient sich des *Experiments*, d. h., man konstruiert für die zu isolierende und zu untersuchende Teilerscheinung ganz bestimmte, jederzeit aufzeigbare und wiederholbare Voraussetzungen und fixiert sie durch Hilfsmethoden, die vom jeweiligen Untersucher unabhängig machen.

Diese naturwissenschaftliche Methode herrscht uneingeschränkt in der Erforschung der unbelebten Natur und erst an ihren alleräußersten Grenzen, etwa der Elektronenlehre oder der modernen Quantentheorie, erscheint so etwas wie eine leichte Unsicherheit, ob die bisher als absolute Gegebenheiten imponierenden Naturgesetze wirklich auch etwas so Absolutes sind, oder ob es sich auch hier lediglich um eine äußerste formelhafte Annäherung an die Wirklichkeit handelt, mit der wir arbeiten, als ob sie absolute Geltung hätte.

Es gab eine Zeit grob materialistischen Denkens, wo man der Ansicht sein durfte, mittels dieser sogenannten *exakten* Methode sämtliche Erscheinungen auch der organischen Natur quantitativ erfassen und zur Klärung bringen zu können (L'homme-machine). Selbst jetzt noch ist man in Anlehnung an diese traditionelle Haltung bestrebt, auch die Vorgänge in der belebten Natur „exakt" zu fassen, d. h. diese Vorgänge nach Möglichkeit auf letzte anorganische Relationen zurückzuführen, wo Exaktheit gilt und gefordert werden muß. Aus einem Organismus isoliert man Mechanismen, um diese mit den exakten Methoden angehen zu können.

Exaktheit bedeutet so viel als Nachweis der Identität.

Der Vorgang A ist der Vorgang A, er kann jederzeit in seiner Vollständigkeit dargestellt werden und ist in seiner Wesenheit gänzlich unabhängig von dem Beobachter.

In Wirklichkeit müssen wir im Bereich des *Organischen* auf die Forderung der Identität verzichten; *unser Erkenntnisweg ist der der Analogie.*
Also nicht: A ist A, sondern: A gleicht B.
Lebendige Abläufe lassen sich nie völlig zur Deckung bringen. Die allem Lebendigen wesenseigene Spontaneität macht jede „Berechenbarkeit" a priori illusorisch.
Identische Vorgänge sind gleich.
Analoge Vorgänge sind gleichsinnig, d. h., in die lebendigen Abläufe müssen wir eine Sinnbeziehung interpolieren, um sie einander zuordnen zu können.
Dieses Hineinbringen einer Sinnbeziehung in beobachtete Abläufe, also die *Deutung,* ist eine subjektiv-psychologisch unterbaute Leistung. *Jede Deutung setzt eine Wertung voraus,* die ihrerseits wieder *determinierenden Tendenzen* unterworfen ist.
Daß wissenschaftliche Deutung nicht zur chaotischen Willkür wird, dafür bürgt neben der naturgegebenen Verwandtschaft menschlicher Erkenntnisformen, die jedes geistige Verstehen zwischen Individuen ja erst ermöglicht, auch eine Methodik, die sich für die Feststellung analoger Vorgänge entwickelt hat.
Um gleich auf das ureigenste medizinische Gebiet zu kommen: wir brauchen nicht nur für die Klinik zum Aufbau unserer Krankheitsbilder, sondern sogar für das Tierexperiment, das ja auch mit lebendigen Organismen arbeitet, die *statistische Methode der „großen Zahl."* Je größer die Zahl der demonstrablen Fälle, je häufiger das gesuchte Symptom in der Vielfalt der individuellen Reaktion, um so stärker seine Evidenz. Die biologische Reaktion ist von einer solchen Fülle unberechenbarer, wechselnder, einmaliger Bedingungen (Vererbung, Konstitution, Milieu, Individualschicksal) abhängig, daß die Annahme ihrer Allgemeingültigkeit niemals zu Ende bewiesen werden kann, sondern durch eine Art Schluß der Debatte für gewisse Zeit statuiert wird.
Bei *psychischen Vorgängen* werden wir fast restlos auf das *Verstehen* angewiesen sein; dieses psychologische Verstehen aber ist letzlich nichts anderes als das *Wiederentdecken der zureichenden fremden Motivationen im eigenen psychischen Raum.* Um zu diesem Verstehen der zureichenden Motive zu gelangen *(genetisches Verstehen)* genügt gelegentlich in einer aktuellen Spannungssituation das, was man gemeinhin als intuitives Erfassen bezeichnet. Jedoch wird ein solches Verhalten nur in den seltensten Fällen ausreichend sein. Der methodisch wissenschaftliche Weg besteht hier in einer *anamnestischen Aufrollung des jeweiligen Einzelschicksals,* in einer *individualhistorischen Analyse,* in einem *Längsschnitt durch die Entwicklung,* die ihrerseits bedingt ist durch die individuelle seelische Struktur und durch das Milieuschicksal. Jede persönliche Entwicklung ist in ihrem Ablauf einmalig und einzigartig, auch wenn wir bei Querschnitten, die wir legen müssen, um bestimmte Situationen festzuhalten, auf scheinbar bekannte Konstellationen stoßen. Andererseits unterliegt das Individuum einer gewissen *artbedingten Typik,* die uns gestattet, eine Reihe von Einzelfällen zu Gruppen zu ordnen. Erst diese Typik ermöglicht es, über die beobachteten einmaligen Phänomene Allgemeinverbindliches auszusagen. Der hier beschriebene Weg ist der der *historischen Methode, die logischerweise in ihrem Geltungsbereich genau so souverän ist, wie die naturwissenschaftliche in der ihrigen.*

Literatur

Achenbach, R.K. (1986): Gesunde und kranke Haut. Stuttgart: Thieme

Alexander, F. (1950): Psychosomatic medicine. Deutsch (1977): Psychosomatische Medizin. Grundlagen und Anwendungsgebiete. 3. Aufl. Berlin, New York: Walter de Gruyter

Alexander, F., French, T.M. & Pollock, G.H. (1968): Psychosomatic specifity. Chicago: University Press

Allen, K. & Haaris, F. (1966): Elimination of a child's excessive scratching by training the mother in reinforcement procedures. Behavioral Researche Therapy, 4, 79-84

Alt, C. (1988): Symptomwahrnehmung, Symptomerleben, Körpererleben und Kontaktverhalten bei Jugendlichen mit Akne. Regensburg: Roderer

Ammon, G., Schibalski-Ammon, K., Herold, J. & Finke, G. (1985): Psychodynamik und Ich-Struktur bei Hauterkrankungen. Dynamische Psychiatrie, 18, 1-29

Antons, K. (1974): Praxis der Gruppendynamik. Göttingen: Hogrefe

Anzieu, D. (1991): Das Haut-Ich. Frankfurt/Main: Suhrkamp

Argyle, M. & Cook, M. (1976): Gaze and Mutual Gaze. Cambridge: University Press

Arnetz, B.B., Fjellner, B., Eneroth, P. & Kallner, A. (1985): Stress and psoriasis: psychoendocrine and metabolic reactions in psoriatic patients during standardized stressor exposure. Psychosomatic medicine, 47, 528-541

Bailey, K. & Sowder, W. (1970): Audiotape and Videotape Self-Confrontation in Psychotherapy. Psychological Bulletin, 74, 127-137

Balint, M. (1970): Therapeutische Aspekte der Regression. Die Theorie der Grundstörung. Stuttgart: Klett

Bär, H.J. & Kuypers, B.R.M. (1973): Behavior therapy in dermatological practice. British Journal of Dermatology, 88, 591-598

Bartling, G., Echelmeyer, L., Engberding, M. & Krause, R. (1980): Problemanalyse im therapeutischen Prozeß. Leitfaden für die Praxis. Stuttgart: Kohlhammer

Basler, H.D., Otte, H., Schweller, T. & Schwoon, D. (1979): Verhaltenstherapie bei psychosomatischen Erkrankungen. Stuttgart: Kohlhammer

Beck, A. & Freeman, A. (eds.) (1990): Cognitive Therapy of Personality Disorders. New York: Guildford Press

Beck, A., Rush, A., Shaw, B. & Emery, G. (1981): Kognitive Therapie der Depression. München: Urban & Schwarzenberg

Becker, P. (1987): Verlaufsdiagnostik der emotionalen Befindlichkeit. Trierer Psychologische Berichte, Bd.14, Heft 10

Becker, S. (1988): Kooperation am Beispiel der Dermatologie aus: Kooperationsformen somatischer und psychosomatischer Medizin. In: W. Bräutigam (Hrsg.) S. 43-51. Berlin: Springer

Benyon, R.C., Robinson, C. & Church, M.K. (1989): Differential release of histamine and eicosanoids from human mast cells activated by IgE dependent and non immunological stimuli. British Journal of Pharmacology, 907, 898-904

Berlyne, D. (1960): Conflict, Arousal and Curiosity. New York: Mc Graw-Hill

Beutel, M. (1988): Bewältigungsprozesse bei chronischen Erkrankungen. Berlin: Springer

Bick, E. (1968): The experience of the skin in early object-relations. International Journal of Psycho-Analysis, 49, 484-486

Bienenstock, J., Tomioka, M., Stead, R., Ernst, P., Jordanan, M., Gauldie, J., Dolovich, J. & Denburg, J. (1987): Mast cell involvement in various inflammatory processes. American Review resp Disp, 135, 55-58

Biggs, S. (1980): The Me I See - Acting, Participating, Observing, and Viewing and Their Implications for Viedeofeedback. Human Relations, 33, 575-588

Birbaumer, N. (1986): Physiologische Grundlagen. In: W. Miltner, N. Birbaumer & W.-D. Gerber (Hrsg.) Verhaltensmedizin. Berlin: Springer

Black, S. (1963a): Inhibition of immediate-type hypersensitivity response by direct suggestion under hypnosis. British Medical Journal, 1, 925-929

Black, S. (1963b): Shift in dose-response curve of Prausnitz-Küstnerreaction by direct suggestion under hypnosis. British Medical Journal, 1, 990-992

Black, S. & Friedman, M. (1965): Adrenal function and the inhibition of allergic responses under hypnosis. British Medical Journal, 3, 562-567

Black, S., Hymphrey, J.H. & Niven, J. (1963): Inhibition of Mantoux Reaction by direct suggestion under hypnosis. British Medical Journal, 1, 1649-1652

Blalock, H. (1961): Causal inferences in nonexperimental research. New York: Norton

Böddeker, K.W. & Böddeker, M. (1976): Verhaltenstherapeutische Ansätze bei der Behandlung des endogenen Ekzems unter besonderer Berücksichtigung des zwanghaften Kratzens. In: K. Bosse & P. Hünecke (Hrsg.) Psychodynamik und Soziodynamik bei Hautkranken. Göttingen: Vandenhoek & Ruprecht

Böddeker, K. & Böddeker, M. (1979): Verhaltenstherapeutische Ansätze bei der Behandlung des endogenem Ekzems unter besonderer Berücksichtigung des zwanghaften Kratzens. Zeitschrift für Psychosomatik und Psychoanalyse, 22, 85-92

Borelli, S. (1950): Untersuchungen zur Psychosomatik des Neurodermitikers. Der Hautarzt, 1, 250-256.

Borelli, S. (1967): Pyche und Haut. In: H. Gottron (Hrsg.) Handbuch der Haut- und Geschlechtskrankheiten, Ergänzungswerk VIII: Grundlagen und Grenzgebiete in der Dermatologie, S. 264-568. Berlin: Springer

Borelli, S. (1981): Dermatologische Indikation zur Klimatherapie im Hochgebirge von Davos (1561 m und höher) und deren Ergebnisse. In: S. Borelli & H. Düngemann (Hrsg.) Fortschritte der Allergologie und Dermatologie, S. 565-669. Neu-Isenburg: IPM-Verlag

Borelli, S. (1988): Zur Fehleinschätzung des diätetischen Vorgehens bei Nahrungsmittelallergien. Deutscher Dermatologe, 36, 709-746

Bortz, J. (1984): Lehrbuch der empirischen Forschung. Berlin: Springer

Borysenko, M. & Borysenko, J. (1982): Stress, Behavior, and Immunity: Animal Models and Mediating Mechanisms. Gen Hosp Psychiatry, 4, 59-67

Bosse, K. (1985): Psychosomatische Gesichtspunkte in der Dermatologie. In: T. v.Uexküll (Hrsg.): Psychosomatische Medizin, S. 1016-1037. München: Urban & Schwarzenberg

Bosse, K. (1986): Psychosomatische Kriterien bei der Behandlung der Neurodermitis atopica. Zeitschrift für Hautkrankheiten, 61, 543-545

Bosse, K. (1990): Psychosomatische Gesichtspunkte bei der Betreuung atopischer Ekzematiker. Zeitschrift für Hautkrankheiten, 65, 422-427

Bosse, K., Fassheber, P., Hünecke, P., Teichmann, A.T. & Zauner, J. (1976): Zur sozialen Situation der Hautkranken als Phänomen der interpersonellen Wahrnehmung. In: K. Bosse & P. Hünecke (Hrsg.) Psychodynamik und Soziodynamik bei Hautkranken. Göttingen: Vandenhoek & Ruprecht

Bosse, K. & Gieler, U. (Hrsg.) (1987): Seelische Faktoren bei Hautkrankheiten. Bern: Huber

Bosse, K. & Hünecke, P. (1976): Psychodynamik und Soziodynamik bei Hautkranken. Göttingen: Vandenhoeck & Ruprecht

Bosse, K. & Hünecke, P. (1980): Psychophysiologische Aspekte von Hautkrankheiten. Erlangen: Pedri

Bosse, K. & Hünecke, P. (1981): Der Juckreiz des endogenen Ekzematikers. Münchner Medizinische Wochenschrift, 123, 1013-1016

Bosse, K. & Hünecke, P. (1984): Psychosomatic aspects of Psoriasis. In: H. Kröger & G.Stüttgen: Current research problems in Psoriasis. Berlin: Große

Bosse, K. & Hünecke, P. (1987): Endogenes Ekzem - Chancen eines aktualgenetischen Ansatzes. In: K. Bosse & U. Gieler (Hrsg.) Seelische Faktoren bei Hauterkrankungen. Bern: Huber

Bosse, K., Hünecke, P. & Nordhausen, R. (1978): Zum 'Krankheitsgefühl' Hautkranker - Entwurf, Analyse und Ergebnisse einer Befragung. Ärztliche Kosmetollogie, 8, 228-238

Box, G.E.P. & Jenkins G.M. (1976): Time-series-analysis. Forecasting and control. San Francisco: Holden-Day

Boyd, H. & Sisney, V. (1967): Immediate Self-Image Confrontation and Changes in Self-Concept. Journal of Consult Psychology, 31, 291-294

Brähler, E., Gieler, U. & Müller-Braunschweig, H. (1984): Hautfragebogen. Universitäts-Manuskript, Gießen

Brähler, E. & Scheer, J.W. (1983): Der Gießener Beschwerdebogen (GBB). Bern: Huber

Bräuer, J., Gieler, U., Stangier, U. & Ehlers, A. (1989): Entwicklung und Erprobung eines Schulungsprogramms für Patienten mit endogenem Ekzem. Vereinigung Rheinisch-Westfälischer Dermatologen, 119. Tagung, Wuppertal, 27.-29. Oktober 1989. Zentralblatt Haut, 156, 757

Bräuer, J., Stangier, U., Freiling-Rogge, G. & Gieler, U. (1990): Neurodermitis-Schulung in themenzentrierten Gruppen, Effektivität und Nähe-Distanzproblematik. Zentralblatt Haut, 157, 972

Braun-Falco, O., Plewig, G. & Wolf, H. (1984): Dermatologie und Venerologie, 3. Aufl. Berlin: Springer

Broberg, A., Kalimo, K., Lindblad, B. & Swanbeck, G. (1990): Parental Education in the Treatment of Childhood Atopic Ekzema. Acta Dermatovenerologica (Stockholm) 70, 495-499

Brosig, B. (1984): Untersuchungen zur Psychosomatik der Haut. Der Langzeitverlauf des Diffusionswiderstands der menschlichen Haut in Verbindung mit Körperbeschwerden und Stimmungen. Medizinische Dissertation Gießen

Brosig, B. (1992): Geboren '62. Versuch über die allergische Generation. Psychosozial, 49, 50

Brosig, B., Woidera, R. & Brähler, E. (1992): Die Ebenen des therapeutischen Prozesses in einer Atopiebehandlung: Kunsttherapie, Psychoanalyse, Psychophysiologie. Musik-, Tanz- und Kunsttherapie, 3, 123-136

Brown, D. & Bettley, F. (1971): Psychiatric treatment of eczema: A controlled trial. British Medical Journal, 2, 729-734

Brown, D. (1967): Emotional Disturbance in eczema: a study of symptom-reporting behaviour. Journal of Psychosomatic Research, 11, 27-40

Brown, S. (1980): Videotape Feedback - Effects on Assertive Performance and Subject's Perceived Competence and Satisfaction. Psychological Report, 47, 455-461

Brüninghaus, W. (1982): Einfluß "entstellender" Hauterkrankungen auf das Blickverhalten - eine experimentelle Analyse mittels Blickregistrierung. Medizinische Dissertation, Göttingen

Buss, A. (1980): Self-Consciousness and Social Anxiety. San Francisco: Freeman

Carver, C. (1979): A Cybernetic Model of Self-Attention Process. Journal of Personality and Social Psychology, 37, 1251-1281

Carver, C. & Scheier, M. (1987): The Blind Man and the Elephant - Selective Examination of the Public-Private Literature Gives Rise to a Faulty Perception. Journal of Personality, 55, 525-541

Catalano, R.A., Cooley, D. & Jackson, R. (1983): Selecting a time-series strategy. Psychological Bulletin, 94, 504-523

Cataldo, M., Varni. J., Russo, D. & Estes, S. (1980): Behaviour Therapy Techniques in Treatment of Exfoliative Dermatitis. Archive Dermatologie, 116, 919-922

Cattell, R.B. (Ed.) (1966): Handbook of multivariate experimental psychology. Chicago: McNally

Cermak, I. & Slany, E. (1971): Das Ekzemkind und seine Familie. Medizinische Wochenschrift, 121, 592-595

Champion, R.H., Roberts S.O.B., Carpenter, R.G. & Roger, J.H. (1969): Urticaria and angio-oedema. A review of 554 patients. British Journal Dermatology, 81, 588-597

Chassau, J. (1960): Statistical inference and the single case in clinical design. Psychiatry, 23, 173-184.

Chassau, J. (1970): On psychodynamics and clinical research methodology. Psychiatry, 33, 94-101

Cohen, F. & Lazarus, R.S. (1979): Coping with the stresses of illness. In: G.C. Stone, N.E. Adler & F. Cohen (eds): Health Psychology. San Francisco: Jossey-Bass

Cohen, F. (1979): Personality, stress and the development of phsysicalIllness. In: G.C. Stone, N.E. Adler & F. Cohen (eds.) Health Psychology. San Francisco: Jossey-Bass

Cole, W.C., Roth, H.L. & Sachs, L.B. (1988): Group psychotherapy as an aid in themedical treatment of eczema. Journal of American Academy of Dermatology, 18, 286-291

Cormia, F. (1952): Experimental histamine pruritus: I. Influence of physical and psychological factors on threshold reactivity. Journal of Investigative Dermatology, 19, 21-34

Cormia, F. & Kuykendall, V. (1953): Experimental histamin pruritus: II. Nature: physical and environmental factors influencing development and severity. Journal of Investigative Dermatology, 20, 429-446

Czarnetzky, B.M. (1986): Urticaria. Berlin: Springer

De-Baranchuk, J.Z., Dayan, A., Gomez, A., Grimaldi, S. & Morra, A. (1980): Tratamiento guestaltico de las quejas (Gestalt therapy of complaints). Acta Psicologica de America Latina, 26, 54-59

Deneke, F.W., Stuhr, U., Deneke, C., Bühring, B., Franz, A. & Kruse, P. (1981): Einpraxisnaher Ansatz zur Erarbeitung von Indikationskriterien für psychosomatische Patienten. In: U. Baumann (Hrsg.) Indikation zur Psychotherapie. München: Urban & Schwarzenberg

Dermer, M. & Thiel, D. (1975): When Beauty May Fail. Journal of Personality and Social Psychology, 31, 1168-1176

Deter, H.C. (1986): Kost-benefits Analysis of Psychosomatic Therapie in Asthma. Journal Psychosomatic Research, 30, 173-182

Detig, Ch. (1989): Hautkrank: Unberührbarkeit aus Abwehr? Psychodynamische Prozesse zwischen Nähe und Distanz. Göttingen: Vandenhoeck & Ruprecht

Detig, Ch. (1990): Bedürfnis nach Nähe - und zugleich Angst davor. Psychologie heute, 17, Heft 10

Di Prima, T.M., De Pasquale, R., Gilota, S.M.G. & Cravotta, A. (1989): Approccio preliminario sulla componente psichica in dermopazienti. Giornal Italiano Dermatologica Venerologica, 124, 147-150

Doerr, H. & Carr, J. (1982): Videotape 'Self-Confrontation Effect' a Function of Person Viewed and Task Performed. Perceptual and Motor Skills, 54, 419-433

Döring, J. (1988): Biographisch orientierte Verhaltensanalyse. Praxis der Klinischen Verhaltensmedizin und Rehabilitation, 3, 220-226

Droge, U., Mautner, V. & Hoting, E. (1986): Differenzierung von Pruritusqualitäten. Deutsche Dermatologie, 34, 919-932

Eagly, A., Ashmore, R., Makhijani, M. & Longo, L. (1991): What is Beautiful is Good, But...: A Meta-Analytic Review of Research on the Physical Attractiveness Stereotype. Psychological Bulletin, 110, 109-128

Egle, U.T. & Tauschke, E. (1987): Die Alopezie - ein psychosomatisches Krankheitsbild? I. Literaturübersicht. Psychosomatik, Psychotherapie, Medizinische Psychologie, 37, 31-35

Ellis, A. (1978): Die rational-emotive Therapie. München: Pfeiffer

Erbsmehl, Th. (1991): Zur Compliance in der dermatologischen Sprechstunde. Dissertation Halle

Esman, A. (1983): The "Stimulus Barrier". A Review and Reconsideration. The Psychoanalytic Study of the Child, 38, 193-207

Estel, U. (1988): Psychosomatische Aspekte bei Psoriasis vulgaris - eine Fragebogenstudie. Dissertation Jena

Fahrenberg, J., Hampel, R. & Selg (1984): Das Freiburger Persönlichkeitsinventar FPI. Handanweisung, 4. revid. Aufl. Göttingen: Hogrefe

Faulstich, M.E. & Williamson, D. (1985): An overview of atopic dermatitis: toward a bio-behavioural integration. Journal of Psychosomatic Research, 29, 647-654

Faulstich, M.E., Williamson, D., Duchmann, E., Conerly, S. & Brantley, P. (1985): Psychophysiological Analysis of Atopic Dermatitis. Journal of Psychosomatic Research, 29, 415-417

Fava, G.A., Perini, G.J., Santonastoso, P., Veller, Z. & Fornasca, C. (1980): Live events and psychological distress in dermatological disorders: psoriasis, chronic urticaria and fungal infectioons. British Journal of Medical Psychology, 53, 277-282

Ferstl, R. & Müller-Ruchholtz (1987): Psychoneuroimmunologie - Ihre Forschungsgebiete und ihre konzeptuellen Probleme. Zeitschrift für klinische Psychologie, 16, 199-204

Fiegenbaum, W. (1981): A social training programm for clients with facialcontribution to the cancer. Journal of Rehabilitation Research, 4, 501-509

Fiske, C.E. & Obermayer, M.E. (1954): Personality and emotional factors in chronic disseminated neurodermatitis. Archives of Dermatology and Syphilology, 70, 261-268

Fjellner, B. & Arnetz, B. (1985): Psychological predictors of pruritus during mental stress. Acta Dermatovenerologica, 65, 504-508

Fjellner, B., Arnetz, B., Eneroth, P. & Kallner, A. (1985): Pruritus during standardized mental stress. Relationship to psychoneuroendocrine and methabolic parameters. Acta Dermatovenerologica, 65, 199-205

Fliegel, S., Groeger, W.M., Künzel, R., Schulte, D. & Sorgatz, H. (1981): Verhaltenstherapeutische Standardmethoden. München: Urban & Schwarzenberg

Florin, I. (1985): Bewältigungsverhalten und Krankheit. In: H.D. Basler & I. Florin (Hrsg.) Klinische Psychologie und körperliche Krankheit. Stuttgart: Kohlhammer

Foltys, M.J. (1990): Untersuchungen zu psychologischen Aspekten der Krankheitsverarbeitung von Patienten mit malignem Melanom. Zusammenhänge von Prognose und Therapie. Dissertation Jena

Foreman, J.C. (1987): Neuropeptides and the pathogenesis of allergy. Allergy, 42, 1-11

Frankenhaeuser, M. (1982): Challenge-control interaction as reflected insympathetic-adrenal and pituitary-adrenal activity: comparison between the sexes. Scandinavian Journal of Psychology, 1, 158-164

Franzky, C. (1985): Wahrnehmungsverhalten gegenüber Stigmata - Vergleich hautgesunder und hautkranker Frauen. Medizinische Dissertation, Göttingen

Freud, S. (1923): Das Ich und das Es. In: Studienausgabe Bd. 3. Frankfurt/Main: Fischer (1975)

Friedrich, S. & Friebel, V. (1988): Entspannung für Kinder. Reinbek: rororo

Gallup, G. (1968): Mirror-Image Stimulation. Psychological Bulletin, 70, 782-793

Garrie, E., Garrie, S. & Mote, T. (1974): Anxiety and atopic dermatitis. Journal of Consulting and Clinical Psychology, 42, 742-748

Gaus, E. & Köhle, K. (1986): Psychische Anpassungs- und Abwehrprozessebei körperlichen Erkrankungen. In: T. v.Uexküll (Hrsg.) Psychosomatische Medizin. München: Urban & Schwarzenberg

Geertsma, R. & Reivich, R. (1965): Repetitive Self-Observation by Videotape Playback. Journal Nervous and Mental Disease, 141, 29-41

Geyer, M. (1985): Das ärztliche Gespräch. Berlin: Volk und Gesundheit

Gibbons, F. (1990): Self-Attention and Behavior - A Review and Theoretical Update. Advances in Experimental Social Psychology, 23, 249-303

Gieler, U. (1986): Haut und Körpererleben. In: E. Brähler (Hrsg.) Körpererleben. Berlin: Springer

Gieler, U. (1989): Atopic Dermatitis. In: J.W. Paulley & H.E. Pelser (eds.) Psychological Management for Psychosomatic Disorders, 257-269. Berlin: Springer

Gieler, U. (1989a): Psychosomatische Grundversorgung in der dermatologischen Praxis. Deutscher Dermatologe, 37, 371-377

Gieler, U. (1989b): Die Haut als psychosomatisches Organ; Sonderdruck aus dem Berichtsband der Medicenale XIX, Iserlohn 1989. E. H. Graul, S. Püttert & D. Loew (Hrsg.) 402-403, 420-421

Gieler, U. (1991): Hautkrank - Ein Ausdruck psychischer Konflikte? Zum psychosomatischen Ansatz in der Dermatologie. TW Neurologie Psychiatrie, 5, 55-64

Gieler, U., Bock, W. & Schröpl, F. (1991): Neurodermitis im Spiegel der Dermatologen. (unveröffentlichtes Manuskript)

Gieler, U., Bräuer, J. & Freiling-Rogge, G. (1991): Patienten-Ratgeber Neurodermitis - Ein Ratgeber für Hautkranke und ihre Behandler. Stuttgart: Wissenschaftliche Verlagsgesellschaft (im Druck)

Gieler, U., Ehlers, A., Höhler, T. & Burkard, G. (1990): Die psychosoziale Situation der Patienten mit endogenem Ekzem - eine clusteranalytische Studie zur Korrelation psychischer Faktoren mit somatischen Befunden. Hautarzt, 41, 416-423

Gieler, U., Schulze, C. & Stangier, U. (1985): Das Krankheitskonzept vonPatienten mit endogenem Ekzem. Zeitschrift für Hautkrankheiten, 60, 1224-1236

Gieler, U., Stangier, U. & Ernst,R. (1987): Psychosomatische Behandlung im Rahmen der klinischen Therapie von Hautkrankheiten, in: Bosse, K. & Gieler, U. (Hrsg.) Seelische Faktoren bei Hautkrankheiten. Bern: Huber, 23-36

Gieler, U., Stangier, U. & Ernst, R. (1988): Psychosomatische Behandlungsansätze im Rahmen der klinischen Therapie von Hautkrankheiten. Praxis der Klinischen Verhaltensmedizin und Rehabilitation, 1, 50-54

Gil, K., Keefe, F., Sampson, H., McCaskill, C., Rodin, J. & Crisson, J. (1987): The relation of stress and family environment to atopic dermatitis symptoms in children. Journal of Psychosomatic Research, 31, 673-684

Ginsburg, I. & Link, B. (1989): Feelings of Stigmatization in Patients with Psoriasis. Journal of the American Academy of Dermatolgy, 20, 53-63

Giss, G., Rothenburg, W. & Weigand, P. (1977): Über Zusammenhänge zwischen Psyche und Haut. Zeitschrift für Hautkrankheiten, 52, 50-54

Goffman, E. (1975): Stigma - Über Techniken der Bewältigung beschädigter Identität. Frankfurt: Suhrkamp

Goin, M. (1977): Breast Reduction Surgery Can Lead to Grief Feelings. JAMA 237: 1309-1310

Gottman, J.M. (1981): Time-series analyse. Cambridge: Cambridge University Press

Graham, D.T. & Wolf, S. (1950): Pathogenesis of urticaria. Experimental study of life situations, emotions and cutaneous vascular reactions. JAMA, 143, 1396-1402

Graham, D.T. & Wolf, S. (1953): The relation of eczema to attitude and vascular reactions of the human skin. Journal of Laboratory and Clinical Medicine, 42, 238-254

Grawe, K. (1988): Der Weg entsteht beim Gehen. Ein heuristisches Verständnis von Psychotherapie. Verhaltenstherapie und Psychosoziale Praxis, 1, 39-49

Grawe, K. (1988): Zurück zur psychotherapeutischen Einzelfallforschung. Editorial. Zeitschrift für klinische Psychologie, 17, 1: 1-7

Gray, S.G. & Lawlis, G.F. (1982): A case study of pruritic eczema treated by relaxation and imagery. Psychological Reports, 51, 627-633

Greaves, M.W. (1987): Pathophysiology of pruritus. In: T.B. Fitzpatrick, A.Z. Eisen, K. Wolff, J.M. Freedberg & K.F. Austen (eds.) Dermatology in general medicine, S. 74-78. New York: McGraw-Hill

Greenhill, M. & Finesinger, J. (1942): Neurotic symptoms and emotional factors in atopic dermatitis. Archiv of Dermatology, 46, 87-200

Greenson, R.R. (1989): Technik und Praxis der Psychoanalyse, 5. Aufl. Stuttgart: Klett-Cotta

Griesemer, R. & Nadelson, T. (1979): Emotional Aspects of Cutaneous Disease. In: Fitzpatrick (Ed.) Dermatology in General Medicine, 135, 1353-1363. New York: McGraw-Hill Book Company

Griesemer, R.D. & Nadelson, T. (1979): Emotional Aspects of cutaneous Disease. In: Fitzpatrick, T.B., Eisen, Z., Wolff, K., Freederg, I.M. und Austen, D.: Dermatology in general medicine, S. 234-250. New York: Mc Graw-Hill

Groddeck, G. (1979): Das Buch vom Es. Frankfurt/Main: Fischer

Gur, R. & Sackeim, H. (1978): Self-Confrontation and Psychotherapy - A Reply to Sanborn, Pyke and Sanborn. Psychotherapy. Theory Research and Practice, 3, 258-265

Hänsler, B. (1990): Die Belastung & Befindlichkeit von Eltern, deren Kinder an atopischer Dermatitis erkrankt sind. Diplomarbeit am FB Psychologie der Universität Marburg

Hahlweg, K., Schindler, L. & Revensdorf, D. (1982): Partnerschaftsprobleme - Diagnose und Therapie. Berlin: Springer

Halder, P. (1977): Verhaltenstherapie und Patientenerwartung. Bern, Stuttgart, Wien: Huber

Hamm, H. (1983): Allgemeinmedizin. 3. Aufl. Stuttgart: Thieme

Hampel, R. (1977): Adjektiv-Skala zur Einschätzung der Stimmung (SES). Diagnostica, 1, 43-60

Hand, I. (1989): Verhaltenstherapie und kognitive Therapie in der Psychiatrie. In: I. Hand & H.-U. Wittchen (Hrsg.) Verhaltenstherapie in der Medizin. Berlin: Springer

Hanifin, J. & Lobitz, W. (1977): Newer concepts of atopic dermatitis. Archiv of Dermatology, 113, 663-670

Hanifin, J. & Rajka, G. (1980): Diagnostic features in atopic dermatitis. Acta Dermatovenerologica Sup, 92, 44-47

Hanifin, J. (1982): Atopic dermatitis. Journal of American Academy Dermatology, 12, 1-13

Hanifin, J. (1983): Atopic dermatitis. Special Clinical Complications Postgraduate Medicine, 74, 188-193

Hanifin, J.M. (1986): Pharmacophysiology of atopic dermatitis. Clinical Review Allergy, 4, 43-54

Hanifin, J.M. (1988): Atopic dermatitis. In E. Midleton, C.E. Reed, E.F. Ellis, N.F. Atkinson & J.W. Younger (eds.) Allergy. Principles and practice, S. 1403-1428. St. Louis, Washington D.C. Toronto: Mosby Company

Harlow, H.F. & Harlow, M.K. (1965): The affectional systems. In: Schrier, A.M., Harlow, H.F. & Stellnitz, F. (eds.) Behavior of Nonhuman Primates, Vol. 2. New York: Academic Press

Hartwich, P. & Deister, A. (1983): Empirische Studie zur audiovisuellen Selbstkonfrontation bei Schizophrenen. In: D. Stille & P. Hartwich (Hrsg.) Video in der klinischen Arbeit von Psychiatern und Psychotherapeuten, S. 39-57. Berlin: Springer

Hau, T., Spohr, H. & Widmaier, J. (1986): Die Finalphase in der klinischen Psychotherapie. Praxis Psychotherapie Psychosomatik, 31, 208-216

Haustein, U.F. und Seikowski, K. (1990): Psychosomatische Dermatologie. Dermatologische Monatsschrift, 176, 725-730

Hautzinger, M. (1988): Die CES-D Skala. Diagnostica, 34, 167-173

Haynes, S.N., Wilson, C.C., Jaffe, P.G. & Britton, B.T. (1979): Biofeedback treatment of atopic dermatitis. Biofeedback and Self-Regulation, 4, 195-209

Hecheltjen, K.G. & Mertesdorf, F. (1973): Entwicklung eines mehrdimensionalen Stimmungsfragebogens (MSF). Gruppendynamik, 2, 110-112

Heigl, A. (1987): Selbstaufmerksamkeit und Einsamkeit. Regensburg: Roderer

Heigl-Evers, A., Schneider, R. & Bosse, K. (1975): Biographische Daten von endogenen Ekzematikern. Zeitschrift für Psychosomatische Medizin und Psychoanalyse, 22, 75-84

Heigl-Evers, A., Schneider, R. & Bosse, K. (1976): Biographische Daten von endogenen Ekzematikern. Zeitschrift für Psychosomatische Medizin und Psychoanalyse, 22, 75-84

Heinl, H. & Spiegel-Rösing, I. (1983): Gestalttherapie und Orthopädie - Versuch eines ganzheitlichen Ansatzes in der praktischen Medizin, S. 347-355. In: H. Petzold (Hrsg.) Die neuen Körpertherapien, 3. Aufl. Paderborn: Jungfermann

Hennig, H. (1990): Psychotherapie mit dem Katathymen Bilderleben. Leipzig: Thieme

Hermanns, J., Florin, I., Dietrich, M., Rieger, C. & Hahlweg, K. (1989): Maternal Critism, Mother-Child Interaction and Bronchial Asthma. Journal of Psychosomatic Research, 33, 469-476

Hermanns, N. (1991): Kognitive Wirkfaktoren auf Juckreiz und Hautreagibilität bei der atopischen Dermatitis. Hamburg: Kovac

Hersen, M. & Barlow, D. (1976): Single-case-Experimental designs. New York: Pergamon Press

Höck, K., Hess, H. & Schwarz, E. (1981): Beschwerdefragebogen für Kinder - ein neurosen-psychologisches Siebtestverfahren für Psychologen, Kinder und Schulärzte, S. 25. Berlin: Deutscher Verlag der Wissenschaften

Hoffmann, S.O. (1989): Erscheinungsbilder und Diagnostik der entwicklungsbedingt strukturellen Ichstörung - Thesen zum Thema. In: U. Rosin (Hrsg.) Entwicklungsbedingt strukturelle Ich-Störungen. Berlin: Springer

Hofmann, S., Ehlers, A., Stangier, U. & Gieler, U. (1989): Zusammenhang von Juckreiz und Kratzverhalten mit Befindlichkeit und Aufmerksamkeit bei Neurodermitis. Vortrag anläßlich der 31. Arbeitstagung des Deutschen Kollegiums für Psychosomatische Medizin 10.11.1989, Gießen

Hölzl, R. (1988): Funktionelle Diagnostik und Kriterien verhaltensmedizinischer Intervention. In: F. Strian, R. Hölzl & M. Haslbeck (Hrsg.) Verhaltensmedizin und Diabetes mellitus, S. 215-261. Berlin: Springer

Holzman, P. (1969): On Hearing and Seeing Oneself. Journal of Nervous and Mental Disease, 148, 198-209

Horne, D.J.de L, White, A.E. & Varigos, G.A. (1989): A preliminary study of psychological therapy in the management of atopic eczema. Britisch Journal Medical Psychology, 62, 241-248

Hornstein, O.P., Brückner, G.W. & Graf, U. (1973): Über die soziale Bewertungvon Hautkrankheiten in der Bevölkerung. Methodik und Ergebnisse einer orientierenden Befragung. Hautarzt, 24, 230-235

Hünecke, P. (1976): Variabilität in der sozialen Beurteilung von Hautkranken. Medizinische Psychologie, 2, 121-144

Hünecke, P. & Bosse, K. (1980): Entstellung - Erleben und Verarbeitung der äußeren Erscheinung. In: K. Bosse, P. Hünecke, & F. Whitlock (Hrsg.) Psychophysiologische Aspekte bei Hautkrankheiten, S. 251-269. Erlangen: Perimed

Hünecke, P. & Bosse, K. (1985): Über die Persönlichkeitsstruktur des Psoriatikers. Zeitschrift für psychosomatische Medizinund Psychoanalyse, 31, 105-117

Hünecke, P. & Bosse, K. (1987): Entstellungsgefühl - eine Variante in der Verarbeitung des äußeren Erscheinungsbildes. In: K. Bosse & U. Gieler (Hrsg.) Seelische Faktoren bei Hautkrankheiten, S. 37-48. Bern: Huber

Hünecke, P., Bosse, K. & Finckh, H. (1990): Krankheitsverlauf und psychosoziale Ereignisse während der stationären Behandlung atopischer Ekzematiker - Eine Pilot Studie. Zeitschrift für Hautkrankheiten, 65, 428-434

Illig, L. (1980): Urticaria und Quincke-Ödem, in: Kortin, G.W. (Hrsg.) Dermatologie in Praxis und Klinik, Bd. II, 16.1-16.29. Stuttgart: Thieme

Ishizaka, T., Ishizaka, K., Conrad, D.H. & Froese, A. (1978): A new concept of triggering mechanisms of IgE-mediated histamine release. Journal of Allergy clinical Immunology, 61, 320

Janke, W., Erdmann, G. & Kallus, W. (1985): Der Streßverarbeitungsfragebogen. Göttingen: Hogrefe

Jankowski, P. & Steinbrecher, T. (1988): Neurodermitis und die betriebswirtschaftlichen Auswirkungen auf das Gesundheitswesen in der Bundesrepublik Deutschland. Diplomarbeit Fachhochschule Giessen-Friedberg, Fachbereich Wirtschaft

Jordan, J. & Whitlock, G. (1975): Atopic dermatitis anxiety and conditioned scratch responses. Journal of Psychosomatic Research, 18, 297-299

Jordan, J.M. & Whitlock, F.A. (1972): Emotion and skin: The conditioning of scratch responses in cases of atopic dermatitis. British Journal of Dermatology, 86, 574-584

Jörgens, V., Berger, M. & Flatten, G. (1990): Diabetikerschulung in der Arztpraxis. Voraussetzung für eine effektive Behandlung. Deutsches Ärzteblatt Heft 8, 87, C350-C352

Juli, D. (1987): Zur Systemanalogie und frühen Organisation von Affekt, physiologischer Adaptation und Ich-Struktur im Hinblick auf die Ausformung individueller psychosomatischer Konstellationsmuster. Psychosomatik, Psychotherapie und Medizinische Psychologie, 37, 44-52

Juli, D. (1989): Zur Bedingungsanalyse psychosomatischer Störungen. Praxis der klinischen Verhaltensmedizin und Rehabilitation, 5, 34-40

Juli, D. (1992): Zum Problem der Strukturdiagnose in der Verhaltenstherapie. Praxist der klinischen Verhaltensmedizin und Rehabilitation, 18, 90-97

Kalashnikov, B. (1988): Psychoemotional status of children with neurodermatitis and psoriasis. Vestnik Dermatologii Venerologii, 4, 56-60

Kämmerer, W. (1987): Die psychosomatische Ergänzungstherapie der Neurodermitis atopica - Autogenes Training und weitere Maßnahmen. Allergologie, 10, 536-541

Kanfer, F. & Karoly, P. (1972): Self-Control - A Behavioristic Excursion into the Lion's Den. Behavior Therapy, 3, 398-416

Kanfer, F.H. & Phillips, J.S. (1970): Learning foundations of behavior therapy. New York: Wiley

Kanfer, F.H. & Schefft, B.K. (1988): Guiding the process of therapeutic change. Champaing/Ill.: Research Press

Kaplan, A.P. (1981): The pathogenic basic of urticaria and angioedema: recent advances. American Journal of Medicine, 70, 755-757

Kaplan, H.S. (1990): Sexualtherapie. Stuttgart: Enke

Karniol, R. (1990): Reading People's Minds - A Transformation Rule Model for Predicting Other's Thoughts and Feelings. Advances in Experimental Social Psychology, 23, 211-247

Kaschel, R. (1988): Verhaltensmedizinische Aspekte der atopischen Dermatitis. Eine Pilotstudie. Diplom-Psychologiearbeit. Tübingen: Psychologisches Institut der Universität

Kaschel, R., Miltner, H., Egenrieder, H. & Lischka, G. (1990): Verhaltenstherapiebei atopischem Ekzem: Ein Trainingsprogramm für ambulante und stationäre Patienten. Aktuelle Dermatologie, 15, 275-280

Keleman, S. (1990): Körperlicher Dialog in der therapeutischen Beziehung. München: Kösel

Kelleter, R. (1990): Haut und Primärbeziehung. Zeitschrift für psychoanalytische Theorie und Praxis, 5, 122-144

Kernberg, O. (1978): Borderline-Störung und pathologischer Narzißmus. Frankfurt/Main: Suhrkamp

Kernberg, O. (1985): Objektbeziehungstheorie und Praxis der Psychoanalyse. Stuttgart: Klett-Cotta

Kidd, C.B. & Watt, K.I.M. (1967): Neuroticism and distribution of lesions inpatients wicht skin diseases. Journal of Psychosomatic Research, 11, 253-261

Kirby, J.H., Matthews, C.N.A., James, J., Duncan, E.H.L. & Warin, R.P. (1971): The incidence and other aspects of facticious whealing (dermographism). British Journal of Dermatology, 85, 331-339

Kirn, U., Morciszek, M. & Ehlers, A. (1989): Atopische Dermatitis: Erhöhte Reaktionsbereitschaft auf Stressoren? Vortrag anläßlich des 2. Kongresses der Deutschen Gesellschaft für Verhaltensmedizin und Verhaltensmodifikation München, März 1989

Kisling, M. (1991): Bedeutung psychischer Faktoren für den Verlauf der chronischen Urticaria - eine zeitreihenanalytische Studie. Diss. Universität des Saarlandes

Klein, M. (1962): Das Seelenleben des Kleinkindes. Stuttgart: Klett

Klöß-Rotmann, L. (1992): Haut und Selbst. Ein analytischer Beitrag zur Funktion des atopischen Ekzems im Behandlungsprozeß. Jahrbuch der Psychoanalyse Bd. 29

Koblenzer, C.S. (1983): Psychosomatic concepts in Dermatology. Archiv of Dermatology, 119, 501-512

Koblenzer, C.S. (1987): Psychocutaneous Disease. Orlando: Grune & Stratton

Koblenzer, C.S. & Koblenzer, P. (1988): Chronic intractable atopic eczema. Its occurence as a physical sign of impaired parent-child relationships and psychologic developmental arrest: improvement through parent insight and education. Archiv of Dermatology, 124, 1673-1677

Köhle, K. und Joraschky, P. (1986): Die Institutionalisierung der Psychosomatischen Medizin. Hrsg. R. Adler, J.W. Hermann, K. Köhle, O.W. Schonecke, Th. v. Uexküll, W. Wesiack. 3. Aufl. München: Urban & Schwarzenberg, 406-439

Köhler, T. & Niepoth, L. (1988): Der Einfluß von belastenden Lebensereignissen auf den Verlauf von Neurodermitis diffusa. Verhaltensmodifikation und Verhaltensmedizin, 9, 11-21

Kohut, H. (1976): Narzißmus. Eine Theorie der psychoanalytischen Behandlung narzißtischer Persönlichkeitsstörungen. Frankfurt/Main: Suhrkamp

Kohut, H. (1979): Die Heilung des Selbst. Frankfurt/Main: Suhrkamp

Konzelmann, M. & Storck, H. (1966): Wirkung von Cholinestern (Metacholin), Histamin, Kältereizen und psychischen Einflssen auf Haut und Zirkulation von Neurodermitis-Patienten und Vergleichspersonen. Der Hautarzt, 16, 304-310

Korth, E.E., Bonnaire, E.C., Rogner, O. & Lütjen, R. (1988): Emotionale Belastungen und kognitive Prozesse bei Neurodermitikern. Psychosomatik, Psychotherapie, Medizinische Psychologie, 38, 276-281

Kulawik, H. (1984): Psychotherapie bei somatischen Erkrankungen und Funktionsstörungen. Jena: Fischer

Künzel, I. (1982): Betrachtung und Beurteilung von Frauen mit sichtbaren Hauterkrankungen. Psychol. Diplomarbeit Göttingen

Kurtz, R. (1986): Körperzentrierte Psychotherapie, 2. Aufl. Essen: Synthesis

Kutter, P. (1984): Zur Entwicklung der Psychosomatik. Psyche, 6, 544-562

Langer, E., Fiske, S., Taylor, S. & Chanowitz, B. (1976): Stigma, Staring and Discomfort - A Novel-Stimulus Hypothesis. Journal of Experimental Social Psychology, 12, 451-463

Lanzetta, J., Biernat, J. & Kleck, R. (1982): Self-Focused Attention, Facial Behavior, Autonomic Arousal and the Experience of Emotion. Motivation and Emotion, 6, 49-63

Laux, L., Glanzmann, P., Schaffner, P. & Spielberger, C.D. (1981): Das State-Trait-Angstinventar. Weinheim: Beltz

Lembeck, F. & Gamse, R. (1982): Substance P in peripheral sensory processes. In: Ciba Foundation Symposium (ed.), Substance P in the nervous system, S. 35-49. London: Pitman Press

Levin D.M. & Solomon, G.F. (1990): The discursive information of the body in the history of medicine. Journal of Medicine and Philosophy, 15, 515-537

Levine, S. (1983): Coping: An overview. In: H. Ursin & R. Murison (eds) Biological and psychological basis of psychosomatic disease. New York: Pergamon

Levine, S.P., Towell, B.L., Suarez, A.M., Knieriem, L.K., Harris, M.M. & George, J.N. (1985): Platelet acrivation and secretion associated with emotional stress. Circulation, 71, 1129-1134

Lewis, J.D. (1988): Three somatic responses in grief. Psychotherapy Psychosomatic, 49, 25-30

Liberman, R.P., King, L.W., DeRisi, W.J. & McCann, M. (1975): Personal Effectiveness. Champaign/Ill.: Research Press

Lichtenberg, J.D. (1987): Die Bedeutung der Säuglingsbeobachtung für die klinische Arbeit mit Erwachsenen. Zeitschrift psychoanalytische Theorie und Praxis, 2, 123-147

Lichtenberg, J.D. (1990): Einige Parallelen zwischen den Ergebnissen der Säuglingsbeobachtung und klinischen Beobachtungen an Erwachsenen, besonders Borderline-Patienten und Patienten mit narzißtischer Persönlichkeitsstörung. Psyche, 10, 871-901

Lienert, G.A. (1969): Testaufbau und Testanalyse. Weinheim, Berlin, Basel: Beltz

Lindemayer, H., Gathmann, P. Cermak, T. & Grünberger, J. (1981): Ist die chronische Urtikaria eine psychosomatische Erkrankung? Zeitschrift für Hautkrankheiten, 56, 28-40

Linehan, M.M. (1990): Dialektische Verhaltenstherapie bei Borderline-Persönlichkeitsstörungen. Praxis für klinische Verhaltensmedizin und Rehabilitation, 8, 220-227

Locke, S.E. (1982): Stress, adaptation, and immunity: Studies in humans. General Hospital Psychiatry, 4, 49-58

Löwenberg, H. & Peters, M. (1992): Psychosomatische Dermatologie - Ergebnisse einer kombinierten stationären Behandlung aus der Sicht der Patienten. Praxis der Psychotherapie und Psychosomatik, 37, 138-148

Lohaus, A. und Schmitt, M. (1989): Kontrollüberzeugungen zu Krankheit und Gesundheit (KKG): Bericht über die Entwicklung eines Testverfahrens. Diagnostica, 35, 351-353

Lorenz, W. & Neugebauer, E. (1991): Fluorometric Assays. In: B. Uvnäs (Ed) Histamine and Histamine Antagonists. Handbook of Experimental Pharmacology, Vol. 97. Berlin: Springer

Luborsky, L.B. (1953): Intraindividual repetitive measurements (P-technique) in understanding psychotherapeutic change. In: O.H. Mowrer (Ed.) Psychotherapy: Theory and research, 389-413. New York: Ronald

Lutz, R. (1983): Genuß und Genießen. Weinheim: Beltz

Lyketsos, G.C., Stratigos, J., Tawil, G., Psaros, M. & Lyketsos, C.G. (1985): Hostile personality characteristics, dysthymic states and neurotic symptoms in urticaria, psoriasis and alopecia. Psychotherapy and Psychosomatics, 44, 122-131

Maaz, H.J. (1989): Die Bedeutung der "Körpertherapien" für das neue Denken in der Psychosomatik. Informationsschrift anläßlich der 31. Arbeitstagung des Deutschen Kollegiums für Psychosomatische Medizin. Giessen

Maaz, H.J. (1990): Der Gefühlsstau. Berlin: Argon

MacQueen, G., Marshall, J., Perdue, M., Shepard, S. & Bienenstock, J. (1989): Pavlovian Conditioning of rat mucuosal mast cells to secrete rat mast cell proteases II. Science, 243, 83-85

Mahler, M.S. (1972): Symbiose und Individuation. Stuttgart: Klett

Mahler, M.S., Pine, F. & Bergmann, A. (1978): Die psychische Geburt des Menschen. Symbiose und Individuation. Frankfurt/Main: Fischer

Malmo, R.B., Boad, T.J. & Smith, A.A. (1957): Physiological Study of Personal-Interaction. Psychosomatic Medicine, 19, 105-119

Marty, P. (1958): La relation objectale allergique. Revue Francaise Psychoanalytique, 22, 5-35

Marty, P. (1969): Notes cliniques et hypotheses a propos de l'economie de l'allergie. Revue Francaise Psychoanalytique, 33, 243-253

Marty, P. (1974): La Relation Objectale Allergique. In: K. Brede (Hrsg.) Einführung in die psychosomatische Medizin: Frankfurt/Main: Syndicat

Mathews, K.P. (1974): Current view of urticaria. Medical Clinic of North Amerca, 58, 185-201

Matussek, P., Agerer, D. & Seibt, G. (1985): Aggression in depression and psoriasis. Psychotherapie und Psychosomatik, 43, 120-125

Mazzuca, S., Moormann, N. & Wheeler et al. (1986): The Diabetes Education Study: A Controlled Trial of the Effects of Diabetes Patient Education. Diabetes Care, 9, 1-16

McBride, P.M., Jacobs, R., Bradley, D. & Kaliner, M. (1989): Use of plasmahistamine levels to nomitor cutaneous mast cell degranulation. Journal of Allergy Clinic Immunology, 83, 374-380

McCabe, P.M. & Schneiderman, N. (1985): Psychophysiologic reactions to stress. In: N. Schneiderman & J.T. Tapp (eds.) Behavioral Medicine: the biopsychosocial approach. New York: Erlbaum

McCleary, R. & Hay, R.A. (1980): Applied time series analysis for the social sciences. Beverly Hills: Sage

McDowall, D., McCleary, R., Meidinger, E.E. & Hay, R.A. (1980): Interrupted time series analysis. Sage University Paper series on Quantitative Applications in the Social Sciences 21. Beverly Hills and London: Sage Publications

McMillan, J.C., Heskel, N.S. & Hanifin, J.M. (1985): Cyclic AMP-Phosphordiesteras activity and histamine release in cord blood leukocyte preparations. Acta Dermato-Venerologica, Suppl., 114, 24-32

Medansky, R.S. & Handler, R.M. (1981): Dermatopsychosomatics: classification, physiology, and therapeutic approaches. Journal of Amercian Academic Dermatology, 5, 125-136

Meermann, R. (1985): Einsatz von Video in Diagnostik und Therapie von Körperschemastörungen (mit Video-Demonstration). In: P. Hartwich & H. Badura (Hrsg.) Möglichkeit und Grenzen der Audiovision in Psychiatrie, Psychotherapie und Psychosomatik, S. 46-67. Aachen:

Melin, L., Frederiksen, T., Noren, P. & Swebilius, C.B. (1986): Behavioral treatment of scratching in patients with atopic dermatitis. British Journal of Dermatology, 115, 467-474

Mest, H.J., Zehl, U., Sziegoleit, W., Taube, C. & Förster, W. (1982): Influence of mental stress on plasma lebel of prostaglandins, thromboxane B2 and on circulating platelet aggregated in man. Prostaglandins Leukotrienes in Medicine, 553-563

Miller, C.C., Tang, W., Ziboh, V.A. & Fletcher, M.P. (1991): Dietary Supplementation with Ethyl Ester Concentrates of Fish Oil (n-3) and Borage Oil (n-6) Polyunsaturated Fatty Acids Induces Epidermal Generation of Local Putative Anti-Inflammatory Metabolites. Journal Investigative Dermatology, 96, 98-103

Mitscherlich, A. (1961): Anmerkung über die Chronifizierung psychosmatischen Geschehens. Psyche, 15, 1-25

Mittenecker, E. (1987): Video in der Psychologie - Methoden und Anwendungsbeispiele in Forschung und Praxis. Bern: Huber

Montagu, A. (1980): Körperkontakt: Die Bedeutung der Haut für die Entwicklung des Menschen. Stuttgart: Klett-Cotta

Moore, F., Chernell, E. & West, M. (1965): Television as Therapeutic Tool. Archives of General Psychiatry, 12, 217-220

Müller-Fahlbusch, H. & Marxkors, R. (1981): Zahnärztliche Psychagogik, 1. Aufl. München: Hauser

Münzel, K. (1988): Atopische Dermatitis. Ergebnisse und Fragen aus verhaltensmedizinischer Sicht. Verhaltensmodifikation und Verhaltensmedizin, 9, 169-193

Münzel, K. & Schandry, R. (1990): Atopisches Ekzem: psychophysiologische Reaktivität unter standardisierter Belastung. Hautarzt, 41, 606-611

Musgrove, K. & Morgan, J.K. (1976): Infantile eczema. British Journal of Dermatology, 95, 365-372

Muthny, F.A. (1988a): Zur klinischen Erfassung von Krankheitsverarbeitungund zur Spezifitätsfrage. Praxis für Klinische Verhaltensmedizin und Rehabilitation, 1, 9-16

Muthny, F.A. (1988b): Manual zum Freiburger Fragebogen zur Krankheitsverarbeitung (FKV). Weinheim: Beltz

Muthny, F.A. (1990): Krankheitsverarbeitung bei chronisch körperlich Kranken. Praxis für Psychotherapie und Psychosomatik, 34, 64-72

Neraal, T. (1988): Besonderheiten des therapeutischen Umgangs mit Neurodermitispatienten, dargestellt am Beispiel der analytischen Psychotherapie einer Studentin. In: W. Schüffel (Hrsg.) Sich gesund fühlen im Jahre 2000, 436-440. Berlin: Springer

Nerenz, D. & Leventhal, H. (1983): Self-regulation theory in chronic illness. In: T.G. Burish & L.A. Bradley (eds) Coping with chronic disease. New York: Academic Press

Niebel, G. (1988): Verhaltensmedizinische Gruppentherapie bei atopischem Ekzem. Vortrag anläßlich des 2. Kongresses der DGVM (Deutschen Gesellschaft für Verhaltensmedizin), München

Niebel, G. (1990): Verhaltensmedizinisches Gruppentraining für Patienten mit Atopischer Dermatitis in Ergänzung zur dermatologischen Behandlung; Pilotstudien zur Erprobung von Selbsthilfestrategien. Verhaltensmodifikation und Verhaltensmedizin, 1, 24-44

Nielsen, G. (1962): Studies in Self Confrontation. Kopenhagen: Munksgaard

Niepoth, L., Prochazka, P. & Borelli, S. (1990): Ein stationäres Kurzzeitprogramm zur Modifikation des Krankheitsverhaltens bei atopischer Dermatitis - Erste Ergebnisse einer Katamnesestudie. Vortrag auf der 36. Tagung der Deutschen Dermatologischen Gesellschaft am 29.8.1990, Hannover

Norusis, M.J. (1986): SPSS/PC+. Chicago: SPSS Inc.

Ogilvie, D. (1987): The Undesired Self - A Neglected Variable in Personality Research. Journal of Personality and Social Psychology, 52, 379-385

Ott, G., Schönberger, A. & Langenstein, B. (1986): Psychologisch-psychosomatische Befunde bei einer Gruppe von Patienten mit endogenem Ekzem. Aktuelle Dermatologie, 12, 209-213

Overbeck, G. (1984): Krankheit als Anpassung. Frankfurt/Main: Suhrkamp

Paar, G.H. & Eckhardt, A. (1987): Chronisch vorgetäuschte Störungen mit körperlichen Symptomen - eine Literaturübersicht. Psychosomatik, Psychotherapie, Medizinische Psychologie, 37, 197-204

Panconesi, E. (1984): Psychosomatic dermatology. Clinical Dermatology, 2, 94-179

Panuphak, P., Schocket, A.L., Arroyave, C.M. & Kohler, P.F. (1980): Skin histamine in chronic urticaria. Journal of Allergy and Clinical Immunology, 65, 371-375

Payk, T.R. (1988): Checkliste Psychiatrie. Stuttgart: Thieme

Pennebaker, J.W. (1983): Physical symptoms and sensations: Psychological causes and correlates. In: J. Cacioppo & R. Petty (Eds.) Social Psychophysiology, S. 543-564. New York: Guilford

Peseschkian, N. (1980): Positive Familientherapie. Frankfurt/M.: Fischer

Peseschkian, N. (1988): Wiesbadener Inventar zur Positiven Psychotherapie und Familientherapie WIPPF. Berlin: Springer

Peseschkian, N. (1990): Psycho-soziale Aspekte bei Neurodermitis constitutionalis. Dissertation, Mainz

Petro, W. & Prittwitz, M. (1988): Patientenschulung - ein Bestandteil der Atemwegstherapie. therapeutikon, 12, 713-715

Petzold, H. (1983): Gegen den Mißbrauch von Körpertherapie - Risiken und Gefahren bioenergetischer, primärtherapeutischer und thymopraktischer Körperarbeit, S. 478-490. In: H. Petzold (Hrsg.) Die neuen Körpertherapien, 3. Aufl. Paderborn: Jungfermann

Petzoldt, D. (1988): Kooperationserfahrungen aus der Sicht des Dermatologen. In: Bräutigam, W. (Hrsg.): Kooperatonsformen somatischer und psychosomatischer Medizin, S. 39-42. Berlin: Springer

Pfrang, H. (1987): Jenseits sozialer Unterstützung: Überfürsorge und der Laryngektomierten. Vortrag auf dem 1. Kongreß für Verhaltensmedizin, München, April 1987

Pines, D. (1980): Skin communication. Early skin disorders and their effect on transference and counter transference. International Journal of Psycho-Analysis, 61, 315-323

Pohl, H. (1979): Zur Psychodynamik der Urtikaria. Heilungsvorgang als interaktionelles Geschehen. Eine Falldarstellung. Materialien zur Psychoanalyse und analytisch orientierten Psychotherapie, 5, 1-66

Pürschel, W. (1976): Neurodermitis und Psyche. Zeitschrift für Psychosomatische Medizin und Psychoanalyse, 22, 62-70

Pyszczynsky, T. & Greenberg, J. (1987): Self-Regulatory Perseveration and the Depressive Self-Focusing Style - A Self-Awareness Theory of Reactive Depression. Psychological Bulletin, 102, 122-138

Rajka, G. (1975): Atopic Dermatitis. London: W.B. Saunders

Rajka, G. (1980): Pruritus. In: G.W. Korting (Hrsg.) Dermatologie in Praxis und Klinik, S. 239-255. Stuttgart: Thieme

Ratliff, R.G. & Stein, N.H. (1968): Treatment of neurodermatitis by behaviour therapy: A case study. Behavioral Researche Therapy, 6, 397-399

Rechardt, E. (1970): An investigation in the psychosomatic aspects of prurigo Besnier. Helsinki: Separat Printed

Rechenberger, I. (1976[1]; 1979[2]; 1982[3]; 1984[4]): Tiefenpsychologisch ausgerichtete Diagnostik und Behandlung von Hautkrankheiten. Göttingen: Vandenhoeck & Ruprecht

Rechenberger, I. (1979): Prurigo bei Atopie. Materialien zur Psychoanalyse und analytisch orientierten Psychotherapie, 5, 67-96

Rechardt, E. (1970): An investigation of psychosomatic aspects of prurigobesnier. Monographs from the Psychiatric Clinic of the Helsinki University Central Hospital. Helsinko

Rees, L. (1957): An aetiological study of chronic urticaria and angioneurotic oedema. Journal of Psychosomatic Research, 2, 172-189

Reimann, H.J., Meyer, H.J. & Wendt, P. (1981): Stress and Histamine. In: J. Ring & G. Burg (eds.) New trends in allergy. Berlin: Springer

Reinecker, H. (1987): Grundlagen der Verhaltenstherapie. München: Psychologie Verlags-Union

Reinhold, M. (1960): Relationship of stress to the development of symptoms in alopecia areata and chronic urticaria. Br. Med. J. 19, 846-849

Reiser, M.F. (1989): The Future of psychoanalysis in academic Psychiatry: Plain Talk, Psychoanalytic Quarterly, 58, 185-209

Revers, W.J. & Allesch, C.G. (1984): Thematischer Gestaltungstest. Salzburg: Beltz

Riemann, F. (1971): Über den Vorteil des Konzepts einer präoralen Phase. Zeitschrift für Psychosomatische Medizin, 16, 27-40

Ring, J. (1979): Atopic dermatitis: A disease of general vasoactive mediator dysration. International Archives of Allergy and Applied Immunology, 59, 233-239

Ring, J. (1981): Atopic dermatitis: a disease of immuno-vegetative (autonomic) dysregulation. In: J. Ring & G. Burg (Eds.) New trends in allergy. Berlin: Springer

Ring, J. (1983): Angewandte Allergologie. München: Münchner Medizinische Wochenschrift

Ring, J. (1987): Das "klinische Ökologie-Syndrom": Polysomatische Beschwerden bei subjektiver Nahrungsallergie. In: O. Braun-Falco und W.B. Schill (Hrsg.) Fortschritte praktischer Dermatologie Venerologie XI, S. 434-436. Berlin: Springer

Ring, J. (1988): Angewandte Allergologie. München: MMW Medizin

Ring, J. & Braun-Falco, O. (1987): Allergie-Diät: Verfahren zur Diagnostik und Therapie von Nahrungsmittelallergien und -Pseudo-Allergien. Hautarzt, 38, 198-205

Ring, J. & Palos, E. (1986): Psychosomatische Aspekte der Eltern-Kind-Beziehung bei atopischem Ekzem im Kindesalter. II. Erziehungsstil, Familiensituation im Zeichentest und strukturierte Interviews. Hautarzt, 37, 609-617

Ring, J. & Palos, E. (1987): Psychosomatische Aspekte der Eltern-Kind-Beziehung bei atopischem Ekzem im Kindesalter. Teil II. Der Hautarzt, 37, 609-617

Ring, J., Palos, E. & Zimmermann, F. (1986): Psychosomatische Aspekte der Eltern-Kind-Beziehung bei atopischem Ekzem im Kindesalter. II. Erziehungsstil, Familiensituation im Zeichentest und strukturierte Interviews. Hautarzt, 37, 560-567

Ring, J. & O'Connor, R. (1979): In vitro histamine and serotonin release studies in atopic dermatitis. International Archives of Allergy and Applied Immunology, 58, 322-330

Rojahn, J. & Fritz, J. (1988): Untersuchungen zur Aggressionsverarbeitung von Psoriatikern nach unterschiedlichen experimentellen Bedingungen. In: Mayer, H., Gerber, D. und Miltner, W. (Hrsg.): Forschungsbeiträge zur Verhaltensmedizin. Springer: Heidelberg, zitiert nach Stangier et al. 1987

Rose, B. (1941): Studies on blood histamine in cases of allergy. I. Bloodhistamine during wheal formation. Journal of Allergy, 12, 327-334

Rosenstreich (1986): Chronic urticaria, activated T cells, and mast cell releasability. Journal of Allergy and Clinical Immunology, 78, 1099-1102

Rösler, H.D. & Szewczyk, H. (1987): Medizinische Psychologie. Berlin: Volk und Gesundheit

Rowold, C., Bosse, K. & Hünecke, P. (1990): Kurzbeurlaubung als diagnostische und therapeutische Möglichkeit in der psychosomatisch orientierten Behandlung des atopischen Ekzematikers. Zeitschrift für Hautkrankheiten, 65, 437-443

Russel, B.F. (1975): Emotional factors in skin disease. British Journal of Psychiatry, Spec. No: 447-452

Russell, M., Dark, K.A., Cummins, R.W., Ellmann, G., Callaway, E. & Peeke, H.V.S. (1984): Learned histamine release. Science, 17, 733-734

Sack, W. (1933): Haut und Psychoe. In: Jadassohn, J. (Hrsg.) Handbuch der Haut- und Geschlechtskrankheiten, Berlin: Srpinger

Samuelsson, B. (1983): Leukotrienes: mediators of immediate hypersensititivy reactions and immflammation. Science, 220, 568

Sanborn, D., Pyke, H. & Sanborn, C. (1975): Videotape Playback and Psychotherapy - A Review. Psychotherapy: Theory Research and Practise, 2, 179-186

Schaefer, A., Brown, J., Watson, C.G., Plemel, D., DeMotts, J., Howard, M.T., Petrik, N., Balleweg, B.J. & Anderson, D. (1985): Comparison of the validities of the Beck, Zung, and MMPI Dpression Scales. Journal of Consulting and Clinical Psychology, 53, 415-418

Schäfer, L., Kragballe, K., Jepsen, L.V. & Iversen, L. (1991): Reduced Neurophil LTB4 Release in Atopic Dermatitis Patients Despite Normal Fatty Acid Composition. Journal Investigative Dermatology, 96, 16-19

Schandry, R. und Münzel, K. (1989): Physiologische und psychologische Reaktionen von Patienten mit atopischem Ekzem unter standardisierter Belastung. Vortrag auf dem Kongress der Deutschen Gesellschaft für Verhaltensmedizin und Verhaltensmodifikation. München: 16.-18.3.1989

Scheer, P. (1981): Endogenes Ekzem im Kindesalter. Ätiopathogenese aus der Sicht der psychosomatischen Medizin. Münchener Medizinische Wochenschrift, 123, 1571-1574

Schlittgen, R. & Streitberg, B.H.J. (1989): Zeitreihenanalyse. München: R. Oldenbourg

Schmidt-Tintemann, U. (1981): Dysmorphophobie - Ein neues Wort für einen alten Tatbestand. Münchner Medizinische Wochenschrift, 123, 1321-1322

Schmitz, B. (1987): Zeitreihenanalyse in der Psychologie. Weinheim: Beltz

Schmitz, B. (1989): Einführung in die Zeitreihenanalyse, in: Pawlik, K. (Hrsg.) Methoden der Psychologie, Bd. 10. Bern: Huber

Schneider, A. (1991): Psychosoziale Aspekte bei Psoriasis vulgaris. Dissertation Halle

Schneider, W. (1989): Indikationen zur Psychotherapie. Weinheim: Beltz

Schneider, W. (1990): Leitlinien der Indikationsforschung zur Psychotherapie - Forschungsstrategien, Begrenzungen und Unterlassungen. In: Schneider, W. (Hrsg.): Indikationen zur Psychotherapie - Anwendungsbereiche und Forschungsprobleme, S. 15-62. Weinheim, Basel: Beltz

Schneider, W., Basler H.-D. & Beisenherz, B (1989): Fragebogen zur Messung der Psychotherapiemotivation. Weinheim: Beltz-Test GmbH

Schneider, W., Basler H.D. & Beisenherz, B. (1990b): Behandlungserwartungen und Krankheitserleben bei stationären Psychotherapiepatienten. Psycho, 6, 511-521

Scholz, A. (1991): Kutaner Artefakt und Dermatozoenwahn - Probleme in der täglichen Praxis. Aktuelle Dermatologie, 17, 167-172

Scholz, A., Riedel, B. & Riedel, D. (1991): Soziale Aspekte und partnerbezogene Verhaltensweisen von Gonorrhoepatienten. Dermatologische Monatsschrift, 177, 167-172

Schöpf, E. & Kapp, A. (1985): Zur Pathogenese der atopischen Dermatitis.Immunität und Infektion, 13, 179-183

Schröpl, F. (1984): Die Bedeutung psychischer Faktoren bei der Neurodermitis. Cassella-Riedel Pharma GmbH

Schröpl, F. (1986): Die chronische Urticaria. Stuttgart: Fischer

Schröpl, F. (1987): Seelische Faktoren bei Hautkrankheiten. In: K.A. Busse & U. Gieler (Hrsg.) Seelische Faktoren bei Hautkrankheiten, S. 11-16. Bern: Huber

Schubert, H.-J. (1988): Psychosoziale Faktoren bei Hauterkrankungen. Göttingen: Vandenhoek & Ruprecht

Schubert, H.-J. (1989): Psychosoziale Faktoren bei Hauterkrankungen: Empirische Untersuchungen zu diagnostischen und therapeutischen Fragestellungen mit Hilfe zeitreihenanalytischer Methoden. Göttingen: Vandenhoeck & Ruprecht

Schubert, H.-J. & Bahmer, F. (1989): Stellenwert und Berücksichtigung klinisch-psychologischer Erkenntnisse in der Dermatologie. Aktuelle Dermatologie, 15, 69-72

Schubert, H.J., Bahmer, F., Laux, J. & Zaun, H. (1988): Psychophysiologische Mechanismen beim atopischem Ekzem. Aktuelle Dermatologie, 14, 37-40

Schubö, W. & Uehlinger, H.M. (1986): SPSS-X-Handbuch der Programmversion 2.2. Stuttgart: Fischer

Schüle, W. (1977): Wie nehmen wir Gesichter wahr? Psychologie heute, 4, 44-50

Schulmeyer, M. (1978): Neurodermitis und Psyche. Zeitschrift für Hautkrankheiten, 51, 92-94

Schulte, D. (1976): Ein Schema für Diagnose und Therapieplanung in derVerhaltenstherapie. In: D. Schulte (Hrsg) Diagnostik in der Verhaltenstherapie. München: Urban & Schwarzenberg

Schultz-Hencke, H. (1940): Der gehemmte Mensch. Stuttgart: Thieme

Schultz-Larsen (1986): The secular change in the occurrence of atopic dermatitis in: Abstacts, Fourth International Symposium Of Atopic Dermatitis, May 26-29, 1991, Bergen/Norway

Schunter, M. (1987): Zur Pathogenese der chronischen Urticaria unter besonderer Berücksichtigung des Einflusses psychogener Faktoren. Medizinische Dissertation, Ulm

Schur, M. (1955/1978): Zur Metapsychologie der Somatisierung. In: G. Overbeck & A. Overbeck: Seelischer Konflikt - körperliches Leiden. Reader zur psychoanalytischen Psychosomatik, 83-142. Reinbek: Rowohlt

Schur, M. (1980): Zur Metapsychologie der Somatisierung. In: Brede, K. (Hrsg.): Einführung in die psychosomatische Medizin. Frankfurt/M: Syndikat

Schwarz, D. & Höring, C.M. (1989): Verhaltenstherapie bei atopischem Ekzem. In: I. Hand & H.-U. Wittchen (Hrsg.) Verhaltenstherapie in der Medizin. Berlin: Springer

Schwarzer, A. & Scholz, O.B. (1990): Auswirkungen unterschiedlicher Aktivie-rungsbedingungen auf Patienten mit atopischer Dermatitis (Neurodermatitis). Verhaltensmodifikation und Verhaltensmedizin, 11, 45-58

Schwendner, R. (1986): Psychische Belastungen und Streßreaktionen bei Neuro-dermitiker und Psoriatikern. Vortrag anläßlich des Dermatologie-Kongresses, Davos

Seikowski, I., Haustein, U.F. & Liebscher, S. (1988): Zum Informationsbedürfnis des Psoriasispatienten. Dermatologische Monatsschrift, 174, 609-612

Sheehan-Dare, R.A., Henderson, M.J., Cotteril, J.A. (1990): Anxiety anddepres-sion in patients with chronic urticaria and generalized pruritus. British Journal of Dermatoloy, 123, 769-774

Shelley, W.D. & Shelley, E.D. (1985): Adrenergic urticaria: a new form of stress-induced hives. Lancet, 2. 1031-1033

Shoemaker, R.J. (1963): A search for the affective determinants of chronic urtica-ria. Psychosomatics, 4, 125-132

Solomon, R. & Gagnon, C. (1987): Mother and Child Characteristics and Invol-vement in Dyads in Which Very Young Children Have Eczema. Journal De-velopment Behavioral Pediatry, 8, 213-220

Soter, N.A. & Austen, K.F. (1987): Mast cells. In: Fitzpatrick, T.B., Eisen, A.Z., Wolff. K., Freedberg, I.M. & Austen, K.F. (eds.) Dermatology in general medi-cine. New York: McGraw-Hill

Sperber, J., Shaw, J. & Bruce, S. (1989): Psychological components and the role of adjunct interventions in chronic idiopathic urticaria. Psychotherapy and Psycho-somatics, 51, 135-141

Spitz, R. (1954[1], 1957[2]): Die Entstehung der ersten Objektbeziehungen. Stuttgart: Klett

Stangier, U. (1989): Chronic Urticaria. In: J.W. Paulley & H.E. Pelser (eds.) Psy-chological management for psychosomatic disorders. Berlin: Springer

Stangier, U., Eschstruth, J. & Gieler, U. (1987): Chronische Hautkrankheiten: Psy-chophysiologische Aspekte und Krankheitsbewältigung. Verhaltenstherapie & Psychosoziale Praxis, 3, 349-368

Stangier, U., Gieler, U. & Ehlers, A. (1991): Der Marburger Neurodermitis-Fra-gebogen (MNF) - Entwicklung eines Fragebogens zur Krankheitsverarbeitung bei Neurodermitis Jahrbuch für Medizinische Psychologie, Band 10. Göttingen: Hogrefe- Verlag (im Druck)

Stangier, U., Kirn, U. & Ehlers, A. (1991): Ein ambulantes Gruppenprogramm zur Förderung des Umgangs mit krankheitsbedingten Problemen bei Neuro-dermitis-Patienten. In: M. Zielke & N. Marks (Hrsg.) Fortschritte der ange-wandten Verhaltensmedizin, Bd. 2. Berlin: Springer

Steele, C. (1988): The Psychology of Self-Affirmation: Sustaining the Integrity of the Self. Advances in Experimental Social Psychology, 21, 261-302

Steinbrecher, M. und Bofinger, F. (1990): Zusammenarbeit zwischen Dermatolo-gie und Psychosomatik. H&G Zeitschrift für Hautkrankheiten, 65, 454-459

Stern, D. (1985): The interpersonal world of the infant. New York: Basis Books

Sternberg, T. & Zimmermann, M. (1952): Stress studies in the eczema-asthma-hay-fever Diathesis. Archiv of Dermatology, 65, 392-400

Stingl, G. & Hintner, H. (1983): Zellvermittelte Immunität bei atopischer Der-matitis. Der Hautarzt, 34, 107-113

Stokes, J.H., Beerman, H. & Ingraham, N.R. (1939): The psychoneurogenous component of cutaneous reaction mechanisms. American Journal of Medical Science, 198, 577-588

Storms, D. (1973): Videotape and the Attribution Process - Reversing Actor's and Observer's Points of View. Journal of Personality and Social Psychologie, 27, 165-175

Strauß, B. (1986): Einzelfallstatistische Analyse täglicher Selbstbeurteilungen. Zur praktischen Anwendung der Zeitreihenanalyse in Psychoendokrinologie und Psychotherapieforschung. Frankfurt/Main: Lang

Strauß, B. & Appelt, H. (1983): Ein Fragebogen zur Beurteilung des eigenen Körpers. Diagnostica, 29, 145-164

Stüttgen, G. (1981): Physiologie und Pathophysiologie des Juckreizes. Münchner Medizinische Wochenschrift, 123, 987-991

Szentivanyi, A. (1968): The beta adrenergic theory of atopic abnormality in asthma. Journal of Allergy, 42, 203-221

Szewczyk, H. (1988): Medizinische Psychologie. Berlin: Volk und Gesundheit

Taube, K.M. (1990): Pathophysiologische Vorstellungen bei psychosomatisch-bedingten Dermatosen. Vortrag I. Kolloquium "Psyche und Haut" 15.6.1990 in Halle

Taylor, S. & Fiske, S. (1978): Salience, Attention, and Attribution - Top of the Head Phenomena. Advances in Experimental Social Psychology, 11, 249-288

Teegen, F., Schur, K. & Schroeder-Battefeld, R. (1981): Kampf an der Kontaktgrenze. Erlebnisprozesse hautkranker Klienten im Gestalt-Dialog mit ihrem Symptom. Integrative Therapie, 7, 214-234

Teshima, H., Inoue, S., Abo, Y. & Ikemi, Y. (1974): Plasminic activity and emotional stress. Psychotherapy and Psychosomatics, 23, 218-228

Teshima, H., Kubo, C., Kihara, H., Imada, Y., Nagata, S., Ago, Y. & Ikemi, Y. (1982): Psychosomatic aspects of skin diseases from the standpoint of immunology. Psychotherapy and Psychosomatics, 37, 165-175

Thelen, M. & Lasoski, M. (1980): The Separate and Combined Effects of Focusing Information and Videotape Self-Confrontation Feedback. Journal of Behavior Therapy and Experimental Psychiatry, 11, 173-178

Thomä, H. (1980): Über die Unspezifität psychosomatischer Erkrankungen am Beispiel einer Neurodermitis mit zwanzigjähriger Katamnese. Psyche, 31, 589-624

Traue, H.C., Gottwald, A., Henderson, P.R. & Bakal, D.A. (1985): Nonverbal Expressiveness and EMG Activity in tension Headache sufferers and controls. Journal of Psychosomatic Research, 29, 375-381

Triebskorn, A. & Drosner, M. (1989): "Alternativ-medizinische" Behandlungsmethoden in der Beurteilung von Allergikern und chronisch Hautkrankheiten. Zeitschrift für Hautkrankheiten, 64, 487-494

Tröster, H., Lischka, I. & Schipp, B. (1990): Wird ein körperbehinderter Gesprächspartener gemieden? Eine experimentelle Untersuchung zum Einfluß der Körperbehinderung eines potentiellen Gesprächspartners. Zeitschrift für Sozialpsychologie, 21, 40-52

Tunner, W. & Birbaumer, N. (1986): Über die Bedeutung der allgemeinen Psychologie für die Verhaltenstherapie. Zeitschrift für Klinische Psychologie, 15, 89-95

Ullrich de Muynck, T. & Ullrich, R. (1977): Das Emotionalitätsinventar als Befindlichkeitsmaß. Testmanual EMI-B. München: Pfeiffer

Ursin, H. (1982): The search for stress markers. Scandinavian Journal of Psychological Supply, 1, 165-169

Uslar, A. von (1988): Psychologische Aspekte der Ernährung bei Neurodermitikern Psychological Aspects of Nutrition in Patients with Atopic Dermatitis. Zeitschrift für Hautkrankheiten, 63, 95-99

Uslar, A. von, Proachazka, P. & Uslar, D. von (1989): Ganzheitlich-integratives Therapiemodell der Neurodermitis constitutionalis atopica (Atopische Dermatitis) Atopic Dermatitis - Holistic Concept of Therapy. Zeitschrift für Hautkrankheiten, 64, 480-486

Vickers, C.F. (1980): The natural history of atopic eczema. Acta Dermato-Venerologica Suppl., 92, 113-115

Vogt, H.J. (1990): Neurodermitis constitutionalis atopica: Endogenes Ekzem - Atopic Dermatitis. Verhaltensmodifikation und Verhaltensmedizin, 11, 59-68

Walen, S.R., DiGiuseppe, R. & Wessler, R.L. (1982): RET-Training. Einführung in die Praxis der rational-emotiven Therapie. München: Pfeiffer

Wallenstein, B. & Kersten, W. (1984): Untersuchungsergebnisse eines Urticariakollektivs. Allergologie, 7, 115-119

Wallston, K.A. & Wallston, B.S. (1981): Health Locus of Control Scales. In: H.M. Lefcourt (ed) Research with the Locus of Control Construct, Vol 1: Assessment methods. New York: Academic-Press

Walton (1960): The application of learning theory to the treatment of acase of neurodermatitis. In: H.J. Eysenck (Ed.) Behavior Therapy and the Neuroses, S. 272-274. Oxford: Pergamon

Webber, S., Graham-Brown, R., Hutchinson, P. & Burns, D. (1989): Dietary manipulation in childhood atopic dermatitis. British Journal of Dermatology, 121, 91-98

Weiner, H.W. (1987): Stress, relaxation and asthma. International Journal of Psychosomatics, 34, 21-4

Weissler, K. & Schneider, H.J. (1988): Asthma-Gruppe: Verhaltenspsychologie in der Rehabilitationsklinik. Praxis der klinischen Verhaltensmedizin und Rehabilitation, Heft 4

Wenninger, K., Ehlers, A. & Gieler, U. (1991): Kommunikation von Neurodermitis-Patienten mit ihren Bezugspersonen: Eine empirische Analyse. Zeitschrift für klinische Psychologie, 20, 251-264

Whitlock, F. (1980): Psychophysiological aspects of skin disease. London: Saunders

Whitlock, F. (Hrsg.) (1980): Psychopyhsiologische Aspekte bei Hauterkrankungen. Erlangen: Perimed

Wicklund, R. (1975): Objective Self Awareness. Advances in Experimental Social Psychology, 8, 233-277

Widmaier, J. (1987): Psychische Faktoren bei Alopecia araeta. In: K. Bosse und U. Gieler (Hrsg.) Seelische Faktoren bei Hautkrankheiten. Bern: Huber

Willenberg, H. (1987): Zur Psychotherapie der Alopecia universalis. In: F. Lamprecht (Hrsg.) Spezialisierung und Integration in Psychosomatik und Psychotherapie. : Berlin: Springer

Williams, D. (1951): Management of atopic dermatitis in children: control of the maternal rejection factor. Archives of Dermatology and Syphilology, 63, 545-560

Winnicott, D.W. (1973): Vom Spiel zur Kreativität. Stuttgart: Klett

Winnicott, D.W. (1974): Reifungsprozesse und fördernde Umwelt. München: Kindler

Winnicott, D.W. (1983): Von der Kinderheilkunde zur Psychoanalyse. Frankfurt/Main: Fischer

Wirsching, M. & Stierlin, H. (1982): Krankheit und Familie: Konzepte, Forschungsergebnisse, Therapie. Konzepte der Human-Wissenschaften. Texte zur Familiendynamik. Stuttgart: Klett-Cotta

Wistuba, F. & Hansen, O. (1983): Verhaltenstheoretische Diangostik beipsychosomatischen Erstgesprächen, dargestellt an zwei Patienten mit Asthma bronchiale. Zeitschrift für Klinische Psychologie in Forschung und Praxis, 12, 200-215

Wittkower, E.D. (1953): Studies on the personality of patiens suffering from urticaria. Psychosomatic Medicine, 15, 116-126

Woidera, R. & Brosig, B. (1991): AIDS-Hypochondrie - intrapsychische und intrafamiliäre Konstellationen. Diskutiert und dargestellt an der stationären Psychotherapie eines 27jährigen Mannes. Praxis der Psychotherapie und Psychosomatik, 36, 257-265

Wollschläger, A. (1992): Psychosoziale Faktoren bei Kleinkindern mit endogenem Ekzem. Dissertation Halle

Wüthrich, B. (1980): Immunologische Befunde bei endogenem Ekzem. In: G.W. Korting (Hrsg.) Dermatologie in Praxis und Klinik Bd. II, S. 73-86. Stuttgart: Thieme

Wüthrich, B. & Schudel, P. (1983): Die Neurodermitis atopica nach dem Kleinkindesalter - eine katamnestische Untersuchung anhand von 121 Fällen. Zeitschrift für Hautkrankheiten, 58, 1013-1023

Young, S.H., Rubin, J.M. & Daman, H.R. (1986): Psychobiological aspects of allergic disorders. New York: Praeger

Zimmer, D. (1980): Die Ausbildung des Klienten zum eigenen Thera-peuten - Experimente zur Selbstregulation und zum Videofeed-back beim Selbstsicherheitstraining. In: R. Ullrich, K. Grawe, D. Zimmer (Hrsg.) Soziale Kompetenz, Experimentelle Ergebnisse zum Assertiveness-Training-Programm ATP Bd. II: Klinische Effektivität und Wirkungsfaktoren, S. 161-179. München: Pfeiffer

Zung, W.W.K. (1965): A Self-Rating Depression Scale. Archiv of General Psychiatry, 12, 63-70

Verzeichnis der Autoren

Prof. Dr. Friedrich Alexander Bahmer
Universitäts-Hautklinik
Postfach
W-6650 Homburg/Saar

Dr. Dipl.-Psych. Birgit Beisenherz
Institut für Medizinische Psychologie
Bunsenstraße 3
W-3550 Marburg

Dr. Friedrich Bofinger
Psychiatrische Universitätsklinik
Abt. Psychosomatik und Psychotherapie
Nußbaumstraße 7
8000 München 2

Prof. Dr. Elmar Brähler
Abteilung für Medizinische Psychologie
Universität Leipzig
Emilienstraße 30
O-7010 Leipzig

Dr. Johannes Bräuer
Univ.-Hautklinik
Deutschhausstraße 9
W-3550 Marburg

Dr. Burkard Brosig
Zentrum für Psychosomatische Medizin
Friedrichstraße 33
W-6300 Giessen

Dr. Dipl.-Psych. Christina Detig-Kohler
Fichardstraße 31
W-6000 Frankfurt/M

Prof. Dr. Anke Ehlers
Institut für Psychologie
Gossler Straße 14
W-3400 Göttingen

BT Gudrun Freiling
Univ.-Hautklinik
Deutschhausstraße 9
W-3550 Marburg

PD Dr. Uwe Gieler
Univ.-Hautklinik Marburg
Deutschhausstraße 9
W-3550 Marburg

Dr. sc. med. Heinz Hennig
Klinik und Poliklinik für Hautkrankheiten
Ernst-Kromayer-Straße 5/6
O-4020 Halle

Dr. Dipl.-Psych. Norbert Hermanns
Psychologisches Institut der
Universität Bonn
Römerstraße 164
W-5300 Bonn 1

Dr. Dipl.-Psych. Peter Hünecke
Univ.-Hautklinik
von-Siebold-Straße 3
W-3400 Göttingen

Dr. Marion Kisling
Universitäts-Hautklinik
Postfach
W-6650 Homburg/Saar

Dr. Birgit Köhnlein
Univ.-Hautklinik
Deutschhausstraße 9
W-3550 Marburg

Dr. Bernhard Kolster
Univ.-Hautklinik
Deutschhausstraße 9
W-3550 Marburg

Prof. Dr. Walter Krause
Abt. Andrologie
Univ.-Hautklinik
Deutschhausstraße 9
W-3550 Marburg

Dipl.-Psych. Jörg Kupfer
Zentrum für Psychosomatische Medizin
Friedrichstraße 33
W-6300 Giessen

Dipl.-Psych. Lothar Niepoth
Psychosomatische Klinik Roseneck
Am Roseneck 6
W-8210 Prien

Dr. Nawid Peseschkian
Friedrich-Ebert-Straße 145
W-6086 Riedstadt 3

Dr. Uwe Schauer
St. Josefs-Hospital
Gudrunstraße 56
W-4630 Bochum 1

Dr. Christine Schlicht
Univ.-Hautklinik
Deutschhausstraße 9
W-3550 Marburg

PD Dr. Dr. Dipl.-Psych. Wolfgang Schneider
Westfälische Klinik für Psychiatrie
Postfach 410345
W-4600 Dortmund

Prof. Dr. O.Bernd Scholz
Psychologisches Institut der
Universität Bonn
Römerstraße 164
W-5300 Bonn

Dr. Dipl.-Psych. Ulrich Stangier
Univ.-Hautklinik Marburg
Deutschhausstraße 9
W-3550 Marburg

Dr. Michael Steinbrecher
Abt. Psychotherapie
Univ.-Klinik Köln
Josef-Stelzmann-Straße 3
W-5000 Köln

Prof. Dr. Klaus Taube
Klinik und Poliklinik für Hautkrankheiten
Ernst-Kromayer-Straße 5/6
O-4020 Halle

Dr. Dipl.-Psych. Volker Wendt
Institut für Medizinische Psychologie
Bunsenstraße 3
W-3550 Marburg

Dr. Joachim Widmaier
Rabenkopfstraße 31
W-7800 Freiburg

Verzeichnis der Gutachter

Folgende Kolleginnen und Kollegen haben sich freundlicherweise für dieses Jahrbuch als Gutachter/-innen zur Verfügung gestellt:

Bosse, K.	- Göttingen
Brähler, Ch.	- Gießen
Cierpka, M.	- Göttingen
Dahme, B.	- Hamburg
Davies-Osterkamp, S.	- Düsseldorf
Ehle, G.	- Berlin
Hasenbring, M.	- Kiel
Koch, U.	- Freiburg
Krause, M.	- Saarbrücken
Maes, S.	- Leiden (Holland)
Meermann, R.	- Bad Pyrmont
Methorst, G.J.	- Leiden (Holland)
Meyer, A.E.	- Hamburg
Müller-Braunschweig, H.	- Gießen
Paar, G.	- Geldern
Perrez, M.	- Fribourg (Schweiz)
Rechenberger, J.	- Düsseldorf
Reich, G.	- Göttingen
Rosemeier, P.	- Berlin
Schmidt, L.	- Trier
Schröder, H.	- Leipzig
Strauß, B.	- Kiel
Tewes, U.	- Hannover
Vaitl, D.	- Gießen
Wimmer-Puchinger, B.	- Wien
Zink, A.	- Berlin